下消化道疾病诊疗手册

Lower Gastrointestinal Disease Diagnosis and Treatment Manual

主　审　张　秀

主　编　张玉茹

副主编　冯　亿　李承惠

编　委（以姓氏笔画为序）

于锦利　马　明　马春红　王　敏　王彦芳　韦　颖
卞秀华　石　玮　田　颖　田　磊　冯　亿　乔东红
刘连成　安　宇　孙　冰　孙滨滨　杜利红　李　玲
李承惠　李峨嵋　李家艳　杨俊滨　吴　瑶　何金哲
张　秀　张中兴　张玉茹　张金声　张俊美　张美萍
陆红梅　赵　莹　赵团结　荣　誉　段宏岩　秦澎湃
袁爱民　贾　山　高　岩　高旭东　黄　铭　黄　斌
盛丽荣　董庆志　谭静范　熊　芳

绘　画　田　宇

视频术者和制作者（以姓氏笔画为序）

于洪顺　于锦利　马　明　王占军　王彦芳　田　颖
刘　楠　苏　悦　李承惠　李家艳　李淑菊　吴　瑶
张　琪　张玉茹　张志亮　张星辰　张俊美　赵团结
荣　誉　段宏岩　秦澎湃　贾　山　高旭东　黄　铭
黄　斌　董万青　董庆志　程　岩　熊　芳　薛瑶函

人民卫生出版社

·北　京·

图书在版编目（CIP）数据

下消化道疾病诊疗手册 / 张玉茹主编．—北京：人民卫生出版社，2020.10
ISBN 978-7-117-30529-7

Ⅰ. ①下… Ⅱ. ①张… Ⅲ. ①消化系统疾病—诊疗—手册 Ⅳ. ①R57-62

中国版本图书馆 CIP 数据核字（2020）第 185271 号

下消化道疾病诊疗手册
Xiaxiaohuadao Jibing Zhenliao Shouce

主　　编：张玉茹
出版发行：人民卫生出版社（中继线 010-59780011）
地　　址：北京市朝阳区潘家园南里 19 号
邮　　编：100021
E - mail：pmph @ pmph.com
购书热线：010-59787592　010-59787584　010-65264830
印　　刷：三河市潮河印业有限公司
经　　销：新华书店
开　　本：889 × 1194　1/32　　印张：10.5
字　　数：262 千字
版　　次：2020 年 10 月第 1 版
印　　次：2020 年 11 月第 1 次印刷
标准书号：ISBN 978-7-117-30529-7
定　　价：68.00 元
打击盗版举报电话：010-59787491　E-mail：WQ @ pmph.com
质量问题联系电话：010-59787234　E-mail：zhiliang @ pmph.com

主审简介

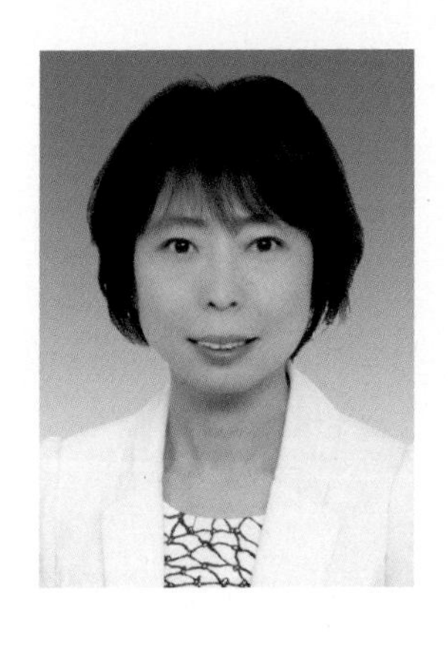

张秀，副主任医师，临床医学学士，公共管理专业硕士。现任北京市肛肠医院（北京市二龙路医院）院长、党委副书记，北京市政协委员，西城区政协委员，中华中医药学会肛肠分会第六届理事会副会长，兼任中国人民大学医改研究中心客座教授，全国中医医院院长大讲堂授课专家。

先后获得“金域杯”最具惠民精神基层医院院长、北京市西城区“巾帼明星”、北京市三八红旗奖章、北京医院协会优秀医院管理干部、北京市西城区劳动奖章、首都劳动奖章等奖项。

从事临床医疗和医院、社区卫生服务管理工作多年，积累了丰富的临床及管理工作经验。主持并完成了多项省部级科研项目，主要研究方向：医院驱动型绩效管理的应用研究、电子信息化网络与电子病历的应用研究、慢性功能性便秘患者生物反馈治疗的临床应用研究等。完成了多普勒引导下痔动脉结扎治疗痔疮的研究、医疗服务过程中的医患关系：现状与对策、肛肠疾病社区干预模式的研究、基于公立医院发展改革目标的驱动型绩效管理等科研课题。主编《话说肛肠病：你应该知道的肛肠病防治知识》一书，获中国中西医结合学会科学技术进步奖；课题《多普勒引导下痔动脉结扎治疗痔疮的研究》获北京市西城区科技进步三等奖。《肛肠疾病社区护理与自我管理》一书（主审），获北京市西城区科学技术委员会科技进步奖三等奖、职工创新成果奖。

主编简介

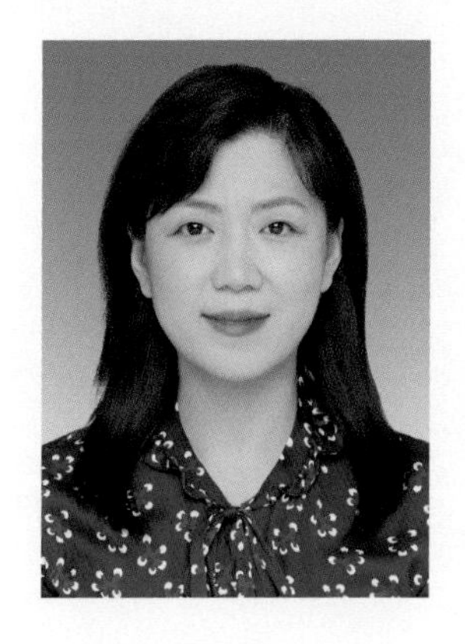

张玉茹，主任医师，医学博士，现任北京市肛肠医院（北京市二龙路医院）结直肠外科二病区主任、学术委员会副主任。兼任中国女医师协会肛肠专业委员会常务委员、中国医师协会肛肠医师分会盆底外科专业委员会委员、中国中西医结合学会大肠肛门病专业委员会青年委员、北京市肛肠疾病研究院理事。2012 年被评为北京市优秀中青年医师，2017 年被评为首都百佳中青年医师。

主持北京市科学技术委员会重大项目、首都发展基金、北京市西城区优秀人才培养资助拔尖团队项目等课题多项。作为第一作者和通讯作者发表 SCI 和核心期刊论文数十篇，作为副主编撰写《肛肠外科手术操作技巧》一书。擅长腹腔镜、经肛门内镜微创手术（transanal endoscopic microsurgery，TEM）、肛瘘镜等结直肠肛门外科的微创手术。在国内率先开展肛瘘镜手术，国内较早开展直肠脱垂性疾病的腹腔镜修复手术。2018 年 11 月—2019 年 2 月赴意大利佩鲁贾大学医学院附属医院交流学习。

副主编简介

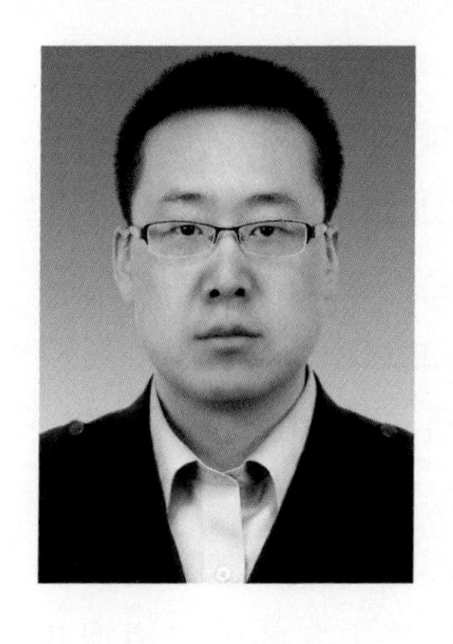

冯亿，临床医学学士，公共管理专业硕士，副主任医师。现任北京市肛肠医院（北京市二龙路医院）副院长。

从事临床医疗及社区卫生服务管理、医院管理工作多年，积累了丰富的临床和医院管理经验，负责并参与北京市及北京市西城区等多项科研项目的实施，作为主要负责人，与美国耶鲁大学医学院精神病学系合作“体育运动促进社区老年人体质健康、认知与情感功能”科研项目。在医学核心期刊等发表论文多篇。2018 年作为北京市西城区卫生健康委员会第一批学员，参加北京市西城区政府国际研修项目，赴美国西北大学芬堡医学院、加利福尼亚大学研讨社区慢性病管理、消化道医学中心建设、物理康复、人工智能辅助医疗决策等内容。2003 年被评为北京市抗击非典先进个人。2020 年被评为全国抗击新冠肺炎疫情先进个人。

副主编简介

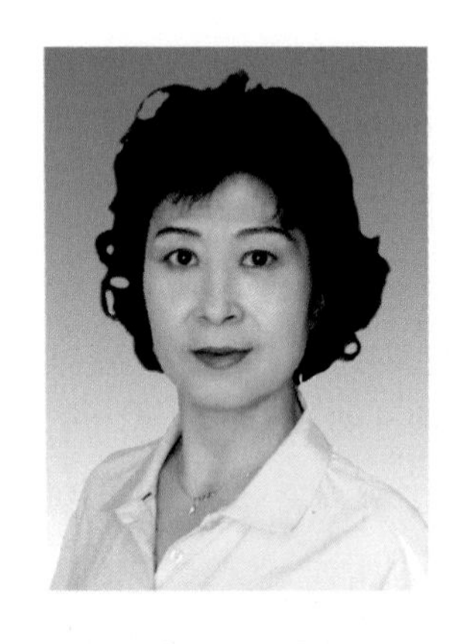

李承惠，本科学历，医学学士学位，副主任护师。曾任北京市肛肠医院（北京市二龙路医院）护理部主任，北京护理学会理事，北京市西城区医学会理事，原北京市西城区卫生局护理专家组成员，现任北京市肛肠疾病研究院理事。

从事临床护理、护理管理工作40余年，积累了丰富的临床护理及护理管理经验，开展了大肠癌手术临床护理、会阴部坏死性筋膜炎等多项肛肠疾病重症护理研究；在医学核心期刊等发表论文20余篇；多次在全国学术会议上交流。主编《肛肠疾病社区护理与自我管理》一书，获北京市西城区科学技术委员会科技进步奖三等奖、职工创新成果奖；主编《话说肛肠病》，获中国中西医结合学会科学技术进步奖；主编《肛肠疾病防治知识问答》；副主编《肛肠医师临床工作手册》；参编护理学专著多部。成功申报并完成了北京市科学技术委员会科研课题；参与多项科研课题设计与实施。先后获得北京市西城区抗击非典先进个人、北京医院协会优秀医院管理干部等奖项。

序

习近平总书记在全国卫生与健康大会上强调，要树立大卫生、大健康的观念，把以治病为中心转变为以人民健康为中心，关注生命全周期、健康全过程，把健康“守门人”制度建立起来。全科医师作为综合程度较高的医学人才，被称为居民的健康“守门人”。在日常工作中，全科医师的工作方式是以人为中心，以家庭为单位，以社区为基础，以预防为导向，更强调生物-心理-社会医学模式和生命全周期的健康维护。因此，在培养全科医师的基础上，还应该培养全科医师的专业特长。目前，下消化道常见疾病在全科医师培训中尚属空白，对全科医师在执业中可能遇到的下消化道常见疾病，如何诊断，如何预防，如何治疗，如何判断哪些疾病及病情严重程度需要转诊等，尚无可使用的培训教材。

本书由北京市肛肠医院（北京市二龙路医院）作为主编单位，由北京市肛肠疾病研究院作为编委单位，由紧密型医联体（北京市西城区德胜社区卫生服务中心）和区域专科医联体（14家成员单位）基于以个人为中心、家庭为单位、社区为基础的分级诊疗观念编写，旨在提升社区卫生服务中心全科医师、护士和预防保健人员的岗位能力。本书偏重社区实用性，除涵盖了下消化道常见疾病的症状体征的识别和处理、实验室和辅助检查的判别、转诊的注意事项之外，更增加了基层医疗卫生机构复诊、社区护理、社区康复、适宜技术和社区健康教育的内容。对广大基层医师、护士和预防保健人员将起到很好的指导作用。

限于作者的水平，本书难免存在不足之处，望大家批评指正。

北京市肛肠医院（北京市二龙路医院）院长

张书信

2020年6月

前 言

北京市肛肠医院（北京市二龙路医院）采用中西医结合的方法治疗肛肠疾病已有 80 多年历史，在肛肠疾病领域具有较高的技术威望和优势。近年来，我院专业工作者不断开拓和创新，取得了前所未有的成就。

肛肠疾病是人类特有的常见病、多发病，根据最新流行病学调查显示，我国肛肠疾病总发病率为 50.1%，虽然经过 40 年来广大医务人员不懈努力防治，其发病率下降了 9%，但总体上仍偏高。根据我国 2020 年全面建成小康社会的宏伟目标，医疗卫生服务体系面临新的任务，要在"病有所医"的基础上持续取得新进展。为此，我院专家先后出版了多部肛肠疾病诊疗与防治的专业书籍，受到了广大读者的喜爱。为了满足广大临床医务工作者及社区全科医师的需求，我们又撰写了这部《下消化道疾病诊疗手册》。

《下消化道疾病诊疗手册》是我院专家根据多年丰富的临床工作经验及最新的专业理念，在《肛肠医师临床工作手册》之后，撰写的又一部内容丰富、实用性强的参考书。本书不仅将病种扩展到下消化道疾病，还增加了疾病的护理，为读者提供了最新的医疗护理配套方案。从具体内容设置来说，仍以常见病、多发病为主，更注重实用性。每种疾病内容包括概述、诊断要点、治疗方案、康复与护理、健康教育 5 个方面。其中，治疗方案以预案的形式明确概括；治疗方案后附有说明，提醒读者注意和警惕出现的问题，以保证医疗安全；康复与护理介绍了手术与非手术护理方案、护理要点；健康教育介绍了居家护理、饮食指导、疾病的预防等重要的知识点。

本书设有结直肠肛门疾病、盆底及肛门周围疾病、肿瘤三大部分，共计 40 个病种。为便于读者参考，在书后增加了附录，重点介绍了下消化道疾病常用的检查和治疗方法、专科常用的护理技术。在重点章节后附加了 32 个视频资源，以更直接的方式展示手术的操作技巧和相关专业知识，便于读者学习与参考。

本书得到了北京市肛肠医院及北京市肛肠疾病研究院领导的高度重视和大力支持，挑选具有多年临床经验的主任、专家、护士长等组成了精英编写团队，在此对他们的通力合作表示感谢！

感谢读者的厚爱，感谢人民卫生出版社，让我们能有机会出版《下消化道疾病诊疗手册》。虽然竭尽全力，但书中难免有一些疏漏或不足之处，敬请广大读者批评指正。

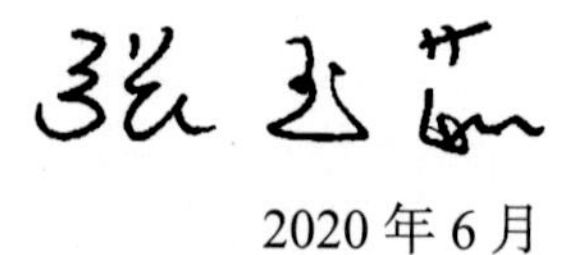

2020 年 6 月

目 录

结直肠肛门疾病

检查和治疗方法

资源目录

Lower Gastrointestinal Disease Diagnosis and Treatment Manual

结直肠肛门疾病

内科疾病

1. 肠 结 核

肠结核是结核分枝杆菌引起的肠道慢性特异性感染，多继发于肺结核。主要病变位于回盲部，也可累及结直肠。分为溃疡型肠结核、增生型肠结核、混合型肠结核等类型。本病好发于中青年，女性稍多于男性，约为 1.85∶1。近年因人类免疫缺陷病毒感染率增加、免疫抑制剂的广泛使用等原因，人群免疫力降低，导致本病发病率有所增加。

诊断要点

1. **病史**　腹部隐痛或钝痛，间歇发作，伴盗汗、乏力、消瘦。

2. **临床症状**　腹痛多位于右下腹，呈隐痛或钝痛，间歇发作，餐后加重，排便后有不同程度缓解，并发肠梗阻时有腹绞痛。腹泻，大便呈糊状，多无脓血，无里急后重，有时腹泻与便秘交替。可不同热型的长期发热，伴盗汗、乏力、消瘦、贫血及维生素缺乏等营养不良的表现。可同时有肠外结核特别是肺结核的临床表现。

3. **专科检查**　右下腹及脐周压痛。腹部包块常位于右下腹，较固定，质地中等，伴轻度或中度压痛。

4. **辅助检查**　溃疡型肠结核可有中度贫血，无并发症时白细胞计数一般正常。红细胞沉降率则明显增快，可作为评估结核病活动程度的指标之一。粪便浓缩找结核杆菌阳性有助诊断，但仅在痰检查阴性才有意义。结核菌素抗体阳性有助诊断，但阴性不能排除该病。X线钡剂灌肠，于病变部位呈现激惹现象，排空快，充盈不佳，而在病变的上下肠段则钡剂充盈良好。结肠镜检查可见病变肠黏膜充血、水肿，溃疡形成，大小各异的炎性息肉，肠腔变窄。活检找到干酪样坏死性肉芽肿或结核分枝杆菌具有确诊意义。

治疗方案

1. **休息与营养** 加强患者抵抗力是治疗的基础。

2. **抗结核化学药物治疗** 是本病治疗的关键。应坚持早期、全程、适量、联合的治疗原则。药物的选择、用法、疗程同肺结核。

3. **对症治疗** 腹痛可选择抗胆碱能药物，摄入不足或腹泻严重者应注意纠正水、电解质与酸碱平衡紊乱。对不完全性肠梗阻患者需进行胃肠减压。

4. **手术治疗** 适应证包括：①完全性肠梗阻；②急性肠穿孔；③肠道大量出血经保守治疗不能有效止血者；④诊断困难需剖腹探查者。

康复与护理

护理要点：

（一）用药护理

1. 肠结核患者应用抗结核药物治疗时间较长，治疗期间要规律用药，医护人员应向患者宣传疗程与疗效的关系，监督患者全程服药，不随意减量或停药，避免遗漏与中断。

2. 患者坚持规定的方案用药，家人应起协助和督促作用，同时要注意药物的副作用，定期复查肾功能，主动接受社区医护人员督导随访。

3. 抗结核药物对肝脏有不同程度的损害，治疗期间应定时复查肝功能，由专科医师调整用药，提高治疗效果。

（二）心理护理

1. 精神因素与结核的发生、发展有一定关系，患者往往会产生消极、多疑、恐惧、悲观等心理，而加重病情，形成恶性循环。

2. 结核病是慢性传染病，治疗时间长，恢复慢，在工作、生活等方面会对患者及其家庭产生不良影响，家人要正确对待这些问题，不能嫌弃，心理上给予支持，并创造良好的休养环境。

（三）休息与活动

1. 肠结核是一种慢性消耗性疾病，积极治疗的同时必须保证患者的体力，应卧床休息。

2. 无明显中毒症状时，患者可进行一般活动，但需限制活动量。

3. 好转期到稳定期，应循序渐进增加活动量，不宜过度劳累，减少复发。

4. 生活要有规律，适当参加体育锻炼，合并肺结核者要经常呼吸新鲜空气。

（四）饮食指导

1. 饮食要有规律，采用营养丰富易消化的流质或半流质饮食，少渣少纤维素，少刺激食物，脂肪泻者应少进食高脂食物，戒烟酒。

2. 每次进食应温凉且不宜过多，同时注意保持大便通畅。

（五）肠结核并发症的护理

1. **肠梗阻** 是本病最常见的并发症，以部分性肠梗阻多见，病情轻重不一，少数可发展为完全性梗阻（肠梗阻的护理见本书急性肠梗阻章节）。

2. **肠穿孔** 主要为亚急性及慢性穿孔，可在腹腔内形成脓肿，破溃后形成肠瘘，常发生在梗阻近段极度扩张的肠曲，严重者可因肠穿孔并发腹膜炎或感染性休克而死亡。

健康教育

肠结核病程长，病情复杂，致病菌顽固，易复发，用药严格，需要满疗程的抗结核治疗，要求社区医护人员全程督导。患者定期复查，医护人员与家属共同帮助患者，提高治疗的依从性，以彻底治愈结核病。

（一）患者起居

肠结核是一种慢性消耗性疾病，合理的休息是治疗结核的基础。活动期需卧床休息，减少能量消耗；好转期逐渐增加活动量，体力允许时，每日进行适当的有氧运动，不宜过度劳累，减少复发。

（二）患者饮食

肠结核患者的饮食应该多样化、易消化，提供充足的能量、足量的优质蛋白、丰富维生素、适量的矿物质和水分，选用含铁丰富的食物，对增加机体免疫力，提高治疗效果，促进疾病早日痊愈至关重要。避免暴饮暴食。

（三）患者房间及物品的消毒

1. 患者居室要经常开窗通风，3 次 /d，每次不少于 30min，保持室内空气清新。

2. 每日擦拭物体表面，用 500mg/L 的含氯消毒液进行擦拭或喷雾消毒。

3. 暴晒被褥，结核杆菌在阳光下照射 2~4h 可被紫外线杀死。

4. 个人的物品（盥洗器具、饮食器具）应该专用，采用分食法，专用餐具每日要煮沸消毒，大于 15min/ 次。

5. 患者排便后，应立即用 1 000mg/L 的 84 消毒液擦拭坐便器，进行消毒。作用时间 30~45min。

（四）患者个人卫生

1. 患者应坚持勤洗手、勤洗澡、勤换衣、勤剪指甲、勤理发、勤晒被褥；早晚刷牙。特别注意的是要勤洗手，因肠结核的传染源主要是接触传播，饭前便后必须洗手，用肥皂或洗手液经流动水认真洗手，每次清洗不少于20s。

2. 要注意饮食卫生。喝开水，吃洁净食物，不吃生食，是防止病从口入的最好办法。

肠结核感染可经口或呼吸道感染而引发。结核患者不要吞咽痰液，痰液要吐进纸里包裹后弃入医用垃圾桶，严禁随地吐痰，以免污染环境；不要面对人大声说话、咳嗽打喷嚏时要用手帕或肘部掩住口鼻，防止带菌的飞沫传染他人。

3. 结核患者应该彻底戒除烟酒。

（五）患者心理调节

1. 树立治好疾病恢复健康的信心，在精力、体力允许的情况下，多看有关健康的书籍，增加与疾病斗争的知识和勇气。

2. 听收音机、看电视，可以了解天下大事、开拓视野；听音乐、看电影、上网，可以开阔胸襟，融入丰富多彩的社会生活中。

3. 体力允许时进行适当锻炼，如打太极拳、踱方步、做广播操，有利于保持体力活动与精神活动的平衡。

（六）肠结核的预防

1. 广泛宣教结核病防治知识，教育广大民众正确洗手、咳嗽礼仪，不要随地吐痰，咳痰时需避开人，将痰吐在纸里包裹后再弃入垃圾桶。

2. 减少与开放性、活动性结核患者的接触，必须接触时应佩戴口罩，必要时戴手套；接触患者后及时洗手。避免与其共同进餐，做好分餐。

3. 对开放性肺结核患者应采取有效的隔离与抗结核治疗方案，尽快使痰菌转阴，以免吞入含菌的痰液而造成肠道感染。

4. 对肺结核患者应及时发现，并积极治疗。

5. 肺结核患者机体抵抗力较差，应保持愉快的心情，循序渐进地进行体育锻炼，以增强体质，注意个人防护，避免呼吸道感染。

6. 出现疑似结核病症状应及时进行健康检查。

7. 规律生活，加强锻炼，保持身心健康。

（张金声　冯　亿　马春红）

2. 急性出血坏死性小肠炎

急性出血坏死性小肠炎是一种局限于小肠，以小肠壁广泛性出血、坏死为病理特征的急性肠道蜂窝织炎。本病确切病因未明，近年来，认为其发病与C型产气荚膜杆菌感染有关。主要以儿童和青少年多见。

诊断要点

1. **病史**　起病急，发病前多有不洁饮食史。

2. **临床症状**　剧烈腹痛伴恶心呕吐、腹泻便血、畏寒高热，严重者可出现中毒性休克症状。

3. **专科检查**　不同程度的腹胀，腹肌紧张，全腹胀痛反跳痛，肠鸣音减弱。

4. **辅助检查**　血常规检查：白细胞计数明显升高，以中性粒细胞增多为主，并可见中毒颗粒。粪便检查：外观呈暗红色或鲜红色，隐血试验阳性，镜下见大量红细胞，少量或中等量脓细胞。X线腹部平片检查：肠管扩张、积气及气-液平面，可出现肠间隔增宽、肠管僵硬。CT：表现为节段性病变，可仅局限于小肠，也可累及结肠，肠壁增厚水肿，肠腔可有扩张积液，肠周脂肪间隙模糊，肠系膜间淋巴结增大。

治疗方案

1. **治疗原则**　本病治疗以内科治疗为主，加强全身支持治疗，纠正水、电解质紊乱，解除中毒症状，积极防治中毒性休克和其他并发症。必要时才予以手术治疗。

2. **内科治疗** 内科治疗原则是对拟诊或确诊的患者尽早治疗，予禁食、胃肠减压、纠正水电解质紊乱、营养支持、使用广谱抗生素联合抗厌氧菌药物、必要时输血。腹痛剧烈者可给予阿托品、山莨菪碱等减轻肠管痉挛。对于中毒症状严重甚至休克者，可以在抗感染、抗休克的基础上加用琥珀酸氢化可的松或地塞米松，病情稳定后应立即停药。

3. **外科手术治疗** 适应证包括：①肠穿孔；②严重肠坏死，腹腔内有脓性或血性渗液；③反复大量肠出血，并发出血性休克；④肠梗阻、肠麻痹经内科治疗无效，并呈进行性加重；⑤中毒性休克经综合治疗无效；⑥不能排除其他急需手术治疗的急腹症。

说明

对于无法判断肠管是否坏死，可用温生理盐水纱布覆盖后送回腹腔，肠系膜根部注射普鲁卡因，观察 30min，以下三项存在一项可提示肠管未完全坏死，肠管色泽转红润、肠系膜动脉恢复搏动、机械刺激诱发肠蠕动能通过受累肠管，否则应行手术切除坏死肠管。

康复与护理

（一）非手术治疗护理方案

急性出血坏死性小肠炎是一种严重威胁患者生命的急危重症，死亡率高，细心的护理观察，及时发现早期临床表现，有助于疾病的早期诊断及有效的护理临床干预。坏死性小肠炎开始多采取非手术治疗，期间需做好各项护理工作，以防止病情加重，促进患者康复。

护理要点：

1. **禁食期间护理** ①卧床休息，禁食，直至呕吐停止、便血减少、腹痛减轻时方可进流质饮食，以后逐渐加量，过早摄食可能导致病情加重；②遵医嘱静脉输入肠外营养液，合理安排补液速度，保证维持水电解质、酸碱度及出入量平衡；③密切观察输液血管情况，有效避免局部渗漏致肢体肿胀，如发生营养液渗漏，可用玻璃酸酶封闭后配合20%硫酸镁或者95%酒精湿敷；④对禁食患者，每日进行口腔护理，防止口腔细菌繁殖，口唇涂抹碘甘油。

2. **严密监测** ①监测生命体征，严格准确记录24h出入量；②观察排便情况，记录大便的次数、性质、颜色及量，发现大便隐血或肉眼血便，立即报告给医师，及时、正确留取大便标本送检；③对高热、烦躁者，遵医嘱给予吸氧、物理降温及对症处理。

3. **病情观察及护理** ①观察有无严重腹胀、腹痛、呕吐情况，腹胀和呕吐严重者须及时反映病情；②遵医嘱做胃肠减压，保持引流管通畅，严密观察引流液的量、颜色及性质，正确记录引流液量；③观察呕吐物的性质、量及次数，呕吐者，头偏向一侧，防止窒息或吸入性肺炎。及时清除呕吐物，保持皮肤及床单清洁；④观察休克早期征象，出现面色苍白、精神萎靡、无力、脉搏微弱、血压下降、呼吸暂停、昏睡等休克症状及时汇报并遵医嘱处理。

4. **新生儿坏死性小肠结肠炎护理** ①严格禁食7~14d，重症可延长至第3周；②遵医嘱静脉补液和输注抗生素，合理安排输液速度；③护理人员在对患儿进行护理前需要进行严格的消毒工作，预防感染；④若有腹胀、呕吐，将患儿头肩部抬高30°~40°，防止窒息或吸入性肺炎；⑤观察腹胀、呕吐物的性质、量、次数，大便性质及次数，有无新鲜血便，遵医嘱胃肠减压并做好相应的护理；⑥高热、烦躁者可给予吸氧、物理降温等对症处理；⑦皮肤护理：每天用温水清洗患儿颈部、腋窝、会阴，大便后及时清洗臀部，防止红臀的发生；注意脐部的清洁、干燥，防止脐炎发生；⑧新生儿尤其是早产儿，因其体温中枢发育不成熟，皮肤散热迅速，产热能力差，常呈低体温，故应注意保暖，防止新生儿硬肿症的发生；⑨评估患儿不显性失水，每 2~4h 观察皮肤黏膜及囟门，准确记录出入量，称量尿布重量、测引流量和呕吐物的量，每天同一时间同一体重秤测量体重；⑩患儿无呕吐、腹胀消失、大便潜血转阴性、有觅食反射，开始恢复饮食：先试喂 5% 糖水 3~5ml，2~3 次后如无呕吐及腹胀，可改喂稀释的乳汁，从 3~5ml/ 次开始，逐渐加量，每次增加 1~2ml，以母乳最好，切忌用高渗乳汁。在调整饮食期间继续观察腹胀及大便情况，发现异常立即报告医师。

（二）坏死性小肠炎手术护理方案

手术前后护理参照急性肠梗阻护理章节。

健康教育

（一）居家护理

1. 帮助家属和患者了解病情和饮食控制的知识，取得他们理解和配合，告知患者门诊复查时间。

2. 患者出院后需注意休息，逐渐增加活动量，注意不要感冒和过于劳累。

3. 不偏食，避免暴饮暴食和过食生冷油腻食物，保持营养均衡，防止营养不良。

4. 出现腹胀、剧烈腹痛伴恶心、呕吐、腹泻、便血、畏寒、高热及早就医，以免延误治疗时机。

5. 新生儿治愈后正常饮食方可出院，家长每天观察婴儿饮食和大便情况，防止受凉；喂养和护理新生儿前后要洗净双手，新生儿用的奶瓶、水瓶要每天消毒。严重腹胀、便血要及时就医。

（二）坏死性小肠炎的预防

1. 避免感染，注意饮食卫生　发病前有不洁饮食史者多见，也有不经过加热即食用从冰箱取出的隔夜食品而发病的报道，故首先要避免病从口入。

2. **遵医嘱服用益生菌** 遵医嘱口服益生菌，可抑制肠道致病菌的生长。

3. **增强机体免疫力** 高危婴儿建议母乳喂养，可减少发病；早产儿、低体重儿等具有高危因素的患儿可遵医嘱使用免疫球蛋白。

4. **积极去除诱因** 新生儿窒息、脐带动脉插管、红细胞增多症等要及时治疗。

5. **防止院内感染及交叉感染** 护理新生儿要注意手卫生，做各项操作前认真洗手；做好奶瓶、奶嘴等物品的每日消毒。

（张俊美　马春红　李承惠）

3. 溃疡性结肠炎

溃疡性结肠炎（ulcerative colitis，UC），又称慢性非特异性溃疡性结肠炎，是一种病因尚不清楚的直肠和结肠慢性非特异性炎症性疾病，病变主要局限于黏膜与黏膜下层，临床主要表现为腹泻、黏液脓血便、腹痛，病情轻重不等，多呈反复发作的慢性病程。中医认为本病属于“泄泻”“久痢”“肠风”“脏毒”“滞下”等范畴。

诊断要点

1. **病史** 持续或反复发作的腹泻、黏液脓血便、腹痛，伴里急后重，病程多在4~6周以上。

2. **临床症状** 可伴不同程度的全身症状，如发热、全身毒血症、体重减轻及体力下降等。

3. **专科检查** 轻型病例可无明显阳性体征。随病情加重可出现左下腹或全腹压痛、肠鸣音亢进、腹胀、腹肌紧张、发热、脉速、失水等。直肠指检常有触痛、肛门括约肌痉挛、指套染血等。部分患者伴随有肠外表现，如关节损伤、皮肤黏膜表现、眼部病变、肝胆疾病、血栓栓塞性疾病等。

4. 辅助检查 结肠镜检查并黏膜活组织检查是本病最重要的诊断依据。结肠镜下可见:炎性病变多自直肠开始,呈连续性、弥漫性分布。轻度者为红斑、黏膜充血和血管纹理消失;中度者为血管形态消失、出血黏附于黏膜表面、黏膜糜烂,或黏膜呈颗粒状外观,脆性增加;重度炎症者则有黏膜自发性出血和溃疡。血液检查:可有轻、中度贫血、白细胞计数增高、血沉加速等化验异常。重者凝血酶原时间延长。粪便检查:有黏液及不同量的红细胞、白细胞。急性发作期粪便涂片常见大量多核巨噬细胞。粪便培养多阴性。

治疗方案

UC 的病情轻重不等,需区别不同情况采取不同的综合措施进行个体化治疗,一般来说,一个完整的治疗方案应涵盖如下几方面的预案。

预案一:

一般治疗:休息,镇静

对症处理:应以积极抗炎治疗为主,一般应忌用止泻剂、抗胆碱能药物、阿片类制剂、非甾体抗炎药。

贫血的对症处理:可按病情给予输血、口服铁剂或肌内注射右旋糖酐铁、补充叶酸等。

补液和纠正酸碱紊乱、电解质失衡:严重病例出现失水、电解质及酸碱平衡紊乱,应及时给予纠正,尤须注意补钾。

预案二:抗炎药物治疗方法 氨基水杨酸制剂是治疗轻、中度 UC 的主要药物,包括传统的柳氮磺吡啶和各种不同类型的 5- 氨基水杨酸制剂如美沙拉嗪、奥沙拉嗪、巴柳氮等。

预案三:选择性白细胞吸附疗法 其主要机制是降低活化或升高的粒细胞和单核细胞,研究显示对轻中度 UC 有一定疗效。对于轻中度 UC 患者,特别是合并机会感染者可考虑应用。

预案四：手术治疗　是重度UC患者激素治疗无效时防止病情发展危及生命的最后方案，在治疗前应与外科医师和患者密切沟通，以权衡先予“转换治疗”或立即手术治疗的利弊，视具体情况决定。对中毒性巨结肠患者则一般宜早期实施手术。

预案五：其他治疗方法　①干细胞移植法；②菌群移植法；③中医药疗法。

说明

（一）治疗目标与治疗方案的确定问题

治疗目标：诱导并维持临床缓解及黏膜愈合，防治并发症，改善患者生活质量，同时加强对患者的长期管理，减少复发。

（二）疗效的判定问题

判定依据：临床症状和内镜检查情况的变化。

完全缓解：是指完全无症状（排便次数正常且无血便和里急后重）伴内镜复查见黏膜愈合（肠黏膜正常或无活动性炎症）。

缓解：临床症状消失，结肠镜复查见黏膜大致正常或无活动性炎症。

有效：临床症状基本消失，结肠镜复查见黏膜轻度炎症。

无效：临床症状、结肠镜复查均无改善。

（三）治疗方案的调整问题

开始治疗后，视治疗情况进行方案的后续调整，如轻、中度患者氨基水杨酸制剂无效改用激素和其他药物以及重度患者激素无效或激素依赖的转换治疗等。

（四）手术指征的掌握问题

1. **绝对指征**　大出血、穿孔、癌变以及高度疑为癌变。

2. **相对指征**　积极内科治疗无效的重度UC及合并中毒性巨结肠内科治疗无效者宜更早行外科干预。内科治疗疗效不佳和/或药物不良反应已严重影响生活质量者，可考虑外科手术。

（五）关于难治性直肠炎

难治的原因常有患者依从性不佳、药物黏膜浓度不足、局部并发症认识不足（如感染等）、诊断有误（肠易激综合征、克罗恩病、黏膜脱垂、肿瘤等）、常规治疗疗效欠佳等。需要全面评估患者诊断、患者用药依从性和药物充分性。必要时可考虑全身激素、免疫抑制剂和/或生物制剂治疗。

（六）关于癌变的监测

1. **监测的时间和检查方式** 所有自起病始8~10年的溃疡性结肠炎患者，均应做1次结肠镜检查，以确定当前病变范围，其后复查间隔时间不应超过2年。

2. **肠黏膜活检注意事项** 宜多部位、多块活检，以及怀疑病变部位取活检。

3. **监测中病变的处理** 癌变、平坦黏膜上的高度异型增生应行全结肠切除；隆起型肿块上发现异型增生而不伴有周围平坦黏膜上的异型增生，可予内镜下肿块摘除，之后密切随访，如无法行内镜下摘除则行全结肠切除。

（七）关于粪菌移植的治疗

1. 粪菌移植（fecal microbiota transplantation，FMT）就是从健康人粪便中分离功能菌群，然后移植到患者消化道，通过重建患者肠道菌群而实现对疾病的治疗（资源1）。

2. 大量研究显示，粪菌移植可以促进和维持UC的缓解。

3. FMT目前还缺乏统一的操作程序规范和移植方法标准，尚需从伦理、临床指南、行政监管等多维度促进FMT临床应用的健康发展。

康复与护理

（一）溃疡性结肠炎非手术治疗护理方案

溃疡性结肠炎为一种直肠与结肠慢性非特异性炎症性疾病，迁延难愈，由于长期服药易发生不良反应，多数患者在感觉病情好转后自行停药，未能按照医嘱继续服药治疗，从而造成疾病的反复，因此对患者进行持续的护理干预极其有必要。为患者建立个人健康档案，对其身体状况及病情发展有更为详细的了解，针对患者在治疗过程中产生的不良情绪进行个性化疏导，以争取积极配合，改善遵医行为；除此之外，由于溃疡性结肠炎患者需要家属的长期照顾，易导致家属产生不良情绪，通过患者出院后为其制订家庭护理计划，鼓励家属对患者的自我管理行为进行督促，定期随访并积极答疑解惑，可对患者及家属的遵医行为产生积极作用，从而提高生活质量。

护理要点：

1. **肛周皮肤护理** ①对于严重腹泻的患者，需在患者病床旁边安放坐便器，可以避免由于患者的频繁腹泻而使患者虚脱或摔倒；②由于频繁的腹泻，肛门周围皮肤易发生感染，护理人员要协助并叮嘱患者在便后及时清洗，使用温水并注意动作要轻柔；③及时更换内裤，保持局部皮肤清洁；④便后清洗肛门，在肛门周围涂我院特色制剂复方丁卡因软膏，可有效避免肛门周围皮肤发生破损现象，并有消炎、止疼、止痒的作用，用后感觉舒适，比传统的凡士林软膏或氧化锌软膏效果好。开药后护士需指导患者使用，注意一次不要涂得过多，薄薄一层即可，本软膏天气炎热时需放冰箱冷藏。

2. **注意药物的疗效及不良反应** 如应用柳氮磺吡啶时，患者出现恶心、呕吐、皮疹、粒细胞减少及再生障碍性贫血等。应嘱患者餐后服药，服药期间定期复查血常规；应用糖皮质激素者，要注意激素的副作用，不可随意停药，防止反跳现象。

3. **功能训练** 依据患者恢复的情况指导进行康复锻炼。如提肛训练：一提一放为 1 次，做完 30 次后再进行揉腹按摩约 200 次，3 次 /d；对于禁食时间较长的患者，要指导进行咀嚼功能的训练；保证患者足够的睡眠时间；根据患者的体力情况，鼓励进行散步、打太极拳等活动，遵循“劳逸结合”原则，运动强度和时间不可超过患者最大耐受性。

4. **饮食护理** 遵循“少食多餐”的饮食原则，以易消化、质软少渣的食物为主，尤其是含维生素丰富的食物。禁食用大豆、芹菜、玉米等高纤维类食物，严格控制生冷辛辣刺激性食物的摄入。

5. **心理护理** 由于溃疡性结肠炎病程较长，反复性明显，疼痛折磨和医疗费用的影响可导致部分患者产生焦躁不安、紧张害怕等一系列负面情绪，进而降低依从性，甚至对护理治疗工作产生抵触情绪。不仅如此，还会影响患者胃肠道功能，使得胃肠道出血、痉挛，如此恶性循环，需要护理人员积极主动与患者进行沟通交流，在此过程中全面观察患者情绪变化，同时采取科学规范的疏导干预措施，以缓解不良情绪，坚定患者战胜疾病的信念。

（二）溃疡性结肠炎手术护理方案

1. 手术前

（1）心理护理：准备接受手术的患者，往往由于害怕手术、疼痛而产生恐惧心理，护士应态度和蔼、亲切温柔，帮助其消除恐惧，树立信心，并让患者了解术前准备工作及术中、术后可能出现的反应，以健康的心态积极配合手术，完成其他各项检查。

（2）肠道准备：患者于术前3天开始行肠道准备，给予流质饮食，包括稀饭、米汤、菜汤等。手术前一晚服用泻剂，饮水2 000ml。术前8h禁食禁水，并进行灌肠排便。

2. 手术后

（1）病情观察：①术后严密监测患者生命体征，全身情况及血生化指标；②观察有无切口感染、切口愈合不佳等表现；③术后24~48h是最易发生出血的阶段，要加强对患者切口的观察，注意有无出血、渗血情况；④观察有无皮肤干燥、弹性差等脱水征象；⑤观察引流液的量及性状：在正常情况下，术后引流量为50~200ml，引流液颜色多呈淡红色，当术后引流量超过50ml/h，且引流液颜色鲜红，或伴有脉搏加快、血压下降、面色苍白等情况，应该立即通知主管医师，给予相应的处理。

(2) 手术引流管的护理：①手术的引流管相对较多，要注意引流管是否妥善固定，避免由于引流管的移动带来脱落；②告知患者进行深呼吸、咳嗽以及变换体位时，要注意对伤口的保护，防止伤口裂开；③在换药等可能加重疼痛的操作前，事先做好解释工作，操作时动作要轻柔，以减少不必要的疼痛。

(3) 疼痛护理：由于手术的创伤相对比较大，剧痛不利于患者的功能恢复，不仅限制了患者的正常活动，还会增加术后并发症的发生率，使预后不良：①术后首先要关心和安慰患者，使其放松精神，保持愉快的心情，正确面对疾病；②对疼痛程度进行分级评估并记录；③及时反映病情，并遵医嘱给予止痛剂缓解疼痛。

(4) 换药护理：①溃疡性结肠炎患者术后伤口需及时换药，每日 1 次，根据伤口情况必要时遵医嘱增加次数；②注意保持切口清洁干燥，及时更换敷料，防止感染；③换药时注意观察患者面色、神情，询问疼痛情况，防止出现不适。

(5) 排便护理：观察并记录患者排便次数、大便性状、伴随症状，排便频繁时，因粪便的刺激，可致肛周皮肤损伤，引起糜烂及感染。排便后应用温水清洗肛周，避免皮肤破溃等并发症（详见非手术治疗肛周皮肤护理）。

(6) 饮食护理：①患者手术后采用流食或少渣半流食，应供给足够的能量、蛋白质和维生素，避免出现营养不良性低蛋白血症，牛奶产气，一般不主张采用；②少渣半流食可选用含优质蛋白的鱼肉、瘦肉、蛋类制成软而少油的食物，如汆鱼丸、芙蓉粥、鸡丝龙须面及面包等；③患者应避免食用刺激性和纤维多的食物，如辣椒、芥末等辛辣食物，以及白薯、萝卜、芹菜等多渣食物；④不宜吃多油及油炸食品。

(7) 粪菌移植术后护理：①术后平卧位 4h，4h 后如无明显不适，可采取舒适体位；②密切观察患者生命体征，神情、面色是否正常；③患者床头放置“防止脱管”的警示牌，用于提醒患者和护士注意TET管[经内镜结肠置管（transendoscopic enteral tubing，TET）指经内镜辅助置入管并固定于肠道深部的管道，体外端与外界相通]；④密切观察导管置入的深度，在TET管贴上标识，注明置入时间、深度，并妥善固定，注药端可以使用U形/蝶形胶布固定；⑤嘱咐患者不能抓挠胶布，不能自行拔扯导管；出汗、洗漱后，若留置导管滑动移位要告知护士及时更换；⑥注意询问患者自身情况，注意患者情绪变化，及时沟通疏导；⑦术后禁食24h后，可进流食、半流食（米粥、软烂的面条、藕粉等），不可进食坚硬、产气的食物（坚果、牛奶、鸡蛋等）。

健康教育

（一）居家护理

1. 患者出院后需遵医嘱按时吃药，不能自觉症状减轻或好转即擅自停药，切勿过度劳累。

2. 保持乐观心态，适当外出锻炼，增强体质，尽量避免出现过激情绪。

3. 在家自行灌肠时，应在晚上睡前，灌肠前排便，药物温度应适宜，灌肠后抬高臀部、腹部放松，尽可能使药物保留时间延长。

4. 自我监测大便次数、性质、量，一旦腹泻次数增加、便血增多，自觉病情加重须及时就诊。

（二）饮食指导

1. 饮食宜清淡、易消化、少油腻，忌高纤维、刺激、高脂饮食，戒烟酒。

2. 急性发作或手术前后，宜进流食或少渣半流食，如含优质蛋白的鱼肉、瘦肉、蛋类食品等。

3. 腹泻时，不宜吃多油及油炸食品，烹调各种菜肴应尽量少油，并经常采用蒸、煮、焖、氽、炖、水滑等方法。可食用红茶、焦米粥汤等，加餐宜少量多餐。

(三) 溃疡性结肠炎的预防

虽然溃疡性结肠炎是一种原因不明的慢性结肠炎，但心理因素在疾病恶化中也有着举足轻重的地位。炎性肠病的发生通常是外源物质引起宿主反应、基因和免疫影响三者相互作用的结果，如果日常作息习惯保持良好，溃疡性结肠炎的发生是能够预防的。

1. 养成良好的卫生习惯及生活作息，注意个人卫生及健康教育。

2. 适当休息对疾病康复有很大好处，特别对活动期患者要强调充分休息，减少精神和体力负担。

3. 加强体育锻炼，根据气候温度调整衣着，保持冷暖相适，防止感冒；根据身体情况适当进行体育锻炼以增强体质。

4. 饮食有节，一般应进食柔软、易消化、富有营养和足够能量的食物，宜少量多餐，补充多种维生素。勿食生、冷、油腻及多纤维素的食物，避免食用可引起肠道过敏的食物，减少食物过敏引起的肠道变态反应，激惹肠道诱发病情加重。

5. 保持心情舒畅，避免精神刺激，解除各种精神压力。

6. 避免肠道感染性疾病，炎症的反复发作是导致结肠息肉、肿瘤的主要原因，故减少肠道感染是预防结肠炎的重要措施之一。

资源 1
粪菌移植用于溃疡性结肠炎手术治疗

（安 宇　张俊美　杨俊滨）

4. 克罗恩病

克罗恩病(Crohn’s disease,CD)是一种病因尚未阐明的肠道炎症性疾病,可发生于胃肠道任何部位,但以末段回肠及其邻近结肠为主,病变呈节段性或跳跃式分布,累及肠壁全层,临床主要表现为腹痛、腹泻、体重下降、腹块、瘘管形成和肠梗阻,可伴有发热等全身表现以及关节、皮肤、眼、口腔黏膜等肠外损害。病程多迁延、反复,不易根治。中医认为本病属于“腹痛”“腹泻”“肠积”“积聚”等范畴。

诊断要点

1. **病史** CD多有长期病程,发病常在青年期,男性略多于女性。病史中临床表现复杂,包括消化道表现、肠外全身性表现等。发病高危因素包括吸烟史、CD家族史、阑尾手术史、近期胃肠道感染史等。

2. **临床症状** 主要有腹泻和腹痛。疼痛部位、性质与病变部位及严重程度有关。腹泻多间歇发作,大便呈糊状,亦可有血便。除非病变涉及结肠下段和直肠,大便少见脓血及黏液。体重减轻是最常见的全身性表现,其余的有发热、食欲不振、疲劳、贫血等,青少年患者可见生长发育迟缓。

3. **专科检查** 腹部体检常可于右下腹触及压痛性包块。

4. **辅助检查** 结肠镜检查:病变早期为阿弗他溃疡,随病情进展,溃疡可增大加深至彼此融合,形成纵行溃疡。病变多为非连续改变,病变间黏膜可完全正常。可有卵石征、肠壁增厚,伴不同程度狭窄、团簇样息肉增生等,少见直肠受累和/或瘘管开口、环周及连续的病变。CT小肠成像(CTE):活动期CD典型的CTE表现为肠壁明显增厚(>4mm);肠黏膜明显强化伴有肠壁分层改变,黏膜内环和浆膜外环明显强化,呈“靶征”或“双晕征”;肠系膜血管增多、扩张、扭曲,呈“木梳征”;相应系膜脂肪密度增高、模糊;肠系膜淋巴结肿大等。

治疗方案

预案一:休息,戒烟,饮食宜用少渣或无渣、易消化、富于营养的食物,避免浓茶、咖啡、生冷及各种刺激性食物和调味品。营养支持,首选肠内营养,不足时辅以肠外营养。对症处理,如纠正失水、电解质及酸碱平衡紊乱等。

预案二:抗炎药物治疗　CD基本的治疗药物、治疗手段及使用方法基本与UC相同,所异者唯在具体措施时机的把握和具体情况的不同处理,具体后述。

预案三:手术治疗　参见UC相关内容。

预案四:其他治疗　参见UC相关内容。

说明

CD治疗方案的选择应建立在对病情全面评估的基础之上。开始治疗前应认真检查有无全身或局部感染,特别是已使用具有全身作用的激素、免疫抑制剂或生物制剂者。治疗过程中应根据治疗反应和药物耐受情况随时调整方案。确定或改变治疗方案均应与患者详细沟通其效益和风险,以获得良好的贯彻。

康复与护理

(一)克罗恩病非手术治疗护理方案

护理要点:

1. 腹泻护理

(1)急腹症时需要禁食禁水,并遵医嘱给予静脉补充水分、能量,保持电解质平衡,保证营养摄入。

(2)观察患者大便的次数、性质、量,腹泻严重者应严格记录出入量。

(3)便后肛门清洁:可用湿纸巾轻轻擦拭,并可适当行温水坐浴，以改善肛周皮肤血液循环，减轻患者的疼痛与水肿。

2. **皮肤护理**

(1) 由于长时间慢性腹泻，患者常会出现肛门水肿、充血，故应保持肛门清洁，便后及时用温水清洗，避免使用过热的水。

(2) 肛门清洁应使用柔软无香的纸巾，以免刺激肛门局部皮肤，引起瘙痒、出血，同时避免使用肥皂及用力搓洗肛周皮肤，以免损伤肛周皮肤导致感染。

(3) 肛门局部清洗后可外用保护膏剂，如复方丁卡因软膏，既可保护皮肤，又能止疼。

3. **高热护理**

(1) 急性期患者常规卧床休息，病房保持安静舒适、空气流通，保证患者睡眠，减少机体能量消耗。

(2) 按时监测体温，每 4h 1 次，高热时给予物理降温或遵医嘱进行药物降温。

4. **腹部疼痛护理** 腹痛是此类患者的主要症状：①应当密切观察患者的疼痛部位、性质，了解并记录患者疼痛的持续时间与程度，并及时告知医师；②可采取注意力转移法，引导患者做深呼吸等，以减轻患者症状；③必要时可遵医嘱采用镇痛药物。

5. **饮食护理** 患者用药期间忌食油腻、辛辣刺激性食物，以高能量、高蛋白、高维生素、低脂肪、低渣、营养丰富、易消化吸收的食物为宜。必要时可遵医嘱静脉滴注 10% 葡萄糖、电解质、脂肪乳剂、氨基酸等，以维持患者正常的营养需求。

6. **心理护理** 以关爱之心理解并安慰患者，耐心向家属及患者讲述该病的发病原因、治疗过程中可能导致的不适及疾病的转归，稳定其情绪，使之以积极的态度接受治疗，消除恐惧、焦虑心理。

（二）克罗恩病手术治疗护理方案

克罗恩病在内科治疗无效，符合手术适应证时，可遵医嘱行外科手术治疗(手术前后护理可参照急性肠梗阻护理方案)。

健康教育

(一) 居家护理

1. 患者出院后应注意休息,避免过度劳累或者受寒,可适度进行体育锻炼,如练太极拳、散步等。

2. 遵医嘱用药,不能擅自停药或改变药物剂量,需在主治医师的指导下补充或调整用药。

3. 密切观察排便情况,注意排便的次数、性质、颜色等,并观察有无伴随症状及便后症状缓解等情况。

4. 保持良好的个人卫生习惯,晨起、餐后、睡前漱口。若出汗较多需及时更换衣物,防止受凉感冒。

5. 患者需保持开朗乐观的心态,家属应帮助患者树立战胜疾病的信心,要有耐心,配合医师进行持续性诊治,不能急于求成。

6. 注意监测体温及观察腹痛情况变化,如有体温升高、腹痛加重、排气排便停止等病情变化时,要及时到医院复诊,以排除并发症的发生,不可延误。

(二) 饮食指导

1. 饮食宜选少渣清淡、易消化、富含维生素之品,忌辛辣、刺激性食物,忌咖啡、茶水、调味剂及生冷食物,戒烟酒。

2. 供给高能量、优质蛋白质及多种维生素,以低脂饮食、少量多餐为原则。

3. 禁用油煎油炸食品,注意补充无机盐,纠正电解质紊乱。

(三) 克罗恩病的预防

中医学认为,克罗恩病是由于脾虚肾弱、感受外邪、情志内伤、饮食劳倦等因素导致。现代西医学认为该病发病原因尚不明确,但可能与病毒感染、免疫、遗传等因素有关。从这些角度出发,克罗恩病的预防可从以下几个方面着手。

1. **起居有常** 养成良好的生活习惯,规律作息,保证睡眠，避免过度劳累。随天气变化及时增减衣被，防止感冒。

2. **饮食有节** 忌食生冷不洁食物，已诊断肠炎患者应避免多渣食物。饮食宜规律，少量多餐，不可贪口，暴饮暴食。

3. **适度锻炼** 平时多加锻炼，可适度进行室外活动，增强体质，提高抗病能力。

4. **修身养性** 养成乐观、开朗、自信的性格；努力调整情绪，保持心态平和。

5. **正规用药** 在生活中注意不能随意服用药物，慎重服用感冒药、肠炎宁等药物，避免滥用药物对胃肠造成损害。

（安 宇 杨俊滨）

5. 放射性肠炎

放射性肠炎（radiation enteritis）是指因物理射线照射引起的肠道炎症性疾病，多为盆腔、腹腔、腹膜后恶性肿瘤放射治疗后的肠道并发症，依累及部位可分别称为放射性直肠、结肠、小肠炎。放射性肠炎以恶心、呕吐、腹泻、黏液便、血样便、里急后重、腹痛为主要症状，部分患者可有发热、面黄、消瘦、下腹部压痛等。中医学可归入“泄泻”“肠澼”等范畴。

诊断要点

本病根据特有的放射线暴露史以及肠道炎症的相关症状、体征，结合有关检查，一般不难诊断。检查除了诊断意义，一般为评估病情所必需。

1. **病史** 正在接受盆腔或腹腔器官放射性照射（一般为肿瘤放疗），或有物理射线照射史。

2. **临床症状** 早期症状多为射线直接损伤肠黏膜引起或表现为射线损伤引起的胃肠道反应；晚期症状多因射线损伤严重，肠道功能不能恢复乃至出现并发症引起。早晚期症状常可重合，即部分症状仅出现于早期，部分症状贯穿病程始终。

3. **专科检查** 可有面黄、消瘦等营养不良表现，下腹部压痛，腹部检查有时可摸到肠管和肠系膜炎症引起的包块。直肠指诊内有触痛、压痛，直肠前壁黏膜肥厚、变硬，指套染血。晚期可触及肠管狭窄。

4. **辅助检查** 多有血常规变化，如白细胞和血小板的减少等。肠镜检查：急性期和早期表现为结肠和直肠黏膜充血、水肿，血管纹理不清，甚至有溃疡形成，黏膜脆弱，触之易出血。慢性期可见黏膜水肿、苍白，呈颗粒状，较脆弱，并有明显的黏膜下毛细血管扩张。早期腹部平片可显示功能性肠梗阻，钡剂检查常显示黏膜水肿、肠襻扩张和张力减退。CT扫描：可显示直肠周围纤维组织增厚或骶前间隙增宽等非特异性改变或肿瘤复发。肠系膜动脉造影：常可见肠系膜小动脉分支异常。小动脉损伤伴缺血性改变是造成放射性肠狭窄的病理基础。

治疗方案

预案一：一般治疗 急性期应卧床休息，慢性期可适当参加锻炼和体力劳动。急性期饮食应选流质、少渣或无渣饮食，一般饮食亦应为易消化、无刺激、营养丰富者，且以少食多餐为原则。应限制纤维的摄入。腹泻严重者可考虑静脉营养支持。

预案二：药物治疗 腹泻、腹痛严重者可选用收敛解痉药、H_2受体拮抗剂、蒙脱石散等药物。直肠局部疼痛和里急后重者，可保留灌肠。低位肠出血可在内镜直视下压迫止血、加用止血剂或缝合止血。有继发性感染时，需用抗生素。

预案三：手术治疗 手术适应证为肠狭窄梗阻、肠瘘、肠穿孔、严重的肠出血。

说明

1. 精细制订初发疾病的放疗方案，正确掌握照射剂量和技术，照射时将患者放置适当体位，使小肠离开盆腔，尽可能减少正常组织的受照范围和剂量是放射性肠炎最重要的预防措施。

2. 服用阿司匹林抑制黏膜分泌前列腺素、中和胰腺分泌液和在放疗期间应用要素饮食等有助于防治或减轻放射性肠炎。

康复与护理

放射性肠炎非手术治疗护理方案

放射性肠炎是盆腔、腹腔、腹膜后恶性肿瘤的放射治疗引起的肠道并发症，可发生在肠道任何节段，也可分别累及小肠、结肠和直肠，是消化道肿瘤、妇科恶性肿瘤患者放疗中最常见的不良反应，发生率约为5%~17%。由于手术治疗放射性肠炎的效果并不理想，且存在较高的感染风险，因此非手术治疗的优质护理是提高患者生活质量的关键。

护理要点：

1. **病情观察** 密切观察患者是否出现早期症状：①患者是否有腹痛、腹泻、黏液血便、里急后重、排便困难等症状，一旦出现此症状，应及时报告医师；②若为轻度，先以保守治疗为主，可进行消炎、止血等对症处理；③中、重度患者遵医嘱给予药物保留灌肠治疗。

2. **感染护理** 放疗易导致患者肠道菌群紊乱，免疫力下降，注意观察患者水、电解质和酸碱平衡，纠正贫血，遵医嘱使用抗生素，加强抗感染措施。

3. **贫血护理** 若患者长期便血，出现贫血现象，需根据其临床症状，遵医嘱对症处理：①进行抗炎止血、补血、润肠通便等措施；②补充富含营养、易消化、少纤维素的食物；③嘱患者起床宜缓慢，防止脑供血不足而发生跌倒；④必要时卧床休息，减少疲劳。

4. **皮肤护理** 部分患者在接受治疗后，可能会出现放射性皮炎，皮肤护理是放射性肠炎重要的护理内容：

(1)需嘱患者保持照射野印记清晰，穿柔软、全棉、宽大、透气、平角内裤，避免粗糙衣物摩擦。

(2)照射野皮肤可用温水和软毛巾轻轻沾洗，禁用肥皂、沐浴露擦洗，勿使用护肤品或热水浴，禁用碘酒、酒精等刺激性消毒剂；局部皮肤忌抓搔、撕剥，防止皮肤损伤造成感染。

(3)腹泻时要保持肛周皮肤清洁干燥，便后用温水清洗肛门及周围皮肤。

(4)放射性皮炎患者，照射野局部皮肤脱皮瘙痒，可遵医嘱外用硼酸洗液、糠酸莫米松软膏、夫西地酸软膏，达到收敛、抗炎、抗感染的作用。

5. **饮食护理** 选择营养丰富、易消化的清淡饮食，少量多餐，禁食油炸、过冷、过硬和辛辣的刺激性食物，养成良好的饮食习惯和进食卫生习惯，减少对肠道的刺激，有利于受损肠黏膜的恢复；必要时可给予肠内、外营养支持。

6. **心理护理** 药物保留灌肠是治疗放射性直肠炎最有效的新技术，但患者往往对该治疗方法缺乏了解，易产生疑虑、恐惧和紧张心理，因此在治疗前需向患者介绍放射性直肠炎发生的原因及治疗方法、保留灌肠的治疗原理、特点，以消除患者的不良情绪，使其积极配合治疗。

健康教育

(一) 居家护理

1. 患者出院后需要保持肛门及会阴部位清洁，穿宽松纯棉内裤。每次便后用温水清洗，使用柔软的卫生纸或吸水性强的毛巾蘸干，保持肛周皮肤清洁干燥，防止皮肤溃烂。

2. 待患者自觉身体明显好转之后，根据自身情况，进行适度的锻炼，如散步、慢跑、太极拳等，但不可超过患者身体的最大耐受度。

3. 若患者感觉疼痛明显，可用吲哚美辛栓。若症状严重，须及时就医。遵医嘱采用暂停放疗、大剂量应用维生素、输液补充各种静脉营养、应用肾上腺皮质激素、抗生素等措施，以减轻局部炎症反应，促进恢复。

4. 保持患者情绪稳定，切勿大喜大悲，家属要对患者多加关心，时刻注意患者的心理情况，多指导患者保持乐观积极的心态，有利于病情的康复。

（二）饮食指导

1. 患者饮食需清淡健康，宜进食易消化、养肠胃的米粥类食物，以无刺激、易消化、营养丰富、少量多餐为原则，忌辛辣生冷、油腻刺激性食物。

2. 进食高能量、高蛋白质食物，可根据患者消化吸收耐受情况循序渐进地提高供给量。一般能量按每日每千克体重40kcal供给。蛋白质每日每千克体重1.5g，其中优质蛋白占50%为好。

3. 对还存在轻微胃肠道症状的患者，需先进半流食，待营养状况改善后酌情摄取膳食纤维等食物。

4. 三餐定时定量，切勿进食太饱太快。

（三）放射性肠炎的预防

虽然放射性肠炎的治疗方法有药物、高压氧、内镜等，但目前尚无统一的治疗方法，所以该病也主要是以预防为主。

1. **营养支持** 症状严重者，可暂停放疗，并应用维生素、肠外营养，以增强抵抗力，减轻局部炎症反应，促进恢复。

2. **控制饮食** 此类患者应当以清淡、无刺激、易消化、营养丰富的食物为主，少量多餐，并限制每日的纤维素摄取量，避免进食对肠壁有刺激的食物。

3. **体位与固定装置** 盆腹腔放疗时肠道损伤的发生率与肠道接受不同剂量的受照射体积密切相关，患者在放疗时的体位改变能直接影响受辐射肠道体积的大小，进而有可能影响肠道急性放射反应及晚期放射性损伤的发生率，应用特殊的放疗固定装置及改变放疗体位来减少肠道受照射体积可以作为一项减轻肠道放疗损伤的有效措施。

4. 若患者出现明显不适 如里急后重、腹泻、黑便(便血)等情况,须立即就医。

(安 宇 杨俊滨)

6. 肠道菌群失调症

肠道菌群失调症(alteration of intestinal flora)是由于各种原因导致存在于肠道的各菌群的制约平衡关系失常,从而产生机体功能异常的病理状况。往往有原发病或全身性疾病的基础,或有应用抗生素、抗肿瘤药物的诱因。以腹泻、肠道菌群多样性消失、肠道优势菌群发生变化为主要特征。肠道菌群失调是一种不可忽略的病理状态,大量临床研究提示它与多种疾病的发生、发展密切相关,如炎症性肠病、肿瘤、糖尿病、肥胖、肝胆疾病、神经系统疾病等。

人类正常胃肠道菌群由需氧菌、兼性厌氧菌、厌氧菌组成,数量庞大,约为 10^{14} 个,约 30 属 500 种左右。在这一复杂的微生态系统的作用下,通过菌群间相互调节,一直处于动态平衡的状态,且不会对人体造成任何损伤。而当肠道菌群平衡遭到破坏时,如在使用广谱抗生素治疗后,部分较为敏感的肠道菌群受到抑制,而未受到抑制的菌群则继续繁殖,原有平衡被打破,引起肠道菌群失调症。

病因

常见病因如下:

1. 原发于肠道的疾病 如肠道的急或慢性感染、炎症性肠病、小肠细菌过度生长综合征等。

2. 全身性疾病 如感染性疾病、恶性肿瘤、代谢综合征、结缔组织病、肝肾功能受损等慢性消耗性疾病。

3. 其他 如抗生素应用、化学治疗或放射治疗后、各种创伤、多脏器功能衰竭(MOF)、胃肠道改道术后、营养不良、免疫功能低下、生活环境改变及食用冰箱冰柜内久存变质的食物等。这些因素均可导致肠道正常菌群在质和量上的改变，从而引起肠道菌群失调。

诊断要点

1. 肠道菌群失调症通常和饮食、用药、感染、免疫功能失调等有关，尤其急性肠道菌群失调症常常发生在广谱抗生素使用、放化疗或手术后。

2. 最常见的临床表现是腹泻，可表现为严重腹泻、顽固的慢性腹泻。

3. 由于本病常继发于各种原发病或其治疗过程中，故先有原发病的各种表现，并在其基础上出现腹泻、腹胀、腹痛、腹部不适等，少数可伴有发热、恶心、呕吐，并可产生水、电解质紊乱、低蛋白血症，更严重者可有休克表现。最常见者腹泻发生在抗生素使用过程中，少数发生于停用后，轻者每天 2~3 次稀便，短期内可转为正常；重者多为水样泻或带黏液，可达每天数十次，且持续时间较长。

4. **实验室检查**

(1)菌群分析：菌群分析是肠道菌群失调的主要检查方法，包括定性分析和定量检查。其中定性分析以直接涂片法为主，定量检查则以细菌培养为主(需氧菌与厌氧菌培养)，临床应用较为广泛。

1)直接涂片法：通过显微镜观察革兰氏染色粪便涂片的菌群像，估计细菌总数、球菌 / 杆菌比值、革兰氏阳性菌 / 革兰氏阴性菌比值，结合各种细菌的形态特点、有无特殊形态的细菌增多等综合判断。当非正常细菌(如酵母菌、葡萄球菌和艰难梭菌)明显增多，甚至占绝对优势时，应高度警惕可能会引起严重的假膜性肠炎和真菌性肠炎。

2)培养法：系将新鲜粪便直接接种于多种不同的培养基

上，对生长出来的菌落进行菌种鉴定，通过控制接种粪便重量可对肠道菌群进行定量培养。定量培养后将每种细菌的数量与参考值进行比较，或计算双歧杆菌 / 肠杆菌（B/E）值，即可评估肠道菌群的状况。结果判定：① B/E 值 >1 表示肠道菌群组成正常；② B/E 值 <1 表示肠道菌群失调，B/E 值越低，提示菌群失调越严重。

（2）其他实验室检查：有条件者还可选择如下检查，更有助于诊断。

1）分子生物学检测：其基础是小亚基 RNA/DNA。

2）指纹技术检测：应用指纹技术检测粪便中的肠道菌群，如肠杆菌基因重复一致序列 PCR（ERICPCR）指纹图动态监测。

3）代谢组学检测：通过对人体的尿液、血液等生物体液和活检组织的代谢组学特征分析，经模式识别处理，可以得到具有正常菌群和菌群失调的早期诊断和病程监控效力的生物标识物。

临床分型

主要根据临床表现，可将肠道菌群失调分为轻、中、重三度。

1. **轻度**　为潜伏型。菌群失调较轻，只能从细菌定量上发现变化，临床上常无不适或有轻微排便异常。为可逆性改变，去除病因，不经治疗也可恢复。

2. **中度**　主要表现为慢性腹泻，类似慢性肠炎、慢性痢疾、溃疡性结肠炎等。一般不能自然恢复，即使消除诱因，仍保持原来的菌群失调状态，需治疗后才能纠正。

3. **重度**　肠道的原籍菌大部分被抑制，而少数菌种过度繁殖，占绝对优势，如假膜性肠炎。重度肠道菌群失调的患者必须及时积极治疗。

治疗方案

（一）基础治疗

预案一：治疗原发病，去除诱因 原发病的治疗是防止和纠正肠道菌群失调的重点。因此应积极治疗肠道感染性疾病、代谢综合征、结缔组织病，做好创伤、围术期的管理，改善肝肾功能受损的慢性疾病等。

加强抗生素使用管理，避免滥用抗生素。如疑为抗生素应用引起的菌群失调，应立即停用原抗生素，根据菌群分析及药物敏感试验选用合适的抗生素来抑制过度繁殖的细菌，扶持繁殖不足的细菌，从而恢复正常的平衡。

预案二：调整机体免疫功能，纠正营养不良状态 健康机体的原生菌屏障能有效防止外来菌的入侵，而饥饿、营养不良、免疫功能低下等不利于健康菌屏障的保持。故应加强营养支持、提高机体免疫力，根据病情程度可通过调整饮食或用药来完成。

预案三：合理应用微生态制剂

1. **微生态制剂** 微生态制剂，亦被称为微生态调节剂，是根据微生态学原理，利用对宿主有益的“正常”微生物或其促进物质所制成的制剂。它通过调节宿主的微生态失调，保持或恢复宿主的微生态平衡，提高宿主的健康水平。根据其组成，可分为三种制剂类型：益生菌、益生元和合生素。

(1) 益生菌：制剂成分是人正常生理菌群的活菌及其代谢产物，意在改善宿主肠道菌群的生态平衡。目前人体应用的益生菌制剂有双歧杆菌、乳杆菌、酪酸梭菌、地衣芽孢杆菌等。

(2) 益生元：制剂成分是促菌物质，即能选择性地促进宿主肠道内原有的一种或几种有益细菌（益生菌）生长繁殖的物质。通过促进有益菌的繁殖，抑制有害细菌的生长。临床常用的有乳果糖、蔗糖低聚糖、棉子低聚糖、异麦芽低聚糖、玉米低聚糖和大豆低聚糖等制剂,这些糖类既不被人体消化和吸收,亦不被肠道菌群分解,只能为肠道有益菌群如双歧杆菌、乳杆菌等利用,从而达到调整肠道正常菌群的目的。

(3) 合生素:制剂成分既包含益生菌,又包含促菌物质。服用后到达肠腔,可使进入的益生菌在益生元的作用下,再行繁殖增多,从而更好地发挥抑制有害菌的作用。

2. 微生态制剂的使用原则

(1) 尽可能应用原籍菌制剂:应选用从正常人体微生物群分离的有益菌,尤其对抗生素没有内在耐药性的制剂更为安全。

(2) 避免同时使用抗生素,尤其共同口服:重症患者不能停用抗生素时,可加大微生态制剂的剂量和服药次数,和/或加服益生元制剂。

(3) 按病情轻重区别对待:肠道菌群失调首要任务是去除诱因。在此基础上,轻度者可视病情,用或不用微生态制剂;中度者应积极合理使用微生态制剂,并加强综合治疗,改善全身情况;重度者应在中度者治疗的基础上,加大微生态制剂用量,以迅速恢复正常肠道菌群。

(4) 注意事项:微生态制剂临床应用安全性良好。但由于该类制剂大多数为活菌制剂,是否会发生抗生素耐药基因的转移,而导致该菌在其他部位的感染,虽罕见报道,但亦应注意。

以上为肠道菌群失调症治疗的基础,临床上还可有针对性的治疗。

(二) 临床针对性治疗

预案一:粪菌移植 顽固的肠道菌群失调,可选用粪菌移植,即采取健康人的粪菌提取液导入患者肠道,以恢复遭到破坏的肠道生态环境。祖国医学很早就有使用,在《肘后备急方》中即有“金汁”治疗疾病的记载。

预案二：抗生素应用　肠道菌群失调时，抗生素的应用必须要针对性强，最好能根据药敏试验，针对引起感染的病原菌或条件致病菌应用。

预案三：纠正水、电解质平衡紊乱和低蛋白血症　主要针对重症者。

预案四：中医药治疗　在辨证施治的前提下，中医的补虚药、清热药、消食导滞药等，根据不同的症型均有助于肠道菌群失调的恢复。

说明

1. 由于本病的发生绝大部分有先置条件，故重点在"防"，治疗时以去除诱因及病因为主。通常先置条件去除后，凭借机体的自身调节，常可恢复。只有先置条件无法去除或病情严重时，才更多地采取"对抗性"的措施。

2. 一般性的支持治疗，或中医扶助正气的治疗，是非常必要的。

康复与护理

护理要点：

1. **知识讲解**

(1) 首先向患者及家属讲解肠道菌群失调症的相关知识，使患者及家属认识到引起腹泻的原因是人体肠道内的微生态环境遭到破坏，有益菌减少，导致大肠致病菌乘虚而入导致肠胃炎症、肠道局部的免疫反应和脱水反应，从而引发腹泻。

(2) 讲述诱发因素、防治措施。

(3) 讲解治疗药物的服用方法及注意事项，如蒙脱石散最好餐前服用，并强调要与其他药物隔开半小时服用，避免同时服用影响药效；避免滥用抗生素等。

2. **制订护理措施**　针对患者的症状体征，因人而异，制订个性化的护理措施，使患者自觉密切配合治疗护理，最终达到治愈疾病目的。

3. **遵医嘱用药** 注意观察用药后的效果，及时报告医师，以便根据服用效果进行相应的调整，以期恢复正常菌群。

4. **腹泻护理** ①便后及时用温水冲洗肛门并涂油保护，保持肛门局部的清洁干燥，防止肛周皮肤完整性受损；②注意观察肛周皮肤弹性、温度、颜色；③正确测量体液丢失量并记录，为补液提供可靠参考数据。

5. **建立良好的生活习惯** 帮助患者建立健康的生活习惯，讲究饮食卫生和营养平衡。

健康教育

（一）居家护理

1. 保持患者居室温湿度适宜、空气新鲜、环境清洁，使患者心情舒畅，减轻心理负担，可降低肠道敏感性。

2. **建立健康的生活方式** 规律作息，保证睡眠，根据气温增减衣物注意保暖。

3. **合理饮食** 戒烟限酒、杜绝暴饮暴食，少食酸性、煎炸油腻、生冷、快餐等方便食品。

4. **观察排便** 观察每天大便次数，次数增多时，注意保护肛门周围皮肤，用温水冲洗后涂油保护；观察大便的色、量、气味、性状，同时注意腹部保暖。

5. **适当运动** 根据身体情况适当运动，运动可促进血液循环，改变被破坏的肠道菌群环境，提高自身免疫力。

6. **抗生素使用需遵医嘱** ①发生肠道菌群失调症后，立即停止使用原抗生素；②因抗生素对肠道菌群的破坏力大，且难恢复，故平时尽量不服用抗生素，以保护肠道正常菌群。

（二）饮食指导

1. **注意饮食卫生** 勤洗手，饭前、便前、便后定洗手，不吃生冷或不洁食物。

2. **饮食尽量丰富多样化** 不偏食，不吃辛辣刺激性食物，多吃富含纤维的新鲜蔬菜及富含膳食纤维的杂粮，如薏仁、绿豆、燕麦等。因膳食纤维体积大，可加快肠蠕动、缩短食物在肠道中停留时间，改善肠道功能。

3. **食用富含果胶的食物** 苹果、山楂、香蕉等水果中富含的果胶是一种非淀粉多糖，可以为肠道中的有益菌提供能量，促进有益菌的繁殖和生长。分解后的果胶产生短链脂肪酸，能够抑制有害菌的生长。

4. **富含益生元的食物** 益生菌可以促进肠道蠕动，想要恢复体内益生菌的数量，还需要补充含有益生元的食物，如香蕉、樱桃、大蒜、洋葱、菠菜、西红柿、芦笋等水果蔬菜，一些豆类也含有益生元，有助于有益菌繁殖。

5. **补充维生素** 新鲜的水果蔬菜富含大量维生素，维生素在体内起催化作用，能促进蛋白质、脂肪、碳水化合物等物质的分解与合成。

6. **多喝酸奶** 酸奶内乳酸菌含量高，有助于增加肠道益生菌，进而能够帮助维护肠道菌群平衡，便于吸收。酸奶中含有B族维生素、丰富的蛋白质和钙质等营养物质，建议饭后半小时后再饮用。

7. **腹泻期间饮食** ①腹泻初期：给予清淡易消化流食：如米汤、面条汤等，果汁不要空腹喝，以免刺激胃；②腹泻早期：禁用牛奶、蔗糖等易产气的食物，避免腹痛腹胀；③腹泻恢复期：在排便次数减少，症状缓解后改为低脂流质饮食，或少渣饮食，如大米粥、藕粉、烂面条、面片等；④腹泻基本停止后，可给予低脂少渣、细软易消化的半流质饮食。少量多餐，以利于消化，如粥、馒头、烂稀饭、面条、瘦肉泥等，适当限制富含食物纤维的蔬菜水果等食物，慢慢逐渐过渡到普通饮食。要注意保暖，饭后1h应适当活动。

（三）大肠菌群失调症的预防

1. **讲究饮食卫生，防止病从口入** ①饭前便后一定要洗手，否则将细菌带入口中会导致菌群失调；②注意饮用水卫生，生水煮沸后方可饮用；③生熟食品分开，避免交叉感染；④食用新鲜食物，不食放置时间太长或过期的食品；⑤营养均衡，荤素粗细合理搭配。

2. **正确合理使用抗生素** ①忌腹泻马上自行服用抗菌药，不对症易引起肠道菌群失调；②用抗生素的同时，可配合使用乳酸菌等活菌制剂，以防肠道菌群失调；③年老体弱、慢性消耗性疾病患者，使用抗生素时，必须严格遵循适应证，应遵医嘱执行。

3. **加强运动、锻炼身体** 运动可有效地提高人体肠黏膜的局部防御屏障功能，增强机体对细菌的抵抗能力，可有效减少肠道菌群失调症的发生。

（孙 冰 张 秀 袁爱民）

7. 肛门直肠神经官能症

肛门直肠神经官能症，简称肛门直肠神经症，是指患者由于自主神经功能紊乱、肛门直肠神经失调而发生的一组症候群。以肛门直肠异常感觉为主诉的神经系统功能性疾病。

临床特点

1. 发病率女性大于男性，多见于更年期。

2. 多因心理和社会压力等因素而诱发或加重，患者注意力集中时症状会更显著。

3. 常以肛门直肠的异常感觉为主诉，如肛内疼痛、灼热、坠胀、肛门潮湿、肛周放射痛，频繁便意，肛门异物感、蚁爬感和直肠蠕动感等。

4. 常伴有失眠等其他神经官能症表现。

5. 多见于平时精神较紧张多疑,情志不畅、心情急躁或性格内向的人群。

6. 肛门指检、肛门镜、电子结肠镜、盆腔超声、腰椎或盆腔 CT、磁共振等专科检查及辅助检查无器质性病变。

治疗方案

治疗目的:改善情志,消除症状。

预案一:精神疗法 + 饮食调整 在完善检查并排除其他诊断后,向患者宣讲疾病常识,进行心理疏导,鼓励其参加文娱活动、体育锻炼,保证睡眠充足,养成良好的生活习惯,转移对异常感觉的注意力。饮食上少食辛辣、油腻、生冷等刺激性食物。轻者通过以上治疗往往可获缓解。

预案二:药物治疗 在精神疗法及饮食调控的基础上,选用药物治疗。兴奋性高者可选用地西泮等;兴奋性降低者可选用溴化钠咖啡因合剂等;腹痛、腹泻时,可用解痉挛剂,如阿托品等;自主神经功能紊乱者,可服用谷维素、维生素 B_1,复合维生素 B 等。

预案三:手术治疗 部分合并肛门等器质性病变者,可考虑手术。

预案四:中医针灸治疗 辨证施治服用方剂,针刺可选天枢、气海、关元、足三里、内关、长强等穴。

说明

1. 本病属于心因性疾病,应注重综合调治,心理治疗为主。

2. 如合并肛肠器质性病变,或因此而诱发者,应积极治疗器质性疾病。

康复与护理

医学认为,疾病的发生与情志有着密切的关系,《内经》

云:“恬淡虚之,真气从之,精神内守,病安以来。”中医认为,肛门直肠神经官能症多为情志失调,忧思伤心脾,引起肝郁气滞、心血不足、心神恍惚所致。因此在临床上,药物治疗的同时必须加强情志护理,通过对患者心理状态的分析观察,有针对性地对患者进行开导、劝慰,避免一切不良刺激,使患者心情舒畅、怡情悦志、早日康复。

护理要点:

1. 倾听与讲述

(1)热情地接待患者,认真倾听患者的叙述,设身处地为患者着想,增加患者对医护人员的信任感、依赖感、安全感。

(2)注意观察患者,了解患者对疾病的认识,多层次,多角度、多耐心诱导患者讲述;引导患者进行情绪宣泄,将焦虑、紧张的情绪向护理人员倾诉,以达到减轻压力的目的。

(3)多层面了解患者的社会、家庭及心理状态,生活习惯等;表达感受,对患者提出的问题,从不同角度用不同方法进行解答。

(4)治疗前与患者沟通,讲明治疗的目的、注意事项、既往康复患者的情况;治疗中多关心患者,询问有无不适,治疗后有无不良反应等。

2. 分析性心理护理

(1)患者首先要了解本病的性质,通过钡剂灌肠X线摄片、内镜检查、大便细菌检查及其他检查,逐一排除肿瘤、溃疡性大肠炎、克罗恩病、痢疾、肠结核等疾病。

(2)明确本病的诊断后,应消除患者的疑虑,减轻其思想负担和精神紧张。

(3)与患者共同分析,真心诚意地帮助患者,消除其揣测心理,使其获得克服疾病的力量,树立治病的信心。揣测心理严重影响患者的身体健康,使本来可早日治愈的疾病变得恢复缓慢甚至恶化。

3. 暗示性心理护理　常采用语言暗示,并以语言强化治疗效果。

4. **焦虑、恐惧的护理**　患者焦虑、恐惧时要留在患者身边，帮助患者保持镇静和理智；鼓励患者表达自己的情绪，深呼吸、听音乐、放松身心。

5. **肛门部不适的护理**　因肛门部不适的患者，会更加关注肛门部，可使患者心理压力增大，导致紧张、焦虑，造成症状反复、频繁发作。可采用聊天的方式及时沟通，引导患者分散、转移注意力，消除顾虑、抑郁情绪。

6. **提高对疾病的认知**　①进行必要的专科知识讲座、健康教育，尽量使用患者能够理解和接受的语言，鼓励患者认识所患疾病，从而使其认识到自身存在的问题、需求及不恰当的认知所带来的不良后果；②帮助患者理性认识肛门直肠部的正常生理反应，从而找出自身的认知偏差；③纠正不良应对方式，尽快适应社会角色，回归生活。

7. **建立家庭社会支持**　提供安全和舒适的环境，鼓励家属陪伴，注意倾听家属的意见，加强家属对此疾病的认识以及对疾病治疗的参与。

健康教育

（一）居家护理

1. 做好自我的心理调整与释放。

2. 应建立乐观的情绪、良好的生活作息制度，注意劳逸结合，保证充足的睡眠。

3. 要放松情绪，听些轻松、愉悦、舒畅的音乐以怡情养性。

4. 参加各种文化娱乐活动和体育锻炼，如散步、慢跑、做体操、游泳、打太极拳、练气功等，都能很好地调整神经系统功能，改善体质和精神状态。

5. 正确处理人际关系，良好、和善、互助的人际关系会使人获得安慰，感到心理安定，增强康复的信心和抗病力，起到药物所不能的作用，处于良好的气氛境界中，身心愉快、欢畅、融洽，保持最佳的心理健康状态。

6. 尽量将患者作为正常人对待，让患者自己做事，不要增加对他的照顾，也有助于症状缓解。

(二) 饮食指导

1. 多食用新鲜蔬菜和水果，保证足够饮水量，1 500~2 000ml/d，肾功能不全者遵医嘱。

2. 注意饮食习惯，不吃生冷辛辣食物，应避免吃油腻食物，多吃清淡、易消化、易吸收的食物，如水果、蔬菜、瘦肉、豆制品等。

3. 如便秘，可食用高纤维饮食；腹泻宜改用少渣饮食，避免刺激性饮食。

4. 胃肠不适时应选择温和的饮食，如婴儿食品。

5. 忌食动物脂肪、黄油、碳酸饮料、咖啡、糖果、巧克力、油炸食物、冰激凌、橘子、葡萄、柚子等，这些食物对肠黏膜有一定刺激性。

6. 注意饮食卫生及手卫生，防止细菌性腹泻。

7. 睡觉前不要进食，进餐后应在 1~2h 后就寝。

8. 忌饮酒及吸烟，因为烟酒中的有害物质会对胃和结肠黏膜有刺激。

9. 注意腹部保暖。

(三) 肛门直肠神经官能症的预防

1. 学会将注意力指向外界，不要对自己的内心感受太过敏感。

2. 培养业余爱好，多参加户外活动，不要一天到晚老想着自己的症状。患者应该强迫自己参加一些文体活动，运动能使大脑产生抗抑郁的物质。

3. 增强自信心，不以别人的评价为行动标准，经常自我激励。

（孙 冰 李峨嵋）

8. 大肠色素沉着症

大肠色素沉着症(pigmentation of large intestine)是以结肠黏膜固有层黑色或棕黑色色素沉着为特征的非炎症性、良性可逆性肠病,又称为大肠黑变病,或结肠黑变病(melanosis coli,MC)。其本质是结肠黏膜固有层内巨噬细胞含有大量脂褐素。近年来,随着结肠镜检查的普及,统计发病率约为0.5%~1.4%,在我国也呈现明显的上升趋势。

诊断要点

1. **发病年龄** 本病老年人居多。

2. **病史** 大多数有长期便秘病史;多有服用蒽醌类泻剂病史,另有一部分患者发病原因不明。

3. **症状和体征** 无特异性症状和体征,多数患者仅有腹胀、便秘和排便困难,少数患者有下腹部隐痛及食欲欠佳等,个别患者可出现电解质紊乱病史和症状。

4. **结肠镜检查** 好发于近端结肠,严重时可累及全结肠。内镜下病变的肠黏膜色泽暗淡,可见棕褐色或黑褐色色素沉淀性病变,外观呈蛇皮状、豹纹状、槟榔状、网格状、颗粒状斑纹。根据内镜下黏膜色素深浅和病变累及范围可分为三度:Ⅰ度呈现斑片状,为浅褐色,病变附着于某段肠黏膜。Ⅱ度为黑褐色,结肠有较多的色素沉着,Ⅲ度全结肠均可见深褐色色素。

5. **病理检查** 大肠黏膜上皮细胞层大致正常,黏膜固有层内有大量密集或散在分布的含有色素颗粒的巨噬细胞或单核细胞浸润及黑色素沉着。严重者胞质内充满黑色素颗粒,细胞核不易看到。

鉴别诊断

1. **棕色肠道综合征(brown bowel syndrome)** 多见于

乳糜泻(脂肪泻)和维生素 E 缺乏者,由脂褐色素沉积于肠道平滑肌细胞核周围,使小肠和结肠外观完全呈棕褐色所致,区别在于棕色肠道综合征患者结肠黏膜无色素沉着。

2. **结肠色素沉着症合并肠癌** 在结肠色素沉着症合并肠癌时,黏膜色素则表现为粉红色或红色,可资鉴别。

治疗方案

治疗目的:改善便秘症状,逆转色素沉着。

对大肠色素沉着症目前尚无特效的药物治疗。本病是一种良性可逆性的非炎症性肠道黏膜病变,随着便秘症状的改善和蒽醌类泻药的停用,大量脂褐素经溶酶体消化、分解,色素沉着可减轻甚至消失。

预案一:建立良好的生活习惯 轻者停用蒽醌类泻药,同时予以饮食治疗,多食蔬菜、水果及纤维丰富的饮食,多饮水、注意体育锻炼,以减少便秘或排便困难,养成良好的排便习惯,通过生活方式的改变,部分患者可获得恢复。

预案二:药物治疗 停用或不使用蒽醌类泻药,改用油性的缓泻剂或渗透性泻药,使用胃肠动力药改善动力不足,益生菌或益生元等微生态制剂改善肠道微生态,必要时可予以灌肠,通过治疗缓解便秘治疗本病。

预案三:生物反馈治疗 目前为较好缓解便秘的治疗方法之一,尤其适用于盆底肌肉失弛缓综合征等引起的便秘,通过反馈往往能建立新的排便反射。

本病往往需要多种治疗方法联合使用,在治疗过程中,还需要心理调适与心理治疗密切配合,规范治疗便秘是关键。

注意事项

对于已经确诊的患者,要定期随访肠镜,及时发现伴发的结肠息肉、腺瘤及结肠癌,早期内镜下进行高频电切或手术根除治疗。

康复与护理

护理要点：

1. **心理护理** ①教导患者对于疾病要有正确的认知，了解增加疾病知识，告知患者大肠色素沉着症是良性的病症，也是可以完全康复的；②介绍同种疾病治愈的病例，使患者树立起战胜疾病、治愈疾病的信心；③主动与患者及家属沟通，改善患者因长期患病而存在的焦虑、紧张的不良情绪，使其保持良好心态，积极配合完成治疗护理，最终达到治愈疾病的目的。

2. **治疗便秘**

(1)长期服用含有蒽醌类物质泻剂的患者，首先必须停药，必要时遵医嘱换用润滑性泻剂或膨松剂药物。

(2)增加高纤维素饮食的摄入量及饮水量，促进肠蠕动，从而缓解便秘。

(3)可采取物理疗法防治便秘：①如每日按摩腹部，顺时针方向早晚各1次，每次100次左右；②坚持运动，散步可以促进肠蠕动，减少便秘；③如排便困难，可使用手握灌肠器自行灌肠排便(具体操作详见书后附件)。

(4)药物灌肠：必要时可采取小剂量甘油灌肠剂或温水保留灌肠。

3. **重建排便反射** 生物反馈治疗安全有效，可以增强肛门括约肌的功能，使盆底肌群活动协调，有利于排便反射的重建，更好地控制排便，逐渐缓解排便困难。

4. **严格杜绝使用含蒽醌类物质的药物及生活用品** 了解患者的用药史，对否认使用含蒽醌类物质药物的患者，也应给予重视，详细询问其生活习惯，因某些中药及美容类药品也含有蒽醌类成分，需向患者及家属讲明要查看相关药品说明资料，不可盲目使用。

健康教育

（一）居家护理

1. **情绪管理** 保持良好心态，了解大肠黑变病是良性、可逆性疾病。平时要注意保持积极乐观的生活态度，减轻心理负担，久病忧思伤脾，应学会控制不良情绪并及时寻找适合途径进行宣泄疏导，多与家人朋友他人做有效交流沟通，缓解久病压力，不要一味隐忍而加重病情。

2. **保持良好的生活习惯** 注意作息时间规律，保证充足睡眠，不熬夜。远离不良生活嗜好，戒烟戒酒。

3. **加强体育锻炼** 增加体力活动，适当进行家务劳动。每天保持适量的运动，选择一项适合的运动方式，如打太极拳、骑自行车、快步走、慢跑等，从而利于食物的消化吸收，加快患者胃肠道的排空，减少食物残渣滞留时间，促进排气排便，减少排便困难。

4. **养成定时排便的习惯** 方法：无糖尿病者每天晨起饮用温度在60℃以下的蜂蜜水200ml，20min后有无便意都坚持如厕，保持21天，形成习惯。

5. **肛门功能锻炼** 在有效的生物反馈治疗以后，患者要进行凯格尔训练：将注意力集中在肛门和直肠，身体和肌肉放松，盆底肌（肛门）向心性收缩且保持5~10s，然后肛门用力缓慢向下（离心性放松），每次收缩和放松前后各休息10s，循环练习15min，1~2次/d，便秘症状会得到改善。

（二）饮食指导

饮食规律，少食多餐，食材搭配科学合理：宜吃清热利湿、高纤维素、改善便质的饮食，多食新鲜水果蔬菜，增加水的摄入量，多吃五谷杂粮；睡前或空腹吃苹果和香蕉；禁食辛辣厚味重油腻、刺激性食物。

（三）大肠色素沉着症的预防

1. **防止便秘** 由于便秘患者的粪便在肠道内积存时间

长，肠道吸收细菌合成的色素颗粒可导致黑变病。①培养良好的生活习惯，养成每日定时排便的习惯；②饮食合理，避免过食辛辣刺激性食物；③如发生便秘，及时采取上述措施，必要时遵医嘱服药，不要自行摄入通便药。

2. **不服用含有蒽醌类的药物** 番泻叶、大黄、牛黄解毒、芦荟等泻药可诱导肠黏膜屏障的破坏，促进肿瘤坏死因子释放，从而导致结肠上皮细胞凋亡，被巨噬细胞吞噬，在结肠固有层沉积形成脂褐素，从而发生结肠黑变病。

3. 如果停用泻药后，便秘加重，需去医院寻求正规的治疗。

（孙 冰 袁爱民）

9. 结肠慢传输型便秘

慢传输型便秘是指结肠的运动功能障碍，有效肠蠕动减少，肠内容物传输缓慢所引起的便秘。

诊断要点

1. **主诉** 患者主要表现为排便时间延长，粪便干结，呈干球状，排便间隔时间延长、便意缺乏，部分患者甚至完全没有主观排便冲动。可有腹胀和腹痛，长期依靠泻剂或灌肠排便，甚至最后使用泻剂也不能排便。部分患者有焦虑、失眠、抑郁等精神症状。

2. **病史** 多见于高龄老人，或有糖尿病、脑血管病、帕金森病、应用麻醉 / 精神药品史。

3. **肛肠科专科检查** 腹部可扪及坚硬粪块。

4. **辅助检查**

(1) 结肠传输试验：为慢传输型便秘首选的检查方法。目前主要采用不透 X 线标志物法，该方法简单易行、应用广泛、结果可靠。诊断标准：80% 的标志物在 3 天不能排出，仍在乙状结肠和以上部位。

(2)排粪造影：可了解是否合并存在肛门直肠的功能异常，即出口梗阻型便秘。

(3)肛门直肠测压：可了解是否合并存在肛门直肠的功能异常，对某些慢传输型便秘有鉴别意义，如肛门直肠抑制反射消失可诊断先天性巨结肠。

(4)球囊逼出试验：主要用于评价受试者排便动力或直肠的敏感性。正常人很容易排出 50ml 体积的球囊，而慢传输型便秘患者则只能排出较大体积的球囊。

(5)电子结肠镜检查：主要目的是排除肠道器质性病变，并了解有无结肠黑变病。

治疗方案

1. 保守治疗

预案一：生活干预 多进食蔬菜和水果，多饮水，多运动，养成晨起排便的良好习惯，形成正常的排便规律，采用正确的排便姿势，添加脚凳。调整好心态，避免出现由于过度精神紧张造成的精神症状。

预案二：在选用通便药方面，应注意药效、安全性及药物的依赖作用。主张选用膨松药(如小麦纤维素颗粒、欧车前亲水胶散剂等)、渗透性通便药(如聚乙二醇制剂、乳果糖等)、粪便软化剂(多库酯钠等)。

预案三：必要时可加用肠道促动力药，如琥珀酸普芦卡必利。

预案四：应避免长期应用或滥用刺激性泻药。但对于高龄、肿瘤晚期、长期卧床者，如果预期寿命有限，应用刺激性泻剂则可偏向积极，以提高生活质量为主。

预案五：对粪便嵌塞的患者，清洁灌肠或结合短期使用刺激性泻药解除嵌塞，再选用膨松剂或渗透性药物，保持排便通畅。

预案六：国内部分单位开展粪菌移植对慢传输型便秘的治疗，取得一定进展。

2. **手术治疗** 慢传输型便秘的外科手术，除手术引起的并发症外，手术治疗后有一定复发率，故应慎重。在医师指导下经过较长时间系统的内科治疗，确实排便困难者可考虑手术治疗。

预案一：对年纪比较大，传输功能较差的患者，建议采用全结肠切除回肠直肠吻合术。但术后可发生腹泻，虽多数患者在术后3~6个月能够改善，临床中也不应一味采用本术式，应注意掌握适应证。

预案二：采用次全结肠切除术的目的是防止术后腹泻，且总体疗效满意，但仍然有一定复发率。

预案三：其他术式如阑尾或回肠造口顺行灌洗术、回肠末端造口术、结肠旷置术等。

预案四：部分患者可尝试骶神经刺激器植入术，国内开展例数尚少，疗效仍需进一步评价。

说明

1. 慢传输型便秘的病因目前尚不完全明确。患者结肠高振幅推进性收缩（HAPCs）频率减少，也可能是全胃肠动力障碍的一部分原因。慢传输型便秘患者可伴有直肠感觉阈值显著增高，直肠最大耐受量增加，直肠排便收缩反应减弱。患者存在结肠胆碱能神经分布异常，几乎所有的慢传输型便秘患者都存在节前交感胆碱能神经功能紊乱，提示可能是一种选择性末梢纤维神经病，便秘是该病的一种表现。Cajal细胞具有肠道起搏器的功能，慢传输型便秘患者多个层次Cajal细胞密度比对照组明显减少。也有学者认为内啡肽能延缓结肠通过时间而致便秘。

2. 需注意与结肠传输时间正常的肠易激综合征相鉴别。病程较长的慢传输型便秘患者常可合并出口梗阻，应注意全面考虑。

康复与护理

（一）结肠慢传输型便秘非手术治疗护理方案

护理要点：

1. **多饮水** ①除了保证饮水量2 000ml/d以外，还要适量增加200~500ml饮水量，以保证肠道内有足够量的水分；②如无糖尿病，提倡晨起空腹饮水200ml/d，可促进肠蠕动。

2. **饮食调节** 饮食宜营养丰富、清淡、易消化，多增加膳食纤维的含量，如粗粮、红薯；增加新鲜蔬菜及水果，如香蕉等；忌辛辣刺激性食物，不吃柿子，避免加重大便干燥。

3. **建立良好的排便习惯** ①定时排便：每天早上起床后无论有无便意均应到卫生间如厕；②有便意及时排便，避免人为抑制便意；③排便时要精力集中，摒弃看手机、报纸、杂志、吸烟等不良习惯，10min内未排出即停止蹲厕，避免久蹲。

4. **锻炼肛门括约肌的功能** 进行提肛训练。方法：深吸气时收缩并提肛门，呼气时将肛门缓慢放松，一收一放为1次，每日晨起及睡前各做20~30次。

5. **加强运动** 保证每天运动，比如练习慢跑、太极拳、游泳等运动或饭后行走30min以上，以刺激肠蠕动使粪便下移。

6. **按摩腹部** 排除肠道肿瘤等器质性病变的患者，可于每日睡前及晨醒后，自行按摩腹部，顺时针方向，环形按摩100~200次，临床观察有很好的促进排便作用。

7. **遵医嘱服用药物或给予灌肠治疗** 不随意服用泻药，以免导致结肠无力。

（二）结肠慢传输型便秘手术护理方案

1. 手术前护理

（1）心理护理：准备手术的患者往往经历了不同程度的保守治疗，在效果不佳、病情反复的情况下选择手术治疗，因此，病程较长，大多患者常伴有不同程度的抑郁、恐惧等心理障碍。针对这些特点，护士应做好患者的心理护理，包括：①尊重患者，认真倾听患者的倾诉，并表示出足够的理解、同情，用鼓励性语言沟通，建立良好的医护关系，设法缓解患者的紧张和焦虑情绪；②结合成功病例，对疾病相关知识、手术方法及优点、麻醉方式进行健康教育，使患者树立信心；③详细向患者解释术前准备的必要性，术中的配合及术后可能出现的情况的预防及应对措施，彻底解除患者思想顾虑。

(2)术前准备：协助患者完成常规检查，手术前遵医嘱给予备皮、皮试等。术前1周戒烟，练习胸式呼吸，可进行吹气球训练。教会并评估患者深呼吸及咳嗽的方法，防止术后肺部感染，降低肺部并发症。

(3)肠道准备：STC患者存在全结肠或伴有小肠神经丛的病理损害，因而导致全结肠或全消化道的动力减弱。肠神经丛的损害致使肠壁被激惹能力减弱，肠蠕动启动缓慢、力量减弱，粪便在结肠内滞留，不易被推进、排出。因此，术前肠道准备要充分，一般肠道准备时间为3~5天。首先利用灌肠促其排便，口服肠道泻剂以及肠道抑菌剂，配合饮用大量清水以促进排便，术前晚及术晨分别进行清洁灌肠，达到肠道准备满意效果。

2. 手术后护理

(1)病情观察：术后给予低流量吸氧，监测生命体征、血氧饱和度、动脉血气分析等；密切观察患者神志、伤口敷料有无渗血渗液以及有无腹痛、腹胀等情况。

(2)体位与活动：术后6h内去枕平卧，头偏向一侧，严防误吸窒息。6h后生命体征平稳，可改半卧位，利于呼吸和腹腔引流管引流。术后24h鼓励患者早期离床活动，促进胃肠蠕动，减少腹胀，防止肠粘连。

(3)饮食护理：患者未排气前，给予禁食，通过静脉补充营养，以维持机体内环境的稳定。肛门排气后，指导患者进食流质、半流质、软食，逐步过渡到普通饮食，给予高蛋白易消化饮食。

（4）管道护理：引流管做好标识，妥善固定，严密观察引流液颜色、性质、量的变化，定期更换引流袋，并做好记录，有异常及时通知医师。腹腔引流管一般24h内引流液为血性，不超过200ml，以后逐渐减少，72h拔除。24~48h后拔除导尿管，减少逆行性尿路感染。

（5）排便护理：由于绝大多数结肠和部分直肠被切除，结直肠容量减少，多数患者术后会出现大便次数多、每次排便量少、排便不痛快感等；①护士要及时详细向患者解释引起这些表现的原因，帮助患者选择合理食品，如多食易消化、富含食用纤维素的食品，忌食刺激性及产气食品。②指导患者进行提肛训练，改善症状。提肛运动方法：深吸气时收缩并提肛门；呼气时将肛门缓慢放松，一收一放为1次，每日晨起及睡前各做20~30次。③排便后，协助患者清洗肛门，保持肛周皮肤清洁干燥。

（6）并发症护理：①出血：吻合口出血多在术后1周左右，可以观察排便有无出血；腹腔内出血可能因腹腔镜穿刺损伤血管所致，可以观察切口有无出血及有无腹膜刺激征。因此术后应密切观察血压、脉搏等生命体征变化，并做好记录及时汇报。②吻合瘘：注意观察腹痛性状，是否加重，可伴有腹膜刺激征、发热等，引流物可见粪样改变，术后10天内禁止灌肠，避免久坐及久蹲。③下肢静脉血栓：腹腔镜手术时气腹使腹压增加，加重下肢静脉血液回流障碍，易导致下肢深静脉血栓，因此术后应观察下肢有无麻木、疼痛及活动障碍，以便及时发现异常情况，并同时协助患者活动及轻按摩下肢，早期离床活动。④高碳酸血症：腹腔镜手术中，由于腹腔需充入CO_2人工气腹，术中可能吸入CO_2，因此术后应严密观察患者有无神志、呼吸改变，有无胸痛等，同时应给予低流量吸氧，并在发现异常时及时通知医师。

健康教育

（一）居家护理

1. 患者出院后忌久坐、久站或久蹲，3 个月内避免重体力活动，可适当进行锻炼，以不疲劳为宜。

2. 适当增加营养，避免辛辣刺激性饮食，如出现大便次数增多，可适当减少纤维素的摄入，以高能量、优质蛋白为主；根据个人情况摸索出自己的饮食规律，保持良好的排便习惯，同时注意肛周的清洁，定时随访。

3. **功能锻炼** 每日可行提肛运动。方法：深吸气时收缩并提肛门；呼气时将肛门缓慢放松，一收一放为 1 次，每日晨起及睡前各做 20~30 次。

4. 保持开朗、乐观，调整心理状态；疼痛不适时可听音乐、看电视，或与家属、朋友聊天，分散注意力。

（二）结肠慢传输型便秘的预防

1. 摄入足够的纤维素，饮食要多吃含粗纤维多的食物和多饮水，防止粪便内含水量和容积减少、肠壁刺激减弱，肠蠕动降低，粪便在肠道内停留时间延长，水分过少，导致大便干结、排便困难。

2. 养成每日定时排便的习惯，不忽视便意或强忍不排便。

3. 规律生活，多运动，锻炼腹肌，避免久站久坐。

4. 积极治疗器质性肠道疾病（结直肠肿瘤、肠腔狭窄或梗阻等）、神经系统疾病（自主神经病变、脑血管疾病、认知障碍或痴呆等）、内分泌紊乱等可导致肠蠕动减慢，引起便秘的疾病。

（孙滨滨　谭静范　李　玲）

10. 直肠前突

直肠前突（rectocele），即直肠前壁突出，亦称直肠前膨出，属于出口梗阻型便秘。患者直肠阴道隔薄弱，直肠壁突入阴道内。本病多见于中老年女性，亦可见于青年女性。女性直肠前壁由直肠阴道隔支撑，该隔主要由骨盆内部筋膜构成。内有肛提肌的中线交叉纤维组织及会阴体。女性尿生殖三角区筋膜不坚固，骨盆出口宽度和长度较大，当用力排便直肠腔内压力增高时，松弛的直肠前壁向阴道方向膨出，使排便的部分作用力朝向阴道，致使部分粪便陷入膨出部位，放松后粪便又回纳到直肠，患者有排便不尽感，迫使患者更加用力排便，导致前突加深，形成恶性循环。

诊断要点

1. **病史** 排便困难，排便不尽、肛门堵塞感。

2. **临床症状** 患者用手托起会阴部或将手伸入阴道以阻挡直肠前壁突出能改善症状。部分患者排便时肛门和会阴部有坠胀感，或有肛门疼痛。

3. **专科检查** 做排便动作时，可见阴道后壁呈卵圆形凹陷。直肠指诊：在肛管上方的直肠前壁可触及膨出的薄弱区，做排便动作，可使薄弱区向前方突出更明显，重者可将阴道后壁推至阴道外口。

4. **辅助检查** 排粪造影为诊断直肠前突的首选检查。力排相直肠前下壁向前突出呈囊袋状，边缘光滑。如前突深度超过 2cm，其囊袋内多有钡剂潴留；如合并耻骨直肠病变，则多呈鹅头征。直肠前突分为轻中重三度。轻度：深度 0.6~1.5cm；中度：深度在 1.6~3.0cm；重度：深度在 3.1cm 以上。球囊逼出试验：球囊排出时间延长，常超过 5min（正常 1min），或不能排出。直肠测压：直肠前突患者多表现为直肠顺应性增大，感觉阈值升高。

治疗方案

1. **非手术治疗** 有症状者，首先采用保守治疗，主要为饮食疗法，多食粗粮或富含膳食纤维的水果、蔬菜。多饮水，2 000~3 000ml/d。多运动，以促进肠蠕动。必要时可口服乳果糖等缓泻剂。

2. **手术治疗** 手术的原则是修补缺损，消灭薄弱区。

说明

直肠前突的手术并不复杂，但术前谨慎地进行鉴别诊断非常重要。术前应行结肠传输试验以除外慢传输性便秘，另外应详细询问病史以除外患者精神及药物等因素导致的便秘。单纯直肠前突较少，多合并直肠内套叠、耻骨直肠肌综合征、会阴下降等。治疗时应同时治疗合并疾患，否则将影响疗效。

康复与护理

（一）直肠前突非手术治疗护理方案

护理要点：

1. **合理饮食** ①保证充足的水分摄入，2 000~3 000ml/d；②保证膳食纤维的摄入，如糙米、玉米、大麦、薯类等杂粮；③多食胡萝卜、四季豆、芹菜等根茎、海藻类富含膳食纤维的蔬菜；④无糖尿病的患者每日应吃香蕉、苹果等新鲜水果，有糖尿病的患者适当减少主食及增加运动，每日也能吃一定量的水果，以保证维生素及营养的摄入；⑤无糖尿病患者每日晨空腹喝蜂蜜水一杯，可促进肠蠕动；⑥禁止饮酒及食辛辣等刺激性食物。

2. **适量运动** 可选择散步、游泳、跳绳等运动项目；每日坚持做提肛运动，锻炼肛门括约肌力量；可进行腹部按摩，以顺时针方向，自右下腹开始中等力度按摩腹部，促进肠蠕动。

3. **建立正确排便习惯** 指导患者养成定时排便的习惯，避免排便时间延长。保持排便通畅，鼓励患者有便意时尽量排便，不可拖延。

4. **便秘护理** 直肠前突可引起便秘（具体可参照结肠慢传输型便秘非手术治疗护理方案）。

（二）直肠前突手术护理方案

1. 手术前

(1) 心理护理：患者手术前常有紧张、焦虑、恐惧等心理，护士应帮助患者做好充分的心理准备，讲解疾病相关知识、手术治疗的优点，并介绍成功案例，使患者树立战胜疾病的信心，以健康的心态积极配合手术。

(2) 肠道准备：术前1日进清淡易消化饮食，下午4点将复方聚乙二醇电解质散(Ⅲ)2盒或复方聚乙二醇电解质散(Ⅳ)2袋溶于1 500ml水中，于1h内喝完；晚上10点后开始禁食禁水；术晨用0.2%肥皂水500ml灌肠后排便。

2. 手术后

(1) 病情观察：术后根据病情遵医嘱监测患者的体温、脉搏、呼吸、血压，观察患者有无出血表现：①有无面色苍白、出冷汗、头昏、心悸、脉细速等；②有无肛门下坠胀痛和急迫排便感；③观察伤口敷料有无渗血。发现异常及时通知医师给予处理。

(2) 饮食护理：根据麻醉方式，于麻醉清醒后可适量饮水，若无呛咳、恶心、呕吐等不适，可给予半流食，如稀饭、面片汤等，避免进食刺激性或易胀气的食物，如豆类、牛奶等。术后第2天遵医嘱给予普通饮食，以富含纤维素的食物为宜，并保证足够水分摄入，禁食辛辣刺激性食物，忌烟酒。

(3) 排便护理：由于术前禁食禁水、清洁灌肠等因素，术后第1天患者通常不会排便，但应鼓励患者适当活动，增加肠蠕动，以利排气、排便。术后第1天睡前口服通便药，一般第2天晨起或餐后2h如厕排便。如有腹胀、排便困难，可给予灌肠以利排便，避免久蹲、努挣。排便后及时冲洗，预防感染，并遵医嘱给予中药熏洗、换药等治疗（具体护理可参照混合痔PPH术后中药熏洗、换药护理部分）。

(4) 疼痛护理：①术后定时评估患者有无疼痛，疼痛的部位、性质、程度、持续时间，做好疼痛评分，可应用疼痛自评工具“数字评分法（NRS）”评分，记录具体分值，根据评分采取相应的护理措施;②协助患者变换舒适体位,给予心理支持,分散其注意力,如听舒缓音乐、看书等,疏导不良心理,缓解疼痛;③遵医嘱耳穴贴压,取肛门、直肠、交感、神门、皮质下、三焦等穴;遵医嘱穴位贴敷,取足三里、三阴交、承山、大肠俞、天枢等穴;遵医嘱穴位按摩,取合谷、关元等穴;④若患者疼痛不能耐受,应立即报告医师,遵医嘱给予镇痛药物治疗。

(5)并发症的观察与护理

1)尿潴留:①观察患者术后有无便意,有无小腹胀痛,叩诊膀胱是否充盈;协助患者采取舒适体位,小便时可听流水声、按摩腹部诱导排尿;②遵医嘱耳穴贴压,取脑、肾、膀胱、交感、神门、皮质下等穴;遵医嘱穴位按摩,取气海、关元、阴陵泉、三阴交等穴;遵医嘱穴位贴敷,取神阙等穴;遵医嘱药熨法,取气海、关元、阴陵泉等穴;遵医嘱艾灸,取气海、关元、中极等穴;③若观察患者小便自解困难,叩诊膀胱充盈,给予热敷下腹部,并报告医师,遵医嘱给予利尿药;仍不能自解者,遵医嘱给予留置导尿管。

2)切口感染:直肠肛管部位由于易受粪便、尿液等污染,术后易发生切口感染,应注意术前改善全身营养状况;术后2天内控制好排便;保持肛门周围皮肤清洁,便后及时清洗坐浴;切口定时换药,充分引流;遵医嘱应用抗生素。

健康教育

建立良好的生活习惯,勿食用辛辣刺激性食物,注意多饮水,多食含粗纤维食物,养成定时排便的习惯。

(一)居家护理

1. 患者出院后可适量活动,注意劳逸结合,忌久坐、久站或久蹲,坐位时最好选用O形软坐垫。

2. 保持开朗乐观的情绪及心理状态,疼痛不适时可听音乐、看电视,或与家属、朋友聊天,分散注意力。

3. **每日做腹部按摩**　以肚脐为中心,顺时针按摩腹部

10~15min，3 次 /d，以帮助肠蠕动。坚持做提肛运动，缓解肛门坠胀。方法：深吸气时收缩并提肛门；呼气时将肛门缓慢放松，一收一放为 1 次，每日晨起及睡前各做 20~30 次。

4. 指导患者养成定时排便的习惯，避免排便时间延长，保持大便通畅，并观察有无便血，发现异常及时就医。鼓励患者有便意时，尽量排便，纠正便秘。

5. 每次便后及时清洗肛门，遵医嘱坚持坐浴、熏洗、外用药膏等治疗，直至伤口痊愈，出院后定期复查。

（二）饮食指导

详见直肠前突非手术治疗合理饮食护理方案。

（三）直肠前突的预防

1. **养成定时排便的习惯**　排便困难是直肠前突的主要症状，要预防直肠前突，首先就是养成每日定时排便的习惯，并避免排便用力和如厕久蹲。

2. **调整饮食结构**　不良的饮食习惯是导致直肠前突的重要原因。因此预防就应先从饮食上加以注意，原则上尽量少食或不食辣椒、芥末，以及油腻、煎炸、海鲜、生冷等食品，忌饮烈酒；应多食蔬菜、粗粮等清淡食品。蔬菜、粗粮等含有大量的纤维素，当纤维素通过消化道时可吸收水分膨胀起来，膨胀的纤维素一方面通过胀大的体积来刺激和加强胃肠蠕动，使消化，吸收和排泄功能加强；另一方面还可以把食物中不能消化的某些成分、消化道的分泌物、肠内细菌和机体代谢中产生的有害物质都裹起来形成粪便，从而使粪便通畅易行，既减少直肠前突的发病因素，又有防癌的作用。

3. **起居有常**　避免久站、久坐、久蹲，保证每日充足睡眠。适当进行体育锻炼可增强体质，特别是吸气、憋气、呼气的运动及提肛训练可预防直肠前突。

4. **妇女在分娩时避免产伤**　产后积极进行提肛锻炼以促进恢复。

（吴　瑶　韦　颖）

11. 阑 尾 炎

急性阑尾炎是一种常见外科疾病，最多见的急腹症。多发于青年，男性多见于女性。阑尾阻塞与细菌入侵小肠的阑尾肠壁导致炎症是其主要病因。典型表现为转移性右下腹痛，伴发热、恶心、呕吐，右下腹固定压痛点，白细胞增加。其预后取决于及时诊断治疗。延误治疗可出现腹腔脓肿、内外瘘形成及门静脉炎等严重并发症。

诊断要点

1. **病史** 转移性右下腹痛典型腹痛始于上腹部，逐渐移向脐部，可在 6~8h 后转移并局限在右下腹，初始腹痛部位疼痛消失。

2. **临床症状** 早期：可有厌食、恶心，少有呕吐。有的病例可出现腹泻、异常排便、里急后重、尿频、尿急症状。弥漫性腹膜炎时可致麻痹性肠梗阻，腹胀、排气、排便减少。全身症状：早期乏力，炎症加重出现中毒症状，心率加快，发热达 38℃左右；阑尾穿孔时体温可高达 39℃或 40℃；发生门静脉炎时，出现寒战、高热和轻度黄疸。

3. **专科检查** 右下腹固定性压痛：压痛点通常位于麦氏点，是急性阑尾炎最常见最重要的体征。压痛程度受病变程度、腹壁厚度、阑尾位置、患者对疼痛耐受能力的影响，配合叩诊检查疼痛点更为准确。反跳痛、腹肌紧张、肠鸣音减弱或消失等腹膜刺激征。右下腹包块:体检可见右下腹饱满,扪及一压痛性包块,边界不清,固定,可提示阑尾周围脓肿的诊断。结肠充气试验:仰卧位,右手压迫左下腹,左手挤压近侧结肠,结肠内气体可传至盲肠和阑尾,引起右下腹疼痛为阳性。腰大肌试验:左侧卧位,右大腿后伸,引起右下腹疼痛为阳性。

4. **辅助检查** 多数急性阑尾炎患者的白细胞计数和中性粒细胞比例增高,白细胞升高到(10~20)× 10^9/L,可发生核左移。白细胞计数不高多见于老年人及单纯性阑尾炎患者。腹部平片可见盲肠扩张与气 - 液平面。B 超检查有时可见肿大的阑尾或脓肿。螺旋 CT 扫描可获得与 B 超相似的结果,有助于阑尾周围脓肿的诊断。

治疗方案

1. **手术治疗** 大多数急性阑尾炎一旦明确诊断,应早期施行阑尾切除术。早期手术治疗是指阑尾炎症状处于管腔阻塞或仅有充血水肿时就手术切除,此时手术操作简易,术后并发症少。

2. **保守治疗** 若阑尾炎症状较轻、伴有其他疾病或拒绝手术者,以及炎症发作时间较长者可给予药物治疗,多给予二代或三代头孢与抗厌氧菌药物联合治疗。保守治疗易复发,保守治疗无效时仍需手术。

康复与护理

(一) 阑尾炎手术护理方案

1. 手术前护理

(1)病情观察:严密观察生命体征、腹痛、腹部体征等情况,并做好记录。如体温过高、脉搏、呼吸增快,提示炎症较重或已扩散;如腹痛剧烈、腹膜刺激征明显,提示病情加重,应及时报告医师。

(2)控制感染:遵医嘱给予抗生素治疗,高热患者给予物理降温。

(3)疼痛护理:在明确诊断以前,禁用吗啡。可采取半坐卧位,减轻腹部张力,缓解疼痛。对明确诊断或准备手术疼痛剧烈者,遵医嘱给予镇痛、解痉药。

(4)术前准备:禁食、备皮、输液,根据病情完善各种检查及配血等。

(5)心理护理:由于患者对自身疾病和手术治疗的担忧,易产生恐惧、焦虑等心理反应,对手术的顺利进行产生一定影响。因此,护理人员应根据患者的心理状态,实施具有针对性的心理疏导,使患者对手术治疗的过程、安全性有一定的了解,减轻其恐惧和焦虑,缓解其心理压力。

2. 手术后护理

(1)病情观察:监测患者的体温、脉搏、呼吸、血压,观察腹部体征变化,及时做好观察记录。

(2)体位与活动:腰麻后去枕平卧6h;硬膜外麻醉后平卧6h。腰麻术后常规去枕平卧,主要目的是为了防止头痛的发生,如果使用枕头,容易导致头部脑脊液减少,头部的压力降低容易出现头痛。硬膜外麻醉术后平卧是因患者手术结束时,虽然意识清醒,但可能处于嗜睡状态,说明静脉药物还有一定的残余量,这时去枕平卧,可保证良好的通气;如因药物原因出现恶心呕吐,去枕平卧,把头转向一侧,又可有利于呕吐物的流出,防止误吸引起吸入性肺炎甚至窒息。之后待生命体征平稳改为半坐卧位,可以使腹腔渗出物集聚于盆腔,利于炎症局限和引流。卧床期间加强床上活动,麻醉反应完全消失后尽早下地活动,促进肠蠕动恢复,防止下肢深静脉血栓发生。

(3)饮食护理:手术当日禁食,给予肠外营养。肛门排气后开始流食,并逐步过渡到正常饮食,以保证机体营养供给,提高机体抵抗力,促进伤口愈合。

(4)引流管护理:阑尾切除术只有在阑尾局部脓肿、阑尾残端包埋不满意及处理困难或有肠瘘形成时留置引流管,用于引流脓液和肠内容物。通常1周左右拔出。术后引流管要妥善固定,保持引流管通畅,观察并记录引流液色、性状、量。发现异常及时报告。

(5)并发症护理

1)腹腔内出血:注意观察有无腹痛腹胀、面色苍白、头晕、恶心、血压下降等症状,一旦发现需立即报告医师,并遵医嘱做好输液、吸氧、交叉配血,做好输血和必要时进手术室行止血术的准备。

2)切口感染:护理重点是监测体温及观察伤口情况,术后3~4天如出现体温持续升高,切口周围皮肤红肿、胀痛或跳痛,应及时报告病情并遵医嘱给予抗生素治疗,必要时配合医师挑线排脓,按时换药,保持切口敷料清洁干燥。

3)粘连性肠梗阻:术后护理需协助和指导患者尽早下地活动,以防止发生粘连性肠梗阻。如果发生了不完全性肠梗阻,遵医嘱采取禁食和胃肠减压;如发生完全性肠梗阻,应遵医嘱做好手术准备。

(二)阑尾炎非手术治疗护理方案

参照手术前护理。

健康教育

(一)居家护理

1. 出院后要注意休息,避免劳累,2周内避免体力劳动。

2. 保持开朗、乐观的情绪,促进康复。

3. 如出现腹痛、腹胀或排便、排气停止等不适及时到医院就诊。

(二)饮食指导

1. 饮食要有规律,禁止暴饮暴食。

2. 多食清淡、易消化、营养丰富、含粗纤维多的食物,多吃新鲜蔬菜水果，忌辛辣、刺激性食物。

（三）阑尾炎的预防

1. 规律生活，避免劳累。

2. 养成良好的饮食习惯，改变高脂肪、高糖、低膳食纤维饮食。餐后不做剧烈运动，如跳跃、奔跑等。

3. 建立良好的卫生习惯，积极治疗或控制消化性溃疡、慢性结肠炎等。

（张金生　冯亿　乔东红）

12. 痔

痔（heamorrhoids）是最常见的肛门疾病之一，也是最古老的常见病之一。我国传统医学“痔”的记载最早见于西周时期《山海经·南海经》，“南流注于海，其中有虎蛟，其状鱼身而蛇尾，食者不肿，可以已痔。”目前，众多学者采用“肛垫下移学说”来解释痔的发病机制。齿状线以上的黏膜和黏膜下存在静脉丛、Treitze肌、结缔组织，统称为“肛垫”。生理上，肛垫在维持人体部分肛门静息压、协助肛门括约肌维持肛门正常闭合中发挥重要作用，维护正常的排便、排气活动。肛垫的平滑肌韧带损伤断裂，其支持固定结构发生改变而松弛，致使肛垫组织下移形成痔，再加上窦状静脉淤血逐步扩张而导致痔的形成。中华医学会对痔的定义为：痔是肛垫病理性肥大、移位及肛管皮下血管丛血液瘀滞而形成的团块。

诊断要点

1. **病史**　便血，无痛性间歇性便后出鲜血是内痔早期的常见症状。包块脱出。疼痛或坠胀感。

2. **临床症状**　因粪便擦破痔黏膜，出现大便时滴血或纸上带血，少数呈喷射状出血，可自行停止。便秘、饮酒及进食刺激性食物常是出血的诱因。长期出血可导致贫血。当合并有血栓形成、嵌顿、感染等情况时，才感到疼痛。内痔或混合痔脱出嵌顿、血栓性外痔形成，患者疼痛剧烈，坐立不安，行动不便。肛门潮湿瘙痒，痔脱出时常有黏液分泌物流出，可刺激肛门周围皮肤，引起瘙痒。

3. **专科检查** 局部检查尤为重要，特别是肛门镜检查。首先做肛门视诊，除Ⅰ度内痔外，其他都可在肛门视诊下见到。最好在蹲位排便后立即观察，可清晰见到痔大小、数目及部位。早期内痔因痔核柔软，直肠指诊一般不易触及；如痔核反复脱出，其表面纤维化，可触及柔软的包块隆起。注意有无括约肌痉挛，女性有无直肠前突。肛门镜检查可见局部黏膜鲜红、充血糜烂，有时可见出血点，早期痔核一般不相连；中、后期痔核逐渐增大，邻近的痔核可融合相连，表面发生纤维化则呈灰白色。

4. **辅助检查** 辅助检查目的主要是排除其他疾病可能。便血鉴别需行电子结肠镜检查，有条件者可行乙状直肠镜检查，排除结直肠良恶性肿瘤及炎症性肠病等。大便隐血试验亦是排除全消化道肿瘤的常用筛查手段。

治疗方案

痔的治疗应遵循以下三个原则：①无症状的痔不需要治疗，只要注意饮食、保持大便通畅、会阴部的清洁、全身疾病(便秘、咳嗽等)的治疗，一旦发生并发症，如：出血、脱垂、血栓形成以及嵌顿等应及时处理；②有症状的痔不需要根治，各种非手术治疗的目的是促进痔周围组织的纤维化，将脱垂的肛管直肠黏膜固定在直肠壁的肌层，以固定松弛的肛垫，从而达到止血及防脱垂的目的；③以非手术治疗为主，外科治疗只有在保守治疗失败或痔的严重并发症出现时，在适合的时间才予以考虑。

预案一：中医辨证论治 风伤肠络证，凉血地黄汤合槐花散加减。湿热下注证，脏连丸加减。气滞血瘀证，止痛如神汤加减。脾虚气陷证，补中益气汤加减。

预案二：药物治疗 药物治疗是痔治疗的重要方法。局部药物治疗：包括栓剂、乳膏、洗剂。全身药物治疗：常用药物包括静脉增强药、抗炎镇痛药、中成药。

预案三：硬化剂注射疗法 黏膜下层硬化剂注射是常用治疗内痔的有效方法，主要适用于Ⅰ、Ⅱ度内痔，短期效果显著，控制出血效果较好，对老人、体弱者更合适。

预案四：器械治疗 胶圈套扎疗法，适用于各度内痔和混合痔的内痔部分，尤其是Ⅱ、Ⅲ度内痔伴有出血或脱出者。中药线结扎，用丝线或药制丝线、痔裹药线缠扎在痔核的根部，使痔核坏死脱落，创面经修复而愈，可在肛周局部麻醉下进行操作以达到更好效果。

预案五：物理治疗 包括激光治疗、冷冻疗法、直流电疗法和铜离子电化学疗法、微波热凝疗法、红外线凝固治疗等。

预案六：手术治疗 痔结扎注射术，为临床上最常用术式，亦称外剥内扎术。痔上黏膜环切钉合术，用吻合器经肛门环形切除部分直肠黏膜和黏膜下组织。超声多普勒引导下痔动脉结扎术，是一种集超声检查、缝扎手术为一体的新的诊疗技术。该手术不用刀，不适感甚微，不用切除痔组织，无创伤，无术后并发症，对肛门功能不产生任何影响，安全、有效。开环式微创痔上黏膜切除吻合术，是利用开环式微创痔吻合器进行痔病治疗的一种手术方式。该术式遵循了人体痔的形成机制，依照痔的病理生理结构设计而成，旨在纠正痔的病理生理性改变，而非将肛垫全部切除，保留了正常的肛垫及黏膜桥，维护了肛门的精细功能，可以减少手术创伤，缩短治疗时间，使痔手术更加微创化（资源 2~ 资源 6）。

康复与护理

（一）痔手术护理方案

1. 手术前

（1）完善检查：完善血、尿、大便常规，血生化，肝肾功能检查,B超,心电图及磁共振等辅助检查。

(2)饮食护理:指导进食清淡、少渣、易消化半流质,晚上10时后开始禁食禁水。

(3)肠道准备:术前1日下午4时将复方聚乙二醇电解质散(Ⅲ)2盒或复方聚乙二醇电解质散(Ⅳ)2袋溶于1 500ml水中,分次喝,每次喝的量不限,但要求1h内喝完全部;术晨用0.2%肥皂水500ml灌肠后排便。

(4)心理护理:向患者及家属说明手术治疗的必要性和方法,介绍同类疾病其他患者的康复情况,耐心为患者解答疑惑,缓解患者对自身疾病的紧张和不安。

2. 手术后

(1)体位:术后去枕平卧6h,适当床上翻身,一般24h后可下床活动。

(2)病情观察:术后24h内观察敷料渗血情况及脸色变化情况,监测生命体征,及时发现出血并处理。

(3)疼痛护理:尊重其疼痛反应,设法减轻患者心理压力,稳定情绪,必要时可给予药物止痛。

(4)输液护理:术后输液不宜过快,以40~50滴/min为宜,避免短时间内大量输入液体而引起膀胱高度充盈,适时观察输液针头有无渗漏滑脱。

(5)排尿护理:麻醉、心理、疼痛及输液过快可引起尿潴留,术后6h内应鼓励患者自行排尿。排尿困难时,应减慢输液速度、禁止大量饮水、予小腹部热敷、聆听流水声、止痛等,若措施无效,应在无菌操作下导尿,且一次≤1 000ml,避免膀胱内压骤降引起血尿。一般2~3天后予拔管。

(6)饮食护理:术后6h内可进流质,1天后可改为普通饮食,多食新鲜蔬菜水果,如火龙果、香蕉、蜂蜜。以高维生素高纤维素食物为宜,如燕麦、番薯,保持大便通畅。

(7)肛周护理:术后24h避免排便,每次便后用温水清洗肛周,保持大便通畅,排便时间<20min,必要时予通便药或小

量不保留灌肠。肛周会阴抹洗，2 次 /d。术后第 1 天可沐浴。

(8) 坐浴护理：术后 24h 可取出肛门敷料，且每日温水（可加入药剂）坐浴两次，每次 15~20min，水温 43~46℃为宜。有利于减轻局部炎症水肿、疼痛，保持清洁等，女性患者月经期禁止坐浴。

(9) 出院指导：出院 1 周后复查，1 周内仍需坐浴，保持肛周清洁。忌食辛辣刺激性食物，保持大便通畅，养成良好排便习惯。习惯性做提肛运动。3 个月内禁止重体力劳动，避免剧烈运动。

(二) PPH 治疗痔的手术护理方案

1. 手术前

(1) 心理护理：由于患者病程较长，病情反复发作，加上 PPH 是新开展的手术，患者对 PPH 手术缺乏了解，易出现焦虑、恐惧、紧张等不良心理反应，可直接影响其手术效果，对此护理人员应主动、热情地接待患者，同时给予安慰和鼓励，并向患者及家属介绍手术的必要性及手术的治疗机制，使患者了解 PPH 手术具有安全、有效、创伤小、并发症少、恢复快等优点，鼓励患者以良好的心态接受手术治疗。

(2) 术前饮食及肠道准备：术前 1 天给予少渣半流饮食，术前禁食 12h，禁饮 4h。术前清洁灌肠对手术的成功有重要作用，有效清洁灌肠有利于创面愈合、防止感染，同时有利于手术操作，手术前晚和术晨用温盐水清洁灌肠，灌肠一定要到出现清水为止。

2. 手术后

(1) 麻醉护理：由于 PPH 手术采用联合腰麻，术后需平卧 6h，以防脑脊液外漏引起头痛；严密观察生命体征变化，监测血压及脉搏；指导患者术后 6h 饮水、进流食，预防由于胃肠道功能受抑制引起的恶心、呕吐、腹胀；术后留置导尿管，解决由麻醉引起的排尿困难。

(2) 饮食护理：术后 2 天进食富有营养、易消化、无辛辣刺激的流质或半流质食物，然后根据伤口及排便情况进食高蛋白、高纤维素饮食，加强营养，多食新鲜果蔬，调节大便。个别患者害怕排便时伤口疼痛而不进食，应耐心说明进食的重要性，鼓励患者进食，以利伤口恢复。

（3）排便护理：排便护理是PPH术后护理的重要内容。术后早期通过调节饮食，控制大便在术后48h后排出，以减少大便对创面的摩擦损伤，减轻疼痛，避免伤口出血。尽量每日1次排便，控制排便时间不超过5min，必要时使用乳果糖软化大便。使用坐便器，排便后用温水坐浴，以减轻炎症与水肿，并进行缩肛训练，即肛门行收缩、舒张运动，10下/次，3~4次/d。个别患者肛门处有下坠感，大便有不尽感，主要是由于其肠黏膜环切后局部神经还未完全恢复所致。不需要特殊的治疗，教会患者每天练习提肛运动，术后由于伤口疼痛、心理紧张、床上排尿不习惯等因素可发生尿潴留。护士应鼓励患者术后6h自行排尿，发现尿潴留者，诱导排尿，如温毛巾热敷或按摩下腹部；仍不能排尿者，及时采取无菌操作下导尿术。

（4）会阴部护理：术后2天，每天早晚及便后用肛洗1号温水坐浴，每次15~20min。坐浴盆选择深而坚固的，减轻局部组织炎症水肿、疼痛，以利于清洁伤口，水温43~46℃。女性患者月经期禁止坐浴，防止感染。

（5）疼痛护理：PPH术后大多数患者无疼痛，不需用止痛药物，护士要及时与患者沟通，减轻患者的心理压力，分散注意力，稳定其情绪。个别患者术后难以忍受疼痛的，遵医嘱可使用镇痛剂。

（三）痔的非手术治疗护理方案

现代医学认为，痔是肛垫病理性肥大、移位及直肠末端黏膜和肛管皮肤下静脉丛发生扩张和屈曲所形成的柔软静脉团。各种非手术疗法的目的，旨在阻断部分痔核血供，修复损伤的黏膜组织以止血；或是促进痔周围组织纤维化，将脱垂的肛管直肠黏膜固定在直肠壁的肌层，以固定松弛的肛垫，达到防止脱垂的目的。痔病的非手术疗法包括药物治疗和物理治疗。药物治疗包括：中医药治疗和西药治疗。中医药治疗包括：内服、熏洗坐浴，外敷、肛塞、注射等，为Ⅰ、Ⅱ期内痔首选；西药治疗包括：内服药、外用药。器械疗法包括：套扎法、铜离子电化学疗法、激光、红外线凝固、冷冻等物理疗法。

护理要点：

1. 按肛肠科一般护理常规。

2. 外痔伴发感染，或嵌顿、突发血栓外痔者，应卧床休息；严重感染的内痔或术后患者应取侧卧位，以免创面受压，加重病情。

3. 保持肛门部清洁，便后坐浴；急性外痔于发病24h内宜冷敷，24h后改为热敷。

4. 观察痔核大小、是否脱出、糜烂、坏死及出血的量和色泽。若发现患者面白无华、少气懒言、脉象虚大，为大出血征兆，应立即报告医师，并配合救治。

5. 不手术者，遵医嘱中药液坐浴1~2次/d，后涂塞痔疮膏或痔疮锭。

6. 排便后清洁肛门；换药前先坐浴。

7. 临证（症）施护。

(1)便血量多时，及时建立静脉通道，做好输血准备。

(2)痔核脱出时，应连续用中药热敷或25%硼酸甘油涂于肛门部，再加热敷，令其还纳。

(3)气血瘀积疼痛者，可用艾灸肛周止痛。

(4)便秘者可用甘油栓或开塞露塞肛；或遵医嘱予缓泻剂。

(5)需手术的患者按肛肠科术前准备。

(6)术后24h后方可排便，排便时如痔核脱出，应及时回纳，发生嵌顿者，及时报告医师处理。

(7)施行注射疗法后当日忌下蹲，排大便时避免时间过长，勿过多活动。

(8)饮食以营养丰富、易消化为宜，忌辛辣香燥等刺激食品，戒烟酒，多食新鲜水果、蔬菜。气滞血瘀者，给补中益气温阳之品；脾虚气陷者，忌酸冷食物，宜进食温补食物。

健康教育

（一）生活起居指导

1. **生活规律化**　每天定时排便，保持大便通畅；经常清洗肛门，并要保持干燥。

2. **定时排便，忌忍忌努**　养成定时排便的好习惯，不强忍排便意识，不努便，减轻肛门直肠部的充血症状。

3. 便后泡温水30min，一方面清洁，一方面促进血液循环。

4. **劳逸结合**　工作和生活中，要劳逸结合，过度劳累、负重或下蹲、久行、久坐等都可使肛门直肠部静脉淤积或活动过少，静脉曲张。

5. 避免肛门局部刺激，便纸宜柔软，不穿紧身裤和粗糙内裤。忌久坐、久立或久蹲，最好选用软坐垫。

6. 保持心情舒畅，忌郁闷、急躁、忧愁、愤怒，保持心情舒畅。

（二）饮食运动指导

1. 注意饮食卫生，饮食以清淡为主，避免暴饮暴食，忌辛辣刺激性食物，多吃蔬菜水果，如西瓜、香蕉、番茄等都有润肠的作用。在夏季尤其应该多饮开水，避免汗液排泄过多。

2. 适当的运动可以减低静脉压，加强心脑血管系统的功能，消除便秘，增强肌肉的力量。这对痔疮的防治很有作用。运动（至少15min，汗出时避风，持之以恒）可促进血液循环。

3. 指导患者进行提肛运动，但防止过度疲劳。提肛运动是最简便也是最有效的方法：全身放松，臀部及大腿用力加紧，配合吸气，将肛门向上收提，稍闭一下气，然后呼气，全身放松。这种运动可随时随地进行。进行适当锻炼，对于改善肛门局部血液循环、锻炼肛门括约肌功能有积极的作用。

4. 肛门锻炼方法

(1)夹腿提肛法:仰卧,双腿交叉,臀部及大腿用力夹紧,肛门逐渐用力上提,持续5s左右,还原,可逐渐延长提肛时间。如此重复10~20次,2~3遍/d。

(2)坐立提肛法:首先坐在床边,双足交叉,然后双手叉腰并起立,同时肛门收缩上提,持续5s左右,再放松坐下。如此反复10~15次,2~3遍/d。

(3)踮足提肛法:采取站立位,双手叉腰,两脚交叉,踮起足尖,同时肛门上提,持续5s左右,还原。如此重复10~15次,2~3遍/d。

(三)痔的预防

1. 加强锻炼 经常参加多种身体锻炼活动,对痔病有一定的预防作用。体育锻炼有益于加速血液循环,改善盆腔充血,促进胃肠蠕动,防止便秘。结合肛门括约肌锻炼(见上述肛门锻炼方法),经常运用,可以改善痔静脉回流,对于痔病的预防和自我治疗均有一定的作用。

2. 合理调配饮食 日常饮食应避免过于精细,增加维生素和纤维素较多的粗粮食品,多饮水,使大便保持润滑通畅;少吃辛辣刺激性的食物。

3. 戒除排便时不良习惯 当有便意时不要忍着不去大便,因为久忍大便可以抑制生理反射,逐渐可引起习惯性便秘;避免排便时蹲厕时间过长、看报纸、玩手机或过分用力等不良习惯。

4. 定时排便 养成每天早晨定时排便的习惯,对于预防痔病的发生有着极重要的作用。

5. 保持肛门周围清洁 肛门周围很容易受污染,诱发肛门周围汗腺、皮脂腺感染而生疮疖、脓肿。女性阴道与肛门相邻,阴道分泌物较多,可刺激肛门皮肤,诱发痔病。因此,应经常保持肛门周围的清洁,勤换内裤,可起到预防痔病的作用。

6. 及时诊治疾病 患有高血压、动脉硬化、肝硬化、心脏病、腹腔肿瘤等容易诱发痔疮的患者，要采取有效措施进行及时治疗。

7. **避免久坐** 避免长时间坐立，长时间坐立者是痔疮的高发人群，患上痔疮的概率比其他人群要高出很多。日常生活中要注意避免长时间保持同一个姿势，有工作需要的人群，可以适当进行一些活动，帮助血液循环，更好地预防痔疮。

8. **妊娠期妇女患痔**

(1)饮食要多样化，加强膳食纤维的摄入，适当吃些芝麻、蜂蜜，保持当大便通畅。

(2)妇女妊娠后可致腹压增高，特别是妊娠后期，下腔静脉受日益膨大的子宫压迫，直接影响痔静脉的回流，容易诱发痔疮，此种情况在胎位不正时尤为明显。因此妊娠期间应定时去医院复查，遇到胎位不正时，应及时纠正，不仅有益于孕期保健，对于预防痔疮及其他肛门疾病，也有一定的益处。

(3)妊娠妇女一般活动量相对减少，引起胃肠功能减弱，粪便停留于肠腔，粪便中的水分被重吸收，引起大便干燥，诱发痔疮，因此妊娠期间应适当增加活动。

(4)避免久站、久坐，并注意保持大便的通畅，每次大便后用温水熏洗肛门局部，改善肛门局部血液循环，对于预防痔疮是十分有益的。

资源 2

PPH 手术

资源 3

混合痔经肛门直肠黏膜环切钉合术

资源 4
直肠黏膜环切紧缩术

资源 5
混合痔外剥内扎术、肛门括约肌检扩术

资源 6
超声刀痔切除术

（秦澎湃　张中兴　赵　莹）

13．肛门直肠周围脓肿

肛门直肠周围脓肿是指肛管直肠周围间隙因发生急慢性化脓性感染所形成的脓肿，可发生在肛门直肠周围的不同方位。在祖国传统医学范畴内属于肛门痈疽。任何年龄段均可发病，20~40岁为疾病高发期。引起肛门直肠周围脓肿的原因很多，但在我国绝大多数为肛腺感染导致，其他疾病例如肛裂、直肠炎、克罗恩病、结核杆菌感染、糖尿病、免疫力低下、肛门直肠损伤等也可导致肛门直肠周围脓肿。

诊断要点

1. 主诉　肛门周围的肿胀、疼痛，伴有肛门下坠感，部分患者出现发热、恶寒、乏力等全身症状，常常伴有排尿排便障碍。部分患者自诉可在肛周触摸到包块。

2. **专科检查** 表浅脓肿：可看到肛门周围皮肤红肿隆起，触及可有压痛及波动感。深部脓肿：视诊局部皮肤可无改变，但脓肿张力高时可看到局部肛周皮肤隆起，肛门两侧不对称。触诊有深部压痛，直肠指诊时可触及直肠壁饱满隆起。部分患者可在齿状线触及凹陷或结节，则应初步考虑是内口。患者常因剧烈疼痛而不能耐受肛门镜检查。如可在麻醉状态下进行，则可看到肛窦充血肿胀，部分表面可看到脓苔附着，轻轻挤压可有脓液流出。

3. **病史** 部分患者曾有肛周脓肿病史。

4. **检查** 肛周及直肠内超声检查是临床上常用的检查项目。对脓肿的定位、分型、与邻近组织器官关系及内口的确定等情况有明确意义。螺旋CT三维重建：可以客观逼真地反映肛周组织的三维结构，判定脓肿附近结构受侵犯的程度，明确炎症范围，确定内口，利于手术方式选择。磁共振成像：可较好地显示肛周的解剖关系。显示肛门括约肌、直肠等病变周围组织结构，有助于判定病变范围，但空间分辨率不如CT。

治疗方案

肛门直肠脓肿的治疗方式有非手术治疗及手术治疗。非手术治疗包括抗生素治疗及局部治疗。抗生素治疗常选用针对革兰氏阴性细菌和厌氧菌的药物。头霉素因其抗厌氧作用也可作为首选。可采用口服给药或静脉给药。但在已形成的肛门直肠周围脓肿，首选手术治疗（资源7）。局部治疗包括坐浴：可选用温水坐浴，也可使用聚维酮碘稀释后泡洗。我院常使用肛洗1号进行坐浴。坐浴后可在红肿局部给予抗生素软膏敷涂。

手术治疗原则为：早期切开引流，正确寻找内口，彻底清除原发感染灶，外口适宜大小，引流通畅。临床上常根据肛门直肠周围脓肿的发病部位及深浅做术前评估和术式选择，但不管何种术式都要遵循手术原则。

预案一：肛门直肠周围脓肿切开引流术。

预案二：肛门直肠周围脓肿一次性根治术。

预案三：肛门直肠周围脓肿低位切开高位挂线术、肛门直肠周围脓肿低位开窗旷置术、保留括约肌闭合引流术等其他术式。

说明

肛门直肠周围脓肿手术的核心问题如下：

1. 能对内口彻底处理，达到一次性根治的目的。
2. 选择简单易操作的手术方式。
3. 避免暴力损伤，治疗疗程短而有效。
4. 尽可能保护肛门外形及功能。

康复与护理

(一) 肛周脓肿手术护理方案

1. 手术前

(1) 心理护理：护士向患者讲解术前准备的注意事项及术后可能出现的问题，使患者了解术前准备工作及术中、术后可能出现的反应，鼓励其建立战胜疾病的信心，以良好的心态完成各项术前检查迎接手术。

(2) 肠道准备：术晨首先给予患者甘油灌肠剂 110ml 肛注，排便后再给予肥皂水 500ml 灌肠一次。

(3) 饮食：手术前 1 日晚 10 时起禁食禁水，需急诊手术的患者当日禁食禁水 6h 以上方可手术。

2. 手术后

(1) 病情观察：①遵医嘱监测患者的体温、脉搏、呼吸、血压，术后体温可升高，控制感染 3 天内应降至正常，如持续不降需及时复查；②观察伤口敷料有无渗血，如有出血的表现，应立即通知医师给予处理；③向患者及家属讲明观察要点及注意事项，避免过度紧张。

(2) 伤口护理：①肛周脓肿手术后给予患者伤口换药，1 次 /d；②换药时评估患者伤口情况，注意观察创面有无出血，有无粘连及假愈合的现象；③消毒伤口避免过度用力，用碘附或新洁尔灭棉球消毒伤口及周围皮肤，采用具有活血化瘀、去腐生肌的紫草中药条换药，以促进伤口愈合，换药时注意药条要填满伤口，防止假愈合；④换药后，注意观察患者疼痛、出血、脓液引流情况、患者是否发热等。

(3) 半导体激光照射护理：半导体激光照射具有改善血液循环、促进组织修复再生、减轻水肿、消炎止痛的作用。半导体激光照射治疗时，将患者的伤口正对激光治疗源，半导体激光照射的功率、强度采用中强为宜，患者可根据自身情况，以自我温热舒适为准，治疗每天 2 次，10min/ 次，治疗时间不宜过久。

(4) 排便护理：①术后第 1 天鼓励患者适当活动，增加肠蠕动，以利排气、排便；②术后第 1 天睡前口服通便药，一般第 2 天晨起即排便，如第一次排便困难可告诉护士，遵医嘱灌肠排便；③排便后及时冲洗伤口，预防感染。

(5) 中药熏洗护理：护士协助患者于术后第 2 天起开始进行中药熏洗，促进局部血液循环，减轻充血，降低痛觉神经的敏感性，从而达到清洁伤口、减轻疼痛、促进创面愈合、预防继发感染的目的。2 次 /d，5~10min/ 次，操作时应注意温度适宜，避免烫伤。

(6) 饮食护理：为促进患者伤口愈合、增进对疼痛的耐受程度、减少术后并发症的发生，护士应给予患者饮食指导。①手术当日应进半流食，术后第 2 天开始进普通饮食；②手术患者选择高蛋白、高能量、高维生素、高水分的饮食，如：香蕉、白薯、韭菜、芹菜、菠菜、核桃、瘦肉、奶类、豆类、红枣、猕猴桃等；③忌食酒类及辛辣食物，防止饮食刺激肛门发生血管充血扩张，排便疼痛，影响伤口愈合。

（二）肛周脓肿非手术治疗护理方案

护理要点：

肛周脓肿常因恣饮醇酒、嗜食辛辣厚味、粪便干硬或频繁腹泻、异物或肛门手术等刺激肛窦引起肛腺发炎而引发，某些疾病也是引起肛腺感染的诱因，如肛裂、糖尿病、痢疾、结核病、便秘、腹泻、营养不良等。此外肛腺受内分泌神经系统支配，情志的急剧变化能引起内分泌功能紊乱，免疫力下降，肛腺瘀塞，排便不畅，病原菌趁机入侵，而至肛门直肠周围脓肿急剧发病的实例屡见不鲜。患者自觉症状和体征不尽相同，但共同特点是胀痛明显，演变迅速，且呈持续加重态势，从发病到脓肿仅需 1~4 天。肛周脓肿如不及时治疗，可能给厌氧菌以增生繁殖的机会，可发展为坏死性筋膜炎，甚至引起败血症、感染中毒性休克。但在肛周脓肿形成前期，脓液未局限时，尚需保守治疗和护理。

1. **抗感染护理** 叮嘱患者遵医嘱按时服用抗菌药物，必要时可静脉输注抗菌药物以达到抗感染的目的。

2. **局部护理** 采用鱼石脂软膏敷于患处，2~3 次 /d，以达到消肿解毒，促进脓肿成熟，脓液集中的作用。脓肿破溃后：①观察脓液的颜色、性质、量；②保持肛周皮肤清洁干燥；③遵医嘱中药熏洗；④遵医嘱中药外敷。

3. **肛周疼痛** ①观察疼痛的部位、性质、程度、持续时间，做好疼痛评分，可应用疼痛自评工具“数字评分法（NRS）”评分，记录具体分值；②协助患者变换舒适体位。

4. **饮食护理** 忌食辛辣刺激性食物，如：辣椒、蒜、姜、葱、芥末、酒等。多食高蛋白、高能量、高维生素、高水分的饮食，从而调节机体的抵抗力，增强抗病能力。

5. **心理护理** 指导患者掌握自我调节、自我放松等方法。如保证充足的睡眠、开展娱乐活动、音乐疗法、散步、健身、交谈、转移注意力等，以调整机体整体状态，促进血液循环，减轻局部症状。

健康教育

（一）居家护理

1. 每次排便不宜超过10min，排便时勿努挣。

2. 保持肛周皮肤清洁干燥，勤换内裤，脓肿部位不宜挤压、碰撞。

3. 劳逸结合，加强体育锻炼。可指导患者进行提肛运动。方法：深呼吸时收缩并提肛门，呼气时将肛门缓慢放松，一收一放为一次，每日晨起或睡前各做20~30次。

4. 保持开朗、乐观，调整心理状态；疼痛不适时可听音乐、看电视或与家属、朋友聊天，分散注意力。

（二）饮食指导

1. 饮食宜清淡、易消化、富含维生素之品，忌辛辣、刺激、肥甘之品，戒烟酒。

2. **火毒蕴结证** 宜食清热泻火解毒的食品，如野菊花代茶饮。食疗方：凉拌鲜蒲公英。

3. **热毒炽盛证** 宜食清热利湿解毒的食品，如冬瓜、丝瓜、西瓜等。食疗方：冬瓜薏仁汤。

4. **阴虚毒恋证** 宜食滋阴降火的食品，如生梨、绿豆、黄瓜等。食疗方：绿豆粥。

（三）肛周脓肿的预防

肛门直肠周围虽然容易发生感染，但如果在日常生活中加以注意，肛周脓肿是可以预防的。

1. 保持肛门及会阴部清洁，指导患者每日便后及每晚温水坐浴。

2. 养成定时排便的习惯，勿久蹲、久坐、努挣，保持大便通畅。

3. 避免肛门局部刺激，勤换内裤，发现肛门局部异常，及时就诊治疗。

4. 指导患者保持心情舒畅，避免烦躁、恐惧等不良情绪。

5. 多与患者沟通，了解其心理状态，及时予以心理疏导。

6. 做好情志疏导，解除患者害羞及因惧痛而害怕排便、担心预后等心理问题，使其积极配合治疗。

7. 多种形式向患者宣传养成良好生活方式的重要性，如发放健康教育手册等。

8. 根据患者情况进行个性化的健康教育，对吸烟喝酒的患者，使其充分认识到烟酒的危害性，帮助其制订详细的计划，树立戒烟、戒酒的决心和信心；对喜食辛辣油腻饮食的患者，应逐步养成合理饮食的习惯。

9. 对患者进行电话回访，给予针对性干预。

资源 7
肛周脓肿切开引流术

（田 颖　高 岩）

14. 肛　瘘

肛瘘是肛门直肠瘘的简称，是在肛门和肛周组织间形成的异常管道。常发生在肛门直肠周围脓肿破溃或切开引流后，它和肛门直肠周围脓肿是同一个疾病的不同阶段。

诊断要点

1. **主诉**　肛周反复发作的肿胀疼痛和 / 或间断皮肤破溃流脓。

2. **专科检查**　可发现肛周皮肤破溃外口，用手可触及皮肤下硬结或纤维条索向肛缘方向延伸，直肠指诊可触及肛门对应齿状线内口。如瘘管走行弯曲，如马蹄形肛瘘，则内外口不在对应齿状线部位，内口位置常位于截石位 6 点或 12 点。

有些瘘管走形较深,从皮肤表面不能触及。初步判定内口后,再从内口向直肠黏膜触摸,检查直肠黏膜下层有无分支瘘管。肛门直肠指诊还应同时检查肛门括约肌的情况,了解有无括约肌松弛或痉挛等。一般来说,具备肛瘘诊断的三大要点内口、外口、瘘管即可诊断肛瘘。

3. **病史** 常有肛周脓肿切开引流病史。

4. **检查** 直肠腔内超声检查及盆底磁共振检查可作为肛瘘诊断的金标准。瘘管造影及CT检查也可以应用。临床上推荐联合检查以提高对肛瘘,尤其是复杂肛瘘的确诊率。

治疗方案

肛瘘的彻底治愈方式为手术治疗。根据肛瘘类型的不同,手术方式多采用个体化治疗方式。比较常见的手术方式如下(资源8~资源11):

预案一:肛瘘切开术 适用于低位单纯肛瘘或括约肌间肛瘘。

预案二:肛瘘挂线术 适用于高位肛瘘或复杂性肛瘘,经括约肌肛瘘、括约肌上肛瘘及括约肌外肛瘘。

预案三:经括约肌间瘘管结扎术 一种全括约肌保留术式,采用括约肌间瘘管结扎术,能最大限度保护肛门功能。

预案四:其他手术方式 经肛门直肠推移瓣修补手术、肛瘘栓、脱细胞异体真皮填塞瘘管手术、生物蛋白胶粘合技术、干细胞移植技术等。

说明

1. 肛瘘的病因较多,临床上常见的病因是肛腺感染,但肛门外伤、肛裂反复感染、炎性肠病、结核、肛管直肠癌、糖尿病等都可引起肛瘘。

2. 肛瘘的分型比较复杂。临床上多采用低位、高位、单纯、复杂来定义类型,如低位单纯、低位复杂、高位单纯、高位复杂等。也可根据瘘管与括约肌关系，简单划分为括约肌间肛瘘、经括约肌肛瘘、括约肌上肛瘘、括约肌外肛瘘等。

3. 肛瘘的手术治疗要根据肛瘘的分型采用不同方式。原则上要彻底清除感染源、处理瘘管同时保护肛门括约肌。

4. 肛瘘手术后创面的处理同样重要，如果术后创面换药及处理不当会导致肛瘘的延迟愈合或复发。

肛瘘常见并发症的预防及处理见表14-1。

表14-1 肛瘘并发症的原因、预防及处理

并发症	发生原因	预防	处理
1. 出血	肛门周围血管丰富，手术后大、小动脉结扎不牢，引发渗血、出血的现象	术后注意观察敷料，应有少量渗血、渗液，如敷料血液较多，血色鲜红，有便意感，应考虑是否有活动性出血，需立即通知医师给予处理	①创面加明胶海绵压迫止血，有出血倾向者，肛管内用油纱条包裹的橡胶管填塞，禁食、补液，控制排便2~3天 ②大出血患者行止血术，术后快速补液、抗感染、用止血药、输血等治疗
2. 疼痛	肛门周围神经非常丰富，齿状线以下受体神经支配，对痛觉极为敏感。术后疼痛可引起机体明显的应激反应	①对患者进行心理疏导，安慰、交谈，分散其注意力 ②便秘者给予灌肠排便，避免肛门用力	①中药泡洗熏治及半导体激光照射治疗可减轻疼痛 ②上述方法无效者，遵医嘱给予止疼药物治疗

续表

并发症	发生原因	预防	处理
3. 尿潴留	手术后,肛门疼痛是引起尿潴留的主要原因。另外麻醉抑制了膀胱反射,引起排尿困难,同时有的年老体弱的患者,膀胱平滑肌收缩无力,并合并前列腺增生症,易发生尿潴留	①手术后应鼓励患者多饮水,及早排尿。如术后8h仍未排尿,可给予局部热敷,对因环境改变排尿困难者,可护理至卫生间排尿,让患者听水流声,通过给予暗示和条件反射作用,促使排尿。疼痛和肛门填塞物过多引起的排尿困难,可给予止痛药或将填塞物取出 ②让患者放松,指压脐下4横指的中极穴,当患者产生尿意时可让其自行排尿,也可指压关元穴、三阴交穴、足三里穴、气海穴	①选用具有兴奋胃肠道平滑肌及膀胱逼尿肌作用的药物,给予患者服用,促进排尿、排气。如给予新斯的明15mg口服半小时后即可排尿 ②对于上述方法无效者,可采用导尿术。因导尿管易引起尿道感染,除前列腺肥大者外,一般患者不需要保留导尿管。对于留置导尿管的患者,注意夹闭导尿管4h开放1次,以训练膀胱肌收缩功能,同时给予尿道口护理每日2次
4. 假愈合	黏膜愈合过快,形成桥型连接	定期换药,观察创面愈合情况	将桥型愈合处创面剪开,搔刮基底部创面,使得伤口引流通畅,使用棉条压迫填塞创面,避免黏膜桥接

康复与护理

（一）肛瘘手术护理方案

1. 手术前

（1）心理护理：准备接受手术的患者，往往由于害怕手术、疼痛而产生恐惧手术的心理，护士应态度和蔼、亲切温柔，帮助其消除恐惧，树立信心，并让患者了解术前准备工作及术中、术后可能出现的反应，以健康的心态积极配合手术，完成其他各项检查。

（2）肠道准备：①手术前禁食12h、禁水4h；②术前灌肠2次。

2. 手术后

（1）病情观察：术后监测患者的体温、脉搏、呼吸、血压，观察患者有无出血表现：①有无面色苍白、出冷汗、头昏、心悸、脉细速等；②有无肛门下坠胀痛和急迫排便感；③观察伤口敷料有无渗血。如有出血的表现，应立即通知医师给予处理。

（2）换药护理：肛瘘手术后给予患者换药治疗，每日1次。换药时评估患者伤口情况，注意观察创面肉芽生长情况，有无肉芽过生及水肿，有无粘连现象。换药时消毒伤口避免用力，防止擦去肉芽表面的纤维保护膜而造成出血。采用具有活血化瘀、去腐生肌的紫草纱条换药，以促进伤口愈合，换药时注意药条填满伤口，防止假愈合。换药后，注意观察患者生命体征、疼痛、出血、伤口引流情况等。同时指导患者如何使用复方丁卡因软膏外涂伤口。

（3）半导体激光照射治疗的护理：半导体激光照射具有改善血液循环、促进组织修复再生、减轻水肿、消炎止痛的作用。半导体激光照射治疗时，将患者的伤口正对激光治疗源，半导体激光照射的功率、强度采用中强强度为宜，患者可根据自身情况，以自我温热舒适为准，治疗每日2次，10min/次，治疗时间不宜过久。

（4）排便护理：由于术前禁食禁水、清洁灌肠等因素，术后第1天患者通常不会排便，但应鼓励患者适当活动，增加肠蠕动，以利排气、排便。术后第1天睡前口服通便药，一般第2天晨起即排便。如有腹胀、排便困难，可给予灌肠以利排便。护士应指导患者，排便后及时冲洗伤口，预防感染。

(5)中药泡洗加熏治的护理：手术后第2天起开始给予患者中药泡洗加熏治治疗，促进局部血管扩张，减轻充血，降低痛觉神经的敏感性，从而达到清洁伤口、减轻疼痛、促进创面愈合、预防继发感染的目的。方法同非手术治疗局部治疗，2次/d，5~10min/次，操作时应注意温度适宜，避免烫伤。

(6)饮食护理：做好饮食护理可促进患者伤口愈合、增进对疼痛的耐受程度、减少术后并发症的发生，以利早日康复。手术当日应进半流食，术后第2天开始进普通饮食。手术指导患者选择高蛋白、高能量、高维生素、高水分的饮食，如：瘦肉、奶类、豆类、红枣、猕猴桃、香蕉、白薯、韭菜、芹菜、菠菜、核桃等；忌食酒类及辛辣食物，防止饮食刺激肛门发生血管充血扩张，排便疼痛，影响伤口愈合。

（二）肛瘘非手术治疗护理方案

肛瘘发生在肛门直肠附近，不同于身体其他部位的感染，肛瘘患者在肛门或直肠腔内有一个固定的感染来源，即内口，同时病灶位于肛门括约肌内，括约肌的舒张和收缩会影响脓液的排出，使脓液在体内积聚。因此，肛瘘患者无论轻重，都没有自愈的可能，临床上只有通过手术治疗才能达到治愈的目的。但是，对于一些年老体弱或伴有其他内科疾病如肾功能衰竭、心肌梗死、心脏搭桥术后的患者来说，手术治疗会影响他们的生活质量甚至威胁生命安全，因此只有采取保守治疗的方法，通过控制炎症，来防止肛瘘的加重。

护理要点：

1. 全身抗感染治疗护理 选择有效抗菌药物进行抗感染治疗。中药则视病情，分别选用清热解毒、清热利湿、养阴清热类的药物治疗。

2. **局部治疗护理**　用我院自制剂肛洗1号进行熏洗。首先将肛洗1号一包(30g)放入坐盆中，用开水将洗药冲开，然后患者端坐于坐盆上先熏蒸5~10min，待水温后再冲洗患处，最后在患处给予复方丁卡因软膏外敷，2次/d。通过治疗可达到局部抗炎、消肿止痛的目的。

3. **饮食护理**　肛瘘患者应忌食辛辣刺激性食物，如：辣椒、蒜、姜、葱、芥末、酒等。多食高蛋白、高能量、高维生素、高水分的饮食，从而调节机体的抵抗力，增强抗病能力。

4. **心理护理**　指导患者掌握自我调节、自我放松的方法，如音乐疗法、交谈等，以调整机体整体状态，促进血液循环，减轻局部症状。

(三)肛漏病(肛瘘)中医护理方案

1. 常见证候要点/证候施护

(1)肛周溃口流脓：①观察脓液的颜色、性质、量；②保持肛周皮肤清洁干燥；③遵医嘱中药熏洗；④遵医嘱中药外敷。

(2)肛周疼痛：①观察疼痛的部位、性质、程度、持续时间，做好疼痛评分，可应用疼痛自评工具“数字评分法(NRS)”评分，记录具体分值；②协助患者变换舒适体位；③遵医嘱穴位贴敷，取足三里、三阴交、承山、大肠俞、天枢等穴；④遵医嘱耳穴贴压，取肛门、直肠、交感、神门、皮质下、三焦等穴；⑤遵医嘱中药熏洗；⑥遵医嘱物理治疗。

2. 肛瘘围术期中医护理

(1)术后疼痛：①可采用移情调志法；②遵医嘱耳穴贴压，取直肠、大肠、上屏尖、脑、神门等穴；③遵医嘱穴位按摩，取合谷、关元等穴。

(2)排尿困难：①协助患者采取舒适体位；②热敷下腹部；③遵医嘱穴位按摩，取气海、关元、阴陵泉、三阴交等穴；④遵医嘱耳穴贴压，取脑、肾、膀胱、交感、神门、皮质下等穴；⑤遵医嘱药熨法，取气海、关元、阴陵泉等穴；⑥遵医嘱艾灸，取气海、关元、中极等穴；⑦遵医嘱穴位贴敷，取神阙等穴。

健康教育

（一）居家护理

1. 患者出院后勿负重、远行，防止过度劳倦；忌久坐、久站或久蹲，坐位时最好选用O形软坐垫。

2. 早期进行功能锻炼，术区结扎线完全脱落后可行提肛运动。

方法：深吸气时收缩并提肛门，呼气时将肛门缓慢放松，一收一放为1次；每日晨起及睡前各做20~30次。

3. 肛瘘手术后，伤口康复时间较长，可选择到社区医院或回家继续调养治疗，需在每次便后及时清洗肛门，遵医嘱坚持坐浴、熏洗、外用药膏等治疗，直至伤口痊愈。

4. 如肛瘘合并糖尿病，需控制血糖；如属结核性肛瘘，注意做好消毒隔离，餐具、用具等均与家人分开使用，保持开朗、乐观，调整心理状态；疼痛不适时可听音乐、看电视或与家属、朋友聊天，分散注意力。

（二）饮食指导

1. 饮食宜清淡、易消化、富含维生素之品，忌辛辣、刺激、肥甘之品、戒烟酒。

2. **湿热下注证**　宜食健脾利湿的食品，如菜花、扁豆、冬瓜、粟米等。食疗方：粟米粥。

3. **正虚邪恋证**　宜食扶正祛邪的食品，如大枣、木耳、藕、豌豆等。食疗方：大枣滋补粥。

4. **阴液亏虚证**　宜食养阴生津的食品，如百合、银耳、核桃等。食疗方：百合银耳羹。

（三）肛瘘的预防

肛门直肠周围虽然容易发生感染，但如果在日常生活中加以注意，肛瘘是可以预防的。

1. **起居有常**　养成每日定时排便的习惯，保证肛门清洁、干燥。

2. **便秘者** 注意调节饮食，学会使用手握灌肠器，保证每天适当运动，养成按摩肠胃的习惯，保持大便通畅，避免硬便刺激肠道，引发肛周脓肿及肛瘘。

3. **饮食有节** 少食肥甘厚味、刺激辛辣之品，并避免暴饮暴食、狼吞虎咽的饮食习惯，避免硬物划破消化道。

4. **防止意外损伤** 生活、工作中应注意人身安全，老人、儿童、残障等行动不便者，需有人陪伴，避免肛门外伤，形成肛瘘。

5. 出现肛周肿痛、溢脓等不适应及早就医，避免肛瘘的形成。

资源 8
高位复杂肛瘘切开挂线术

资源 9
直肠黏膜下肛瘘切开挂线术

资源 10
复杂肛瘘二次紧线术

资源 11
肛瘘微创手术（经括约肌间瘘管结扎术 LIFT）

（田 颖 李承惠）

15. 肛　裂

肛裂是齿状线以下肛管皮肤纵行裂开，形成的缺血性溃疡，呈梭形或椭圆形，绝大多数发生于肛管后正中，其次是肛管前正中，两侧较少见。为临床常见的肛门直肠疾病，发病率仅次于痔，多发生于青壮年，20~40岁是本病的高发年龄段，病因有干硬大粪块、产后、腹泻、炎症性肠炎或无明显原因。临床上以肛门周期性剧烈疼痛、出血、便秘为主要特点。

诊断要点

1. **主诉**　疼痛一般为患者就诊的主要症状，表现为典型的疼痛周期：粪便通过肛管时引起刀割样疼痛，持续数分钟至10min后缓解，随后内括约肌痉挛收缩，疼痛加剧，往往持续数小时，直至括约肌疲劳松弛，疼痛逐渐缓解至消失，下次排便或其他刺激时，又可重复出现以上症状；出血量一般较少，时有时无，色鲜红，呈擦拭状，或附着于粪便表面，偶有滴血；多伴有便秘，一方面因恐惧疼痛，主观上不愿排便，另一方面剧烈的肛门疼痛引起内括约肌痉挛，时间长久肛管狭窄，都会导致便秘的加重，形成恶性循环。

2. **专科检查**　以视诊为主，原则上应避免强行直肠指诊或肛门镜检查，以免加重疼痛。视诊肛管局部可见有一纵行梭形裂口或椭圆形溃疡，初期溃疡颜色鲜红、底浅，边缘整齐，陈旧性肛裂患者的溃疡创面颜色灰白、底深、边缘增厚不规则，可形成肛乳头肥大和哨兵痔，或皮下瘘管。指诊可在肛管内触及边缘稍有凸起的纵行裂口，裂口柔软，富于弹性，触痛明显，后期肛裂可摸到肛裂的边缘隆起肥厚、坚硬、无弹性，内括约肌下端痉挛增厚，肛管紧缩，并常能触及肛乳头肥大，有时可触及皮下瘘管，或少量脓性分泌物溢出。

3. **辅助检查**　必须进行肛门镜检查时，使用一定的麻醉剂。初期肛裂的溃疡边缘整齐,底色红,后期肛裂的溃疡边缘不整齐,底深,呈灰白色,溃疡上端的肛窦呈深红色,并可见到肛乳头肥大。

治疗方案

预案一:保守治疗 早期肛裂创面新鲜,愈合能力强,可首选保守治疗,应当以止痛和促进溃疡愈合为目的。内治法:润肠通便,调节饮食起居。外治法:①坐浴法,肛洗1号(北京市二龙路医院院内方);②药物外敷和纳肛,如消炎栓、盐酸丁卡因栓、太宁栓等。

预案二:手术治疗 内括约肌切开术仍是手术治疗肛裂的金标准,包括后位括约肌切开术和侧位括约肌切开术(资源12、资源13)。

说明

1. 对于便血较多的肛裂患者,宜在局麻下行直肠指诊及肛门镜检查,以排除合并其他疾患。对多发或发生在肛管两侧的慢性溃疡,溃疡面较大,边缘质硬,应考虑结核、克罗恩病、肛门恶性病变等,必要时行组织学检查。

2. 正确行括约肌切开术后出现失禁并发症是罕见的,仅在狭窄处切开可以有效降低失禁率,且治疗效果不受影响。研究表明,长手术切口和完全离断括约肌增加失禁发生率,长的肛裂切开不仅带来感觉异常,同时也常导致排便失禁。

3. 肛裂在后正中位,即截石位6点时,如果采取后位括约肌切断术,创面应在5点或7点,以避免术后臀沟挤压,恢复缓慢。

4. 非后正中位置的肛裂,通常较表浅,如不伴有皮下瘘、哨兵痔等,可直接将陈旧肛裂创面剪除,并适当延长新的创面即可。

康复与护理

(一) 肛裂非手术治疗护理方案

护理要点：

1. **调节饮食** 多吃新鲜蔬菜、水果、粗粮等高纤维素饮食，保证足够的饮水量(2 000~3 000ml/d)；忌辛辣刺激食物，避免饮酒。

2. **保持大便通畅**

(1) 观察排便频次，养成每日定时排大便习惯，保证成形软便。

(2)每日做腹部按摩，并适当活动，增加肠蠕动，以利排便。

(3) 便秘者可使用家庭用手握灌肠器灌肠排便，不具备条件者不可硬努，避免肛裂加重，应及时就医，遵医嘱灌肠排便。

(4) 中医中药治疗便秘：遵医嘱①中药保留灌肠。②穴位按摩，取天枢、胃俞、足三里、中脘、支沟等穴。③艾灸，取气海、三阴交、足三里等穴。④遵医嘱耳穴贴压，取直肠、大肠、脾、胃、皮质下等穴。⑤遵医嘱刮痧，刮背脊部膀胱经腰骶段，大肠俞刮至出痧；刮督脉腰阳关至长强至潮红或至出痧；刮肚脐两侧天枢、大横穴至出痧。⑥遵医嘱服用缓泻剂。

(5) 排便时可用双手保护肛周皮肤，防止肛管张力过大造成更大撕裂。

3. **肛门局部治疗护理**

(1) 用我院自制剂肛洗 1 号效果较好，首先将肛洗 1 号一包(30g) 放入坐盆中，用开水将洗药冲开，然后患者端坐于坐盆上先熏蒸 5~10min，待水温后再冲洗患处。

(2) 遵医嘱中药熏洗，中药湿敷。中药熏洗：每日 2 次中药熏蒸及泡洗治疗，5~10min/ 次，操作时应注意水温不可过热，温度 38℃适宜，避免烫伤。

(3) 中药熏洗后，用我院自制剂消炎栓蘸复方丁卡因软膏塞入肛门；再将复方丁卡因软膏涂于肛裂处及肛门周围皮肤处，每日早晚各用一次。既可消炎，又能促进裂口的愈合。

(4)注意观察有无肛瘘、脓肿等并发症。

4. 肛门疼痛 肛裂患者往往非常疼痛，可采取以下措施：①观察疼痛的部位、性质、强度、伴随症状和持续时间，做好疼痛评分，可应用疼痛自评工具“数字评分法(NRS)”评分，记录具体分值；②协助患者变换舒适体位；③指导患者采用放松疗法，如听五行音乐、缓慢呼吸、全身肌肉放松、分散注意力；④遵医嘱耳穴贴压，取肛门、直肠、神门等穴；⑤遵医嘱中药熏洗；⑥遵医嘱物理治疗；⑦遵医嘱穴位按摩，取合谷、关元等穴；⑧可于溃疡面或创面涂抹复方丁卡因软膏等；⑨必要时遵医嘱给予止痛药；⑩来专科医院局部封闭可止疼。对于严重的肛裂患者非手术治疗效果不佳者可采取手术治疗。

(二)肛裂手术治疗护理方案

1. 手术前

(1)饮食与活动：嘱患者正常饮食，保持大便通畅，多饮水，多吃新鲜水果蔬菜，多吃高纤维素食物，禁食辛辣刺激食物。适当增加运动量，促进肠蠕动，养成定时排便的习惯。

(2)心理护理：评估患者心理状况，以及对疾病、治疗方法的认识。准备接受手术的患者，往往由于害怕手术而产生紧张、恐惧心理，护士应态度和蔼、亲切温柔，帮助其缓解紧张、恐惧心理，树立信心，并让患者了解术前准备工作及术中、术后可能出现的反应，以健康的心态积极配合手术。

(3)肠道准备：术前1日下午4时至5时吃晚饭。6时开始喝清肠药，如：复方聚乙二醇电解质散(Ⅲ)2盒或复方聚乙二醇电解质散(Ⅳ)2袋溶于1 500ml水中，分次喝，每次喝的量不限，全部药要求在2h内喝完。晚上10时后开始禁食禁水。术晨用0.2%肥皂水500ml大量不保留灌肠后排便。

2. 手术后

(1)病情观察：术后根据病情遵医嘱监测患者的体温、脉搏、呼吸、血压，观察患者有无出血表现：①有无面色苍白、出冷汗、头昏、心悸、脉细速等；②有无肛门下坠胀痛和急迫排便感；③观察伤口敷料有无渗血。出血多发于术后1~7天，如有出血的表现，应立即通知医师给予处理。患者术后便秘、剧烈咳嗽等增加腹压的因素都会导致创面裂开、出血，应予预防。

（2）换药护理：手术后给予患者换药治疗，2次/d。换药时评估患者伤口情况。换药时消毒伤口避免用力。采用具有活血化瘀、去腐生肌的紫草中药条换药，以促进伤口愈合。换药后，注意观察患者疼痛、出血情况、患者是否发热等。

（3）半导体激光照射治疗的护理：半导体激光照射具有改善血液循环、促进组织修复再生、减轻水肿、消炎止痛的作用。半导体激光照射治疗时，将患者的伤口正对激光治疗源，半导体激光照射的功率、强度采用中强强度为宜，患者可根据自身情况，以自我温热舒适为准，治疗每日2次，5min/次，治疗时间不宜过久。

（4）排便护理：为减少术后出血，宜在手术24h后开始排便，最好排便性状为成形软便，大便干硬会造成伤口出血及伤口疼痛，稀便会造成伤口瘢痕挛缩，导致肛门狭窄。如有腹胀、排便困难，可遵医嘱给予口服通便药及大量不保留灌肠以利排便。护士应指导患者，排便后及时冲洗伤口，预防感染。

（5）中药熏洗的护理：术后第2天开始给予患者中药熏蒸及泡洗治疗，2次/d，5~10min/次，操作时应注意温度适宜，避免烫伤。促进局部血管扩张，减轻充血，降低痛觉神经的敏感性，从而达到清洁伤口、减轻疼痛、促进创面愈合、预防继发感染的目的。

（6）饮食护理：手术当日应进半流食，避免进食水果、产气食物，避免过早排便及腹胀。术后第1天开始进普通饮食，指导患者选择高蛋白、高能量、高维生素、高水分的饮食，如：瘦肉、鸡蛋、韭菜、芹菜、菠菜、核桃等；忌食酒类及辛辣刺激食物，防止辛辣刺激食物导致肛门发生血管充血扩张，排便疼痛，影响伤口愈合。

(7)活动:术后24h内可在床上适当活动四肢、翻身等。24h后根据病情、身体状况可适当下床活动,逐渐延长活动时间,增加肠蠕动,以利排气、排便。术后切忌猛起猛坐,避免引起体位性低血压,特别是携带止疼泵患者。

(8)术后并发症护理

1)排尿困难:多由于术后早期神经反射、排尿习惯、环境改变所致。①协助患者采取舒适体位;②采用诱导排尿法:听流水声、温水冲洗会阴、热敷下腹部等;③遵医嘱穴位按摩,取气海、关元、阴陵泉、三阴交等穴;④遵医嘱耳穴贴压,取脑、肾、膀胱、交感、神门、皮质下等穴;⑤遵医嘱药熨法,取气海、关元、阴陵泉等穴;⑥遵医嘱艾灸,取气海、关元、中极等穴;⑦遵医嘱穴位贴敷,取神阙等穴;⑧必要时遵医嘱无菌操作下导尿。

2)排便失禁:由术中不慎切断肛管直肠环或因肛门括约肌松弛而导致。应观察并记录患者每天排便次数、量、性状。如单纯肛门括约肌松弛,可术后3天开始指导患者进行提肛肌功能锻炼。如完全大便失禁,应立即报告医师,并做好会阴、臀部皮肤护理,保持局部清洁干燥,及时更换衣裤、床单,以免发生失禁性皮炎等。

3)肛门狭窄:为术后瘢痕挛缩所致,应观察有无排便困难、大便变细等现象,为防止肛门狭窄,应鼓励患者配合扩肛并有便意即排便,保证每日排出成形软便。

4)心理护理:术后指导患者掌握自我调节、自我放松的方法(听音乐、聊天等),保持乐观情绪,以调整机体整体状态,促进血液循环,减轻局部症状。

健康教育

(一)居家护理 (参照肛裂非手术治疗护理方案)。

(二)饮食指导

1. 血虚津乏证 宜食补血生津的食品,如小米、黑米、百合、梨等。

2. **热结肠燥证** 饮食宜清淡，多食蔬菜、水果，多饮水。忌食辛辣刺激性及海腥发物之品，戒烟酒。

3. **湿热下注证** 宜食清热利湿的食品，如菜花、赤小豆、绿豆、薏苡仁、小米等。

4. **血瘀阻络证** 宜食活血化瘀的食物，如山楂、黑木耳、番茄等。

（三）肛裂的预防

1. **防止便秘** 便秘是肛裂发生的主要原因，防止便秘是预防肛裂的重要之举。因此，要使患者了解如何预防便秘，养成定时排便的习惯，避免用力排便、久坐、久站、久蹲。

2. **合理饮食** 摄入富含纤维素食物促进排便，如新鲜果蔬；忌食辛辣刺激性食物，避免饮酒；保证每日足够的水分摄入。

3. **避免过劳** 保证充足的休息和睡眠，劳逸结合；适当活动，加强体育锻炼，增强抵抗力。

4. **卫生习惯** 养成每日及便后清洗肛门的习惯，保持肛周皮肤清洁、干燥，避免肛周皮肤损伤、感染。

5. **心理护理** 鼓励患者克服因惧怕排便疼痛而产生的恐惧心理。

6. **及时就诊** 及时治疗肛窦炎症，防止感染后形成溃疡和皮下瘘。由于病位隐私，不少患者不愿来医院就诊，肛裂经久不愈，应尽早就诊。

资源 12
肛裂纵切横缝术

资源 13
肛裂切除术

（董庆志 石 玮）

16. 肛隐窝炎

肛隐窝炎又称肛窦炎、肛腺炎，是指肛管齿状线上方肛隐窝部位发生的炎症性疾病。可发生于任何年龄，多有食辛辣、饮酒、便秘、腹泻史。由于炎症的慢性刺激，常并发肛乳头肥大，是肛门乳头慢性纤维化的炎性增生性病变。

诊断要点

1. **主诉** 肛门疼痛，可表现为钝痛、刀割样痛、针刺样痛、灼热疼痛，坠胀疼痛、跳痛等。可呈持续性，与身体活动无关；也可呈间断性，与体位或身体活动有关，如久坐、行走、排便时疼痛。严重者还可放射到臀部、骶尾部或会阴部等处。也可表现为排便不尽感、异物感和/或下坠感，严重者可伴有里急后重感。肛隐窝炎还可导致肛管分泌物增加，刺激肛周皮肤引发瘙痒。也可伴有较大的肥大肛乳头脱出肛门外。

2. **病史** 常有上述症状反复发作病史。

3. **肛肠科专科** 检查肛门外观大多正常，可伴炎性分泌物溢出，肛周皮肤潮湿；肛管指诊肛门口有紧缩感和灼热感，病变肛隐窝处有明显压痛，有时可触及肿大、有压痛的肛乳头。肛门镜检查：肛窦炎可见隐窝加深，充血、水肿，急性发作期可见隐窝分泌物多，或有脓血。肛乳头炎可见三角形、弓形、乳头状的增生物，表面覆盖皮肤。

4. **其他辅助检查** 可以借助结肠镜除外肛管直肠肿物、借助肛门直肠超声除外肛周脓肿、肛裂、肛瘘等疾病。

治疗方案

预案一：口服或静脉应用抗生素适用于急性期肛窦炎，肛门症状重者。本病一般多为大肠埃希菌感染所致，也有变形杆菌、结核分枝杆菌等所致者。大部分广谱抗菌药物对肛窦炎的致病菌均有较好的敏感性。

预案二：口服中药辨证治疗。

预案三：通常治疗为肛门局部用药。

1. **坐浴** 肛洗1号(败酱草、马齿苋、地丁、净蝉蜕、白芷、大黄，北京市二龙路医院院内自制剂)，温水坐浴，2次/d。

2. **肛门塞药法** 用消炎栓、盐酸丁卡因栓(北京市二龙路医院院内自制剂)、吲哚美辛等，塞入肛内，2次/d，或用复方丁卡因膏(北京市二龙路医院院内自制剂)搽入肛管，或盐酸环丙沙星乳膏搽入肛管。

3. **直肠药物灌肠** 抗生素(如甲硝唑、庆大霉素)、复方白及灌肠液(北京市二龙路医院院内自制剂)等保留灌肠，每天睡前一次。

预案四：手术治疗 肛隐窝感染后形成黏膜下或肛管皮下结节，隐窝扩大，引起肛门持续不适，疼痛、坠胀，经保守治疗无明显好转者可采取手术治疗。

说明

1. **肛窦切开引流术** 操作方法：在分叶肛门镜下暴露病灶，用探针倒勾该肛隐窝，做纵向切口，将肛乳头一并切除，创口不缝合，使引流通畅。

2. **肛窦炎的发病原因**

(1)感染与损伤：肛窦窦底在下，开口朝上，呈袋状。排便次数改变如腹泻、便秘等，频繁刺激肛窦；身体和局部抵抗力降低；粪便和异物积存于肛窦；窦道阻塞，肛腺分泌的液体引流不畅，加上粪便分解、病菌繁殖，肛窦即发炎肿胀。常见的致病菌有大肠埃希菌、葡萄球菌、变形杆菌、产气杆菌、链球菌、结核杆菌、铜绿假单胞菌等。

(2)性激素的影响：肛腺的发育与功能主要受人体性激素的调节，性激素的高低直接影响着肛腺的增生与萎缩，而性激素中以雄激素的影响最大。男性及青壮年雄激素水平较高，故而肛腺感染增多。老年性激素水平明显下降，肛腺随之萎缩，因此老年人发生肛窦炎概率下降。

(3)胚胎发育的影响：认为在胚胎发育的第7周，泄殖腔膜和肛膜破裂，与后肠融合，此时泄殖腔膜的背侧部分衍生为肛管、齿状线和肛柱的下部，若由于某种原因造成肛膜与后肠之间发生异常融合，形成不规则齿状线和过深隐窝，出生后容易受细菌感染和损伤，形成肛窦炎。

康复与护理

(一) 肛隐窝炎非手术治疗护理方案

护理要点：

1. 调节饮食

(1)饮食应注意清洁，避免不洁食物引起腹泻，特别是水样便的粪屑易于堵塞肛窦，造成感染加剧。

(2)不可暴饮暴食，暴饮暴食可引起消化不良及腹胀腹泻，加重肛隐窝炎。

(3)宜增加新鲜蔬菜、水果等高维生素、高纤维素饮食的摄入，增强抵抗力及抗感染能力。

(4)多饮水，避免辛辣刺激食物，避免饮酒。

2. 中药保留灌肠 复方白及灌肠液20ml，每日1次，睡前行保留灌肠，可起到抗菌消炎、止疼止血的作用：①中药保留灌肠前，嘱患者排空大小便；灌肠时患者左侧卧位，臀部下垫软垫，抬高臀部10cm，尽可能保留药液2h以上；②推注时要缓慢，过快会导致患者有便感或腹胀；③插管过程中注意观察患者情况，如患者感觉腹胀或有便意，应暂停插管，并嘱患者张口呼吸，减轻腹压；若患者出现面色苍白、出冷汗、剧烈腹痛、脉速、心慌气短，立即停止插管，及时通知医师进行处理。

3. 中药熏洗 中药熏蒸及泡洗治疗，2次/d，5~10min/次，操作时应注意温度适宜，避免烫伤。

4. 保持大便通畅。

5. **加强肛周皮肤护理** ①患者灌肠后及每次便后用温水清洗肛门及周围皮肤，减少排泄物对局部的刺激，清洗后用纸巾轻轻拭干，避免用力擦，以免使肛周皮肤发生皲裂；②嘱患者局部皮肤瘙痒时不可用指甲抓挠，避免皮肤损伤和感染。

6. **心理护理** 由于肛窦像一个漏斗，开口向上，形成脓液后很容易积存在窦里而不易排出，所以治疗肛窦炎时间长，效果差，患者较难坚持持续治疗，需要有效的心理护理措施干预患者的焦虑情绪。

（二）肛隐窝炎手术治疗护理方案

可参见肛瘘手术前后护理方案。

健康教育

（一）居家护理

1. 由于肛隐窝炎病程较长，患者恢复期仍需要继续保持良好的饮食、卫生和排便习惯，防止病情的反复。

2. 患者出院后，如需继续用药治疗，需遵医嘱执行，并定期复查。

（二）饮食指导

1. **湿热下注证** 宜食清热利湿的食品，如菜花、赤小豆、绿豆、薏苡仁、小米等。

2. **肛门热毒证** 宜食清热解毒的食品，如冬瓜、丝瓜、西瓜等。

3. **阴虚内热证** 宜食滋阴清热的食品，如燕窝、银耳、枸杞子、杏仁等。

4. **气虚下陷证** 宜食益气食品，如大米、蘑菇、扁豆、鸡肉等。

（三）肛隐窝炎的预防

1. 保持大便通畅，注意肛门卫生，坚持便后坐浴。

2. 及时向患者讲解饮食与疾病的关系，指导患者正常进食，忌食辛辣刺激之物，禁止饮酒。

3. 及时治疗肠道炎性病变，如肠炎、痢疾、肠结核等，防止久泻。

4. 养成定时排便的习惯，预防便秘的发生。

5. 感到肛门不适，或有异物感及疼痛时，要及时检查，早日治疗。

（王敏　石玮）

17. 肛乳头瘤

由于直肠下端与口径较小的肛管相接，呈现 8~10 个隆起的纵行皱襞，称肛柱。肛管与肛柱连接部位的三角形乳头状隆起，称为肛乳头。肛乳头瘤是肛乳头因粪便或慢性炎症的长期刺激，纤维化增生，逐渐增大变硬而形成的一种肛门部常见的良性肿瘤。很少癌变，但不排除恶变倾向，因此积极的治疗可早期切除。中医称其为“悬珠痔”。

诊断要点

1. **主诉**　一般无明显症状，常为体检时被指诊发现。肿物逐渐生长增大，部分患者可出现某些症状：肛内坠胀，排便不尽感；瘤体反复脱出可有异物摩擦不适感，少数患者发生嵌顿感染时，可有疼痛、出血，或可见表面破溃、糜烂。

2. **病史**　部分患者可有肛裂、肛隐窝炎等病史，或肛门病手术史。

3. **肛肠科专科检查**　为锥状、圆球状或指状肿物，单个或有分叶，基底位于齿状线处，有或无蒂，质硬韧，表面光滑覆盖上皮，不易出血，色灰白。伴发感染时可见表面充血、水肿、破溃糜烂等表现。

4. **辅助检查**　通过肛门镜或电子直乙镜可于齿状线水平见单发或多发肥大肛乳头或乳头状瘤。病理切片可见肛乳头肥大，间质慢性炎及血管扩张。

治疗方案

为解除其恶变的后顾之忧，宜早期手术切除或结扎。

预案一：非手术治疗 早期瘤体较小时，可呈锥状或乳头状突起，若暂不予手术时应注意其生长变化情况，若伴有肛窦炎、便秘、腹泻等需积极治疗，避免持续刺激瘤体增生。

预案二：肛乳头（瘤）结扎切除术 麻醉满意后，暴露肛乳头瘤基底部，或直接将其拉拖出，以丝线于基底部贯穿缝扎或结扎，距丝线约 0.3cm 处，切除全部完整瘤体。

预案三：电灼术 较小的增生肛乳头可直接用高频电刀烧灼至基底部，较大的肛乳头瘤，可用电刀将其从基底部切断，创面同时电凝止血。

说明

1. 此病患者常无症状，常见于体检医师肛诊时发现。肛肠科医师应注意鉴别区分。

2. 手术切除瘤体应注意完整充分，标本送病理。术中注意局部确切止血，尽量减小术区周围组织损伤。

3. 需积极治疗肛窦炎、便秘、腹泻等，避免局部持续刺激致瘤体形成和发展。

康复与护理

（一）肛乳头瘤非手术治疗护理方案

护理要点：

1. 早期瘤体较小时，若暂不手术应注意其生长变化，若伴有肛窦炎、便秘、腹泻等需及时就诊，积极治疗，避免持续刺激瘤体增生。

2. 对无手术指征的患者，在治疗当中除用中药内服（通过辨证施治），调整人体整体的平衡，还可遵医嘱配合使用清热解毒、活血化瘀的中药(如双花、栀子、蒲公英、白芍、丹参、甘草等),采用保留灌肠的方法,使药物直接作用在病灶。

(二)肛乳头瘤手术治疗护理方案

1. 手术前

(1)心理护理:准备接受手术的患者,往往由于害怕手术、疼痛而产生恐惧心理,护士应态度和蔼、亲切温柔,帮助其消除恐惧,树立信心;并让患者了解术前准备工作及术中、术后可能出现的反应,以健康的心态完成其他各项检查,积极配合手术。

(2)肠道准备:术前1日下午4时将复方聚乙二醇电解质散(Ⅲ)2盒或复方聚乙二醇电解质散(Ⅳ)2袋溶于1 500ml水中,分次喝,每次喝的量不限,但要求1h内喝完全部;晚上10时后开始禁食禁水;术晨用0.2%肥皂水500ml灌肠后排便。

2. 手术后

(1)病情观察:术后监测患者体温、脉搏、呼吸、血压,观察患者有无出血表现:①有无面色苍白、出冷汗、头昏、心悸、脉细速等;②有无肛门下坠胀痛和急迫排便感;③观察伤口敷料有无渗血。如有异常,立即通知医师给予处理。

(2)换药护理:手术后给予患者换药治疗,每日1次。①换药时评估伤口情况,观察创面生长情况;②采用具有活血化瘀、去腐生肌的紫草中药条及橡皮粉湿敷换药,注意药条要填满伤口,防止假愈合;③换药后,注意观察患者疼痛、出血、脓液引流情况、患者是否发热等;同时指导患者用复方丁卡因软膏外敷伤口,既能消炎,又可止疼。

(3)半导体激光照射治疗的护理:半导体激光照射的功率、强度采用中强强度为宜,治疗每日2次,5min/次,治疗时间不宜过久。

(4)排便护理:由于术前禁食禁水、清洁灌肠等因素,术后第1天通常不排便,但应鼓励患者适当活动,增加肠蠕动,以利排气、排便。术后第1天睡前口服通便药，一般第2天晨起即排便。如有腹胀、排便困难，可给予灌肠排便；便后及时冲洗伤口，预防感染。

(5)中药熏洗的护理：手术后第2天起遵医嘱开始中药熏洗治疗，每日2次，5~10min/次，水温38℃左右为宜，避免烫伤。

(6)饮食护理：手术当日应进半流食，术后第2天开始进普通饮食。应进食清淡、少油少盐、无刺激性食物，比如面条、大米、小米粥、青菜、新鲜水果等。适当食用一些富含B族维生素的食物，如五谷杂粮、红薯、紫薯、豆浆等。忌食生冷、辛辣、油炸食品，如冷饮、麻辣锅、水煮肉片、薯条、炸鸡等。加强营养可促进伤口愈合，增进对疼痛的耐受程度，减少术后并发症的发生。

(7)并发症护理

1)排尿困难：患者因麻醉作用、疼痛刺激或肛门敷料填塞过紧，可出现排尿困难，故术前嘱患者先排尿1次，术后未排尿前少饮水，如出现排尿困难，护士要安慰患者，使其尽量自行排尿。可通过改变体位、按摩下腹部、穴位艾灸或其他诱导方法促进排尿，如上述处理方法无效可采用导尿术。

2)排便困难：患者因惧怕进食后排便时肛门疼痛而自行禁食，造成排便困难，应嘱患者正常饮食，保持大便通畅，不正常的排便也会延缓创口的愈合，便秘者可口服通便药或用清水灌肠排便。

健康教育

(一)居家护理

1. 平时养成定时排便的习惯，同时积极治疗腹泻、便秘等症状，以免粪便刺激局部造成慢性炎症而易引起炎性增生。

2. 养成便后洗净局部或每日早晚清洗肛门的习惯，保持肛门清洁。

（二）饮食指导

1. 禁忌辛辣、刺激食物，忌酒。

2. 调整饮食，既保证足够的营养，又要保持荤素搭配的新鲜蔬菜水果摄入（可参考相关章节的护理）。

（三）肛乳头瘤的预防

1. 保持肛门部清洁，尽量便后清洗肛门，也有预防感染的作用。

2. 养成良好的生活习惯，不熬夜，不久坐，按时排便。

3. 积极治疗肛隐窝炎、肛乳头炎、溃疡性结肠炎等炎性疾病。

4. 避免便秘及腹泻的发生，一旦发病需及时治疗。

5. 积极锻炼身体，增强抵抗疾病的能力。

6. 提醒患者不可小看肛乳头瘤，一旦发病需到正规医院找专科医师进行治疗，以免肛乳头瘤逐渐增大产生摩擦疼痛等不适症状，以及恶变等较严重后果。

（王彦芳　杜利红）

18. 直肠脱垂

是指肛管、直肠，甚至乙状结肠下端向下移位，翻出或不翻出肛门之外的一种慢性疾病。仅有黏膜下移者称黏膜脱垂或不完全脱垂；直肠全层下移脱出者称完全脱垂。若下移的直肠壁在肛管直肠腔内，称为内脱垂或内套叠，脱出肛门外称外脱垂，中医称为“脱肛”。

诊断要点

1. **主诉**　本病主要症状为脱出，轻者在排便时脱出，便后可自行缩回，严重者在咳嗽、喷嚏、用力或行走时亦可脱出，且不易自行回纳。少数未能及时复位，脱垂肠段可发生水肿、绞窄，甚至有坏死的危险。可有大便失禁、便秘等排便异常，伴有肛门括约肌拉长松弛，粪便或黏液污染内裤。实际上，真正达到完全性外脱垂程度时，便秘症状往往得到缓解。部分患者由于直肠黏膜长期反复刺激，可致黏液分泌、直肠出血和肛门瘙痒。其他症状包括肛门坠胀感、疼痛、里急后重、尿频、腹胀等。

2. **病史** 常见于3岁以下儿童和60岁以上成人，成人中女性较常见，完全性外脱垂患者中，青壮年男性并不少见。糖尿病、脊髓脊膜膨出、脊柱裂、马尾综合征、椎间盘疾病、脊髓或脑肿瘤和多发性硬化在直肠脱垂患者中较常见，成为影响治疗方法的重要因素。本病可以是独立疾病，也可与其他盆底异常合并存在。患者可有产伤或直肠肛管手术史，子宫切除也是引发女性盆底薄弱的危险因素。

3. **专科检查** 可见黏膜或肠管脱出，部分脱垂者可见圆形、红色、光滑的脱出物，黏膜皱襞呈“放射状”，脱出长度一般不超过3cm，仅触及两层折叠的黏膜，柔软有弹性；完全性直肠脱垂者，表面黏膜有“同心环”皱襞；脱出较长圆锥状，触诊较厚，直肠指检时见肛门口扩大，感到肛管括约肌松弛无力，嘱患者用力收缩时，仅略有收缩感觉。但肛门括约肌收缩有力并不能排除脱垂。部分时间较长的完全脱垂，可见肛管外翻。因长期黏液刺激、粪便污染和反复清洗，会阴皮肤常存在湿疹及瘙痒。

4. **辅助检查** 结肠镜或钡灌肠可判断是否合并结直肠肿瘤、结肠冗长、憩室、炎症等结直肠器质性病变；镜检可见到远端直肠充血、水肿，有时可在套叠处或脱垂折叠处见糜烂红斑、孤立性直肠溃疡等。排粪造影对诊断直肠内脱垂有重要作用，可见到近端直肠套入远端直肠内。当考虑有其他盆底薄弱疾病时，如会阴下降综合征、直肠前突等，应联合进行盆腔造影或排便造影与阴道、膀胱同步造影，以获得更完整的盆底内脏动态影像资料。直肠腔内超声可发现黏膜上皮下增厚，同时可判断内括约肌厚度及直肠内外的其他异常病变。直肠肛管测压检查可发现直肠全层套叠时肛管静息压显著降低，黏膜脱垂时肛管压力亦会降低；伴有便秘、大便失禁时均可发现相应异常改变；结肠传输试验用以判断是否合并慢传输型便秘。动态磁共振可显示直肠周围软组织的情况。

治疗方案

直肠脱垂的非手术治疗可起到缓解症状、延缓病情继续发展的作用，对于部分婴幼儿患者、部分症状较轻的成年患者，包括轻度的不完全性黏膜脱垂，非手术治疗也有较好的治疗效果。

对于多数成年患者，若症状显著，影响生活质量，经非手术治疗无明显效果，需考虑手术治疗。

(一) 非手术治疗

预案一：一般治疗 调理饮食，加强营养，软化大便，尽量缩短蹲位排便时间，脱垂后应及时还纳复位，积极治疗便秘、咳嗽等引起腹压增高的疾病，以避免加重脱垂程度和手术治疗后复发。

预案二：针灸疗法 适用于小儿直肠脱垂及成人症状较轻者。常用穴位有：百会、长强、提肛、气海、天枢、足三里等。

预案三：激光疗法 插入直肠周围后起到直接焊接作用，产生无菌性炎症使直肠固定。无明显疼痛感，作用快，不易产生并发症。

预案四：注射疗法 将硬化剂注射到脱垂部位的黏膜下层内，使黏膜与肌层产生无菌性炎症，粘连固定；或注射到直肠周围间隙，使直肠壁与周围组织粘连固定。常用硬化剂为5%石炭酸植物油、消痔灵、95%酒精、5%盐酸奎宁尿素水溶液。一般分为黏膜下点状注射法、黏膜下柱状注射法、直肠周围注射法等。注意当用药量和浓度过大时，可能引起直肠黏膜或直肠周围组织坏死，甚至感染或形成脓肿。对儿童疗效尚好,对成年人配合肛门紧缩手术也有一定的治愈率,但容易复发。成人的黏膜脱垂亦可采用硬化剂注射治疗。

(二)手术治疗

本病术式多达百余种,常用的也达数十种,经典手术方式从手术途径上分为经腹、经会阴、经腹会阴和经骶部四类(资源14)。前两类应用较多。

预案一:肛门环缩术(Thierch手术) 适用于肛门松弛无力的年老、体质虚弱且不适合较大手术者。单独应用疗效较差,常用于辅助性处理。

预案二:肛门紧缩术 适用于直肠脱垂并发肛门松弛者。术后早期宜禁食控便,伤口每日清洁换药。

预案三:直肠黏膜柱状缝扎术 用于治疗轻中度完全性外脱垂,手术后使直肠黏膜退回肠腔。

预案四:Delorme术 1900年由Delorme报道此术,到20世纪70年代末得到广泛使用。通过缩短黏膜长度、使折叠的直肠纤维化,控制直肠脱垂。该术式改善失禁作用较好,无形成便秘的危险,适用于直肠外脱垂或低位内脱垂。对严重心血管疾病、便失禁和一般状况较差的患者可考虑行此术。

预案五:吻合器直肠黏膜环切钉合术(PPH手术) 常用于治疗内脱垂或较轻度外脱垂,或与其他术式联合应用。

预案六:经腹乙状结肠切除 常用于治疗中重度直肠脱垂。切除乙状结肠并完成直肠-结肠吻合,使直肠附着在骶骨前。

预案七:经腹手术 常用于治疗中重度直肠脱垂,或经会阴手术后效果欠佳及复发患者。包括:乙状结肠切除术、经腹直肠悬吊固定术、Repstein直肠固定术、Pemberton-Stalker直肠固定术、Well直肠固定术(Ivalon海绵植入术)等。

预案八:腹腔镜手术 上述方法均可通过腹腔镜入路进行,较经腹手术具有创伤小、痛苦小、恢复快等优点。

说明

1. 本病目前病因尚不完全明确，概括起来有局部解剖因素、长期腹压增加、其他慢性脱出性疾病的诱发等几方面。现代医学多认为整体功能状况尤其是神经系统功能低下对本病影响很大。

2. 直肠内脱垂患者常伴有慢性便秘、会阴下降综合征、盆底综合征，甚至一定程度的精神症状等全身情况，在诊断治疗时应注意考虑全局，一般先行内科保守治疗，经6个月以上正规保守治疗无效者，同时症状严重影响患者生活质量，患者手术愿望强烈时，可考虑手术治疗。

3. 本病患者常伴有肛门松弛无力，因此术前建议常规行肛门直肠测压、肌电图等动力学检查，以助术前进一步明确肛门功能情况。

康复与护理

（一）直肠脱垂手术护理方案

1. 手术前

（1）了解病史：认真做好全身检查，注意患者有无心脏病、高血压、糖尿病等全身疾病。

（2）做好心理护理：充分做好患者的心理疏导，耐心向患者介绍手术的必要性及手术的大致过程；介绍手术成功的病例，消除患者紧张恐惧心理，使其积极配合手术。

（3）肠道准备：术前1日下午4时将复方聚乙二醇电解质散(Ⅲ)2盒或复方聚乙二醇电解质散(Ⅳ)2袋溶于1 500ml水中，分次喝，每次喝的量不限，但要求1h内喝完全部；晚上10时后开始禁食禁水；术晨用0.2%肥皂水500ml灌肠后排便。

2. 手术后

（1）病情观察：术后根据病情遵医嘱监测患者的体温、脉搏、呼吸、血压，观察患者有无出血表现：①有无面色苍白、出冷汗、头昏、心悸、脉细速等；②有无肛门下坠胀痛和急迫排便感；③观察伤口敷料有无渗血。如有出血的表现，应立即通知医师给予处理。

（2）换药护理：①手术后给予患者换药治疗，1 次 /d，采用具有活血化瘀、去腐生肌的紫草中药条橡皮粉换药，促进伤口愈合；②肛门括约肌紧缩术后的患者，肛周皮肤有伤口，应采用外科换药技术进行换药，注意观察、评估患者伤口情况；③换药后，注意观察患者疼痛、出血等。

（3）饮食护理：

1）为保证手术的成功，术后应控制饮食，禁食不禁水 1~3 天，以减少粪便的产生，使排便时间错后。

2）遵医嘱静脉补充液体 2~3 天，以保证营养摄入。

3）术后第 3 天可进流食 2 天，术后第 5 天开始进半流食，之后根据患者的情况改为普通饮食。指导患者选择高蛋白、高能量、高维生素、高水分的饮食，原则为少吃多餐、循序渐进、易消化为主。忌食酒类及辛辣食物，防止饮食刺激引起肠道血管充血扩张，影响伤口愈合。

（4）排便护理：①由于术前禁食禁水、清洁灌肠，术后禁食不禁水等因素，术后 3 天内患者通常不会排便，告知患者最好在术后第 4~5 天排便；②术后第一次排便，如感困难，可给予灌肠排便，嘱患者切勿强努挣和久蹲；③排便后及时冲洗肛门，预防感染。

（5）半导体激光照射治疗的护理：肛门部有伤口的患者，术后遵医嘱给予半导体激光照射治疗，以改善血液循环、促进组织修复再生、减轻水肿、消炎止痛。患者可根据自身情况，以自我温热舒适为准，治疗每日 2 次，5min/ 次。

（二）直肠脱垂非手术治疗护理方案

护理要点：

1. 保持大便通畅 尽量缩短蹲位排便时间，脱垂后应及时还纳复位，积极治疗便秘、咳嗽等引起腹压增高的疾病，以避免加强脱垂程度。

2. **饮食护理** 患者应忌食辛辣刺激性食物，如：辣椒、蒜、姜、葱、芥末、酒等。多食高蛋白、高能量、高维生素、高水分的饮食，从而加强营养、调节机体的抵抗力，增强抗病能力；多饮水，保证水入量 2 000~3 000ml/d。

3. **提肛锻炼** 具体方法参照痔章节。

健康教育

（一）居家护理

患者出院后需继续保持良好的饮食习惯、生活习惯、排便习惯、便后清洁肛门习惯，防止大便干燥，预防感染和疾病的复发。

（二）饮食指导

要注意增加营养，多食新鲜水果蔬菜，如西兰花、芹菜、白菜、香蕉、梨、猕猴桃等，保持大便通畅。

（三）直肠脱垂的预防

1. 要坚持做体育锻炼和强壮腹部肌肉锻炼，以改善人体气血亏虚及中气不足的状况，这对于巩固疗效和预防直肠脱垂具有很重要的意义。

2. 积极除去各种诱发因素，如咳嗽、久坐久站、腹泻、长期咳嗽、肠炎等疾病，婴幼儿尤要注意。

3. 生活规律化，切勿长时间地蹲坐便盆，养成定时排便的习惯，戒除大便时在卫生间读书、看手机等不良习惯，缩短排便时间。

4. 有习惯性便秘或排便困难的患者，除了要多食含纤维素的食物外，排便时不要用力过猛，便后和睡前可以用热水坐浴，刺激肛门括约肌的收缩，对预防直肠脱垂有积极作用。

5. 妇女分娩和产后要充分休息，以保护肛门括约肌的正常功能；如有子宫下垂和内脏下垂者应及时治疗。

6. 坚持做提肛锻炼，促进提肛肌群运动，有增强肛门括约肌功能的效果,对预防本病有一定作用。

资源 14
腹腔镜直肠脱垂腹侧固定术(LVR)

(王彦芳　杜利红)

19. 直肠内脱垂

直肠内脱垂(internal rectal prolapsed,IRP)包括两种:一是黏膜脱垂,是过多的松弛直肠黏膜在直肠肠腔下段堆积;一是全层脱垂,即部分乙状结肠及上段直肠全层套入直肠壶腹内,又称直肠内套叠。直肠内脱垂是直肠脱垂的一种类型,即不完全性直肠脱垂,又称隐性脱垂,因为不脱出肛外,又无明显的特殊症状,容易被医师和患者所忽略,认为临床少见。但有人统计其发病率是完全性直肠脱垂的3~10倍,健康人中约有17.65%的人可发现直肠内脱垂,在年轻女性中比例甚至可高达50%,因此有人认为,直肠内脱垂可能为直肠脱垂的预兆,即直肠脱垂在发病过程中需经历内脱垂阶段,二者都有相同的盆底功能障碍性表现,发病机制也相同。但也有人认为这是两种疾病,直肠内脱垂不一定都会发展成直肠外脱垂。该病多见于中年人,女多于男。

诊断要点

1. **主诉**　排便困难,排便不尽感。

2. **病史**　典型症状主要是排便困难,排便不尽感,排便时直肠肛门堵塞感,用力越大阻塞感越明显。常需要用手指插入肛门,把下垂的直肠黏膜推回去或频频抬高臀部才能断续排便,便细,偶有血便或黏液便。排便时间长,需数小时。

晚期阴部神经受损，可有部分失禁。

3. **专科检查** 直肠指诊可及直肠黏膜柔软松弛堆积，轻触可有“宫口”样感。

4. **辅助检查** ①排粪造影：为主要的诊断方式，典型表现为直肠下段侧位片，用力排便时呈“漏斗状”影像，直肠远端及肛管上缘呈凹陷状，偶见骶骨直肠分离。钡剂排出超过5min。②电子直肠镜：镜检时可见镜前堵塞黏膜或直肠黏膜挤入镜筒。

治疗方案

（一）非手术治疗

现代医学认为首先选用非手术治疗手段，包括多进食高纤维食物、多饮水、纠正不良排便习惯、酌情使用缓泻剂等。必须判明是否合并结肠慢传输性便秘，必须经过半年以上的保守治疗无效者可采用手术治疗。

（二）手术治疗

方案一：经肛门手术 适用于：①直肠黏膜脱垂经非手术治疗和注射治疗无效者；②无直肠骶骨分离的轻度直肠内脱垂或远端直肠套叠者，或年老、体弱难以承受大手术者，如胶圈套扎术、改良 Delorme 手术等。

方案二：经腹手术 适用于：①全层直肠内套叠，或合并盆腔腹膜疝，或直肠孤立性溃疡综合征，或肛门失禁；②盆底肌功能正常；③采用包括经直肠周围硬化注射的非手术治疗无效，且积极配合治疗，无精神或心理疾病者。

说明

1. 养成良好的生活及排便习惯，减少如厕时间。

2. 饮食宜清淡，且易消化，少渣滓，以免排便次数增多。不宜进食刺激性食物。

3. 有习惯性便秘或排便不畅的患者，平时注意要多饮水及多食用蔬菜、水果等粗纤维食物，防止大便干燥，排便时不要太用力或蹲厕过久。注意饮食调节，避免便秘或腹泻，及时治疗便秘。

康复与护理

(一) 直肠内脱垂手术护理方案

1. 手术前护理

(1) 心理护理：有直肠内黏膜脱垂的患者常伴有长期排便困难，特别是服用泻剂或泻药的患者，均不同程度地存在焦虑、恐惧、悲观的心理。患者既对手术治疗寄予很高期望，又对治疗效果缺乏信心，顾虑重重，甚至产生恐惧心理。因此，术前应根据患者的不同心理给予有针对性的指导。如：讲解排便困难的原因、介绍手术的方法和预后，以及以往成功的案例等，使其客观地认识疾病，解除焦虑和恐惧，顺利度过围术期。

(2) 肠道准备：术前1日晚将复方聚乙二醇电解质散溶于水中，1h内喝完；晚上10时后开始禁食禁水；术晨用0.2%肥皂水500ml灌肠后排便。

2. 手术后护理

(1) 病情观察：监测患者生命体征，观察伤口敷料有无渗血、有无肛门下坠胀痛等。如有异常情况，应立即通知医师给予处理。

(2) 饮食护理：合理饮食有利于伤口愈合、减少术后并发症的发生、促进早日康复。

1) 术后遵医嘱制订饮食计划。通常术后早期禁食，避免早排便，可通过静脉补充营养。第一次排便后，开始进食，从流食或半流食开始，最后过渡到普通饮食。

2) 正常进食后，指导患者选择高蛋白、高维生素、高纤维食物，如：瘦肉、奶类、豆类、白薯、韭菜、芹菜、菠菜、核桃。同时，多饮水，多吃新鲜水果如猕猴桃、香蕉、苹果等，以软化大便，利于粪便排出。

(3)肛门坠胀护理:术后肛门坠胀是常见症状,与以下因素有关:局部敷料填塞过多、切除直肠黏膜过多、直肠局部炎症反应等。处理措施:对于局部敷料过多者,经医师同意后可于术后2h适当减少敷料,重新包扎;对于切除直肠黏膜较多者,遵医嘱指导患者口服促进局部淋巴静脉回流的药物,如草木樨流浸液片、地奥司明片、迈之灵等药物。对于直肠局部炎症刺激者,予以清热解毒的中药或替硝唑药物灌肠以消除炎症。

(4)伤口护理:术后遵医嘱给予中药熏洗坐浴和协助医师伤口换药,保持创面清洁,改善局部血液循环,促进伤口愈合,减少并发症的发生。

1)中药熏洗坐浴:直肠内脱垂行PPH术后患者大部分为湿热下注型,因此术后遵医嘱给予中药熏洗坐浴治疗。目的是活血化瘀、清热解毒、抗感染,减轻局部组织充血、水肿、炎症等常见并发症和肛门坠胀感。中药熏洗坐浴治疗从手术后第2天起,每日2次,5~10min/次,坐浴时应注意药液温度适宜,避免烫伤。

2)协助医师每日换药一次。换药时评估患者伤口情况,注意观察创面水肿、充血、渗血等。换药时,清洁创面要彻底,注意无菌操作,动作要轻柔,以免造成患者疼痛和创面出血。

(5)排便护理:遵医嘱术后早期控制排便,之后给予患者口服润肠药,使粪便松软易于排出。排便时切忌使劲用力,排便时间不宜过长,控制在5~10min。排便后立即用温水冲洗伤口及肛周皮肤,并协助医师给予伤口换药,预防感染。

(6)提肛运动:术后3~5天指导患者做提肛动作,每天2次,每次30下。

(二)直肠内脱垂非手术治疗护理方案

1. 纠正便秘 养成良好的排便习惯。每天定时排便,最好在晨起或早餐后排便一次。严格控制排便时间,每次不超过10min。排便时,勿看手机或书等,以免分散注意力,降低排便反射。排便时,不可过度用力,以免加重直肠黏膜松弛和盆底肌肉神经的损伤。便秘可通过饮食调节或遵医嘱口服润肠通便药物调理。

2. **避免引起腹压增高的因素** 如咳嗽、腹泻、便秘、哭闹等，以免加重直肠黏膜内脱垂的症状。一旦发生咳嗽、腹泻、便秘等，积极治疗。

3. **提肛运动** 指导患者有规律地往上收缩肛门，改善局部血液循环，增强盆底肌肉及肛门括约肌的功能，对直肠脱垂有一定的辅助治疗作用。

4. **饮食调节** 多饮水，一般在 2 000ml 以上，多食富含粗纤维的食物，防止大便干燥引起排便困难，加重直肠内黏膜脱垂症状。

健康教育

（一）居家护理

1. 患者出院后忌久坐、久站、久蹲，勿负重、远行，注意休息，避免过度疲劳。

2. **功能锻炼** 每日坚持提肛锻炼，促进直肠肛管功能的恢复。方法：深吸气时收缩并提肛门；呼气时将肛门缓慢放松，一收一放为 1 次，每日晨起及睡前各做 20~30 次。

3. 保持肛门局部清洁干燥。每次便后及时清洗肛门，遵医嘱坚持坐浴、熏洗、外用药膏等治疗，直至伤口痊愈。

4. 保持开朗、乐观，调整心理状态；肛门下坠感明显，应减少下地活动，可侧卧或听音乐，减轻不适感。

（二）饮食指导

1. 多饮水，饮食宜清淡、易消化、富含维生素之食品，忌辛辣、刺激、肥甘之食品，戒烟酒。

2. **湿热下注证** 宜食健脾利湿的食品，如菜花、扁豆、冬瓜、粟米等。

（三）直肠黏膜内脱垂的预防

1. **建立良好的排便习惯** 每日定时排便，不久蹲、不过度用力。

2. **预防便秘** 注意调节饮食,每天适当运动,经常按摩腹部,促进肠蠕动,保持大便通畅。一旦发生便秘,及时就诊,在医师指导下进行治疗。

3. **饮食有节** 少食肥甘厚味、刺激辛辣之品。注意饮食卫生,以免因吃了不洁食物造成腹泻等。

4. **提肛运动** 具体方法参照痔章节。

(吴 瑶 乔东红)

20. 肛管直肠狭窄

肛管直肠狭窄,是指肛门或直肠的直径缩小变窄,粪便通过受阻,排便困难。多伴有肛门疼痛,粪便变形变细,严重者出现进行性便秘、腹胀、腹痛或肠梗阻。根据狭窄部位,分为肛门狭窄和直肠狭窄。同时又分为先天性和后天性两种,前者为先天性肛门直肠发育异常所致,此处所述指后天性狭窄,中医称本病为“肛门狭窄”。

诊断要点

1. **主诉** 便条变细、变扁及排便困难,便时便后肛门疼痛,排便不尽感。长期排便困难可致腹胀、腹痛、恶心、食欲不振、肠梗阻等症状。瘢痕性狭窄可因括约肌收缩功能减退,分泌物溢出肛外而伴发湿疹皮炎而瘙痒。

2. **病史** 常有肛门直肠手术史,部分患者因慢性炎性肠病而致,如溃疡性结肠炎、克罗恩病等,或肿瘤性狭窄。

3. **肛肠科专科检查** 肛门狭窄者可见明显肛门狭小,直肠狭窄者视诊可无肛门狭小征。指诊时示指通过困难,或可触及坚硬之线状、环状狭窄的纤维索带,或管状狭窄环。

4. **辅助检查** 肛门镜或电子直乙镜通过困难或无法通过。电子结肠镜在狭窄段通过困难或无法通过,在结肠镜下可见狭窄下端，黏膜肥厚、粗糙，如已形成瘢痕，则呈黄白色。X线检查：钡剂灌肠可显示环状狭窄哑铃状；管状狭窄显示漏斗状；部分狭窄显示残缺不规则的影像。

治疗方案

轻度狭窄，或手术后狭窄早期可通过非手术治疗得到缓解。中、重度狭窄，显著影响生活质量者，或经非手术治疗无效者，可考虑手术治疗。

预案一：非手术治疗 润肠通便，软坚活血：口服药物治疗，如聚乙二醇类电解质散、乳果糖类、麻仁润肠丸、芪容润肠液、液状石蜡、酚酞片等。外治法：温盐水灌肠可使排便困难症状得到缓解，瘢痕局部可注射醋酸氢化可的松等激素类药物，或肌内注射糜蛋白酶、胎盘球蛋白等软化剂，以促进瘢痕的软化，轻度狭窄亦可用红外线照射或微波透热进行理疗。扩肛疗法：环形或半环形狭窄可用此法，尤其对于术后狭窄之早期阶段，部分患者可得到好转或治愈。可用手指或不同型号肛门镜、扩肛器进行。每次扩3~5min，初始每日1次，逐渐延长间隔至每周1~3次，至排便正常，不再复发，可纳入2指后可停止，约需4~8个月。扩肛时注意避免暴力，循序渐进。

预案二：肛管狭窄切开扩张术 适用于肛门及肛管的轻、中度狭窄。

预案三：直肠狭窄瘢痕切除术 适用于直肠下段部分或环形狭窄。

预案四：直肠狭窄挂线术 适用于轻、中度直肠狭窄。

预案五：其他手术方式 肛门狭窄皮瓣（Y-V）成形术、直肠后纵切横缝术、直肠狭窄经腹切除术等。

说明

1. 肛管直肠狭窄分度

轻度：症状较轻，以排便不畅为主要症状，指诊可通过示指,但麻醉下不能通过两指。多呈线状或半环状狭窄。

中度:多呈环状或管状狭窄,直径在1cm左右,示指通过困难。

重度:直径小于1cm,或仅容指尖或棉签,患者可伴有较重的全身症状或不完全性、慢性结肠梗阻症状。

2. 对于肛肠疾病术后狭窄,尤其是痔术后狭窄,应争取早期发现瘢痕挛缩狭窄趋势,早期行扩肛治疗,部分患者可免于手术治疗。因此肛门病术后宣教亦很重要,应嘱患者术后1个月定期来院复查肛诊。

康复与护理

(一) 肛管直肠狭窄手术治疗护理方案

1. 手术前

(1)饮食与活动:嘱患者正常饮食,保持大便通畅,多饮水,多吃新鲜水果蔬菜,多吃高纤维素食物,禁食辛辣刺激食物。适当增加运动量,促进肠蠕动,养成定时排便的习惯。

(2)心理护理:评估患者心理状况,以及对疾病、治疗方法的认识。准备接受手术的患者,往往由于害怕手术而产生紧张、恐惧心理,护士应态度和蔼、亲切温柔,帮助其缓解紧张、恐惧心理,树立信心,并让患者了解术前准备工作及术中、术后可能出现的反应,以健康的心态积极配合手术。

(3)肠道准备:术前1日下午4时至5时吃晚饭。6时开始喝清肠药,如:复方聚乙二醇电解质散(Ⅲ)2盒或复方聚乙二醇电解质散(Ⅳ)2袋溶于1 500ml水中,在1h内喝完。晚上10时后开始禁食禁水。术晨用0.2%肥皂水500ml大量不保留灌肠后排便。

2. 手术后

(1)病情观察:术后监测患者的生命体征及有无出血表现:①有无面色苍白、出冷汗、头昏、心悸、脉细速等;②有无肛门下坠胀痛和急迫排便感;③观察伤口敷料有无渗血。如有出血的表现，应立即通知医师给予处理。

(2) 换药护理：手术后给予患者换药治疗，每日 1~2 次。换药时评估患者伤口情况。换药时消毒伤口避免用力。采用具有活血化瘀、去腐生肌的紫草中药条，促进伤口愈合。

(3)半导体激光照射治疗的护理：半导体激光照射的功率、强度采用中强强度为宜，患者可根据自身情况以自我温热舒适为准，治疗每日 2 次，5min/ 次，治疗时间不宜过久。

(4)排便护理：手术 24~48h 后开始排便，最好为成形软便，大便干硬会造成伤口出血及伤口疼痛，稀便会造成伤口瘢痕挛缩，导致肛门狭窄。如有腹胀、排便困难，可遵医嘱给予口服通便药及灌肠协助排便。便后及时冲洗伤口，预防感染。

(5) 中药熏洗护理：术后第 2 天开始中药熏蒸及泡洗治疗，每日 2 次，5~10min/ 次，水温 38℃为宜，避免烫伤。

(6) 饮食护理：手术当日应进半流食，避免进食水果、产气食物，防止过早排便及腹胀。术后第 1 天开始进普通饮食，宜选择高蛋白、高能量、高维生素、高水分的饮食，忌食酒类及辛辣刺激食物，防止辛辣刺激食物导致肛门血管充血扩张，引起疼痛，影响伤口愈合。

(7) 活动：术后 24h 内可在床上适当活动、翻身等。24h 后根据病情、身体状况可适当下床活动，逐渐延长活动时间，增加肠蠕动，有利排气排便。术后切忌猛起猛坐，避免引起体位性低血压，特别是携带止疼泵的患者。

(二) 肛管直肠狭窄非手术治疗护理方案

护理要点：

1. **调节饮食** 肛管直肠狭窄患者要多吃新鲜蔬菜、水果等高纤维素食物；保证足够的水分摄入；避免辛辣、酒类等刺激性食物刺激肠道而使病情加重。

2. **防止便秘** 保持大便通畅是肛管直肠狭窄患者能否采用非手术治疗的重要措施。为此，患者一定要养成每日定时排便的良好习惯，学会防止及治疗便秘的方法（具体可参照结肠慢传输型便秘及肛裂患者非手术治疗护理方案执行）。

3. **扩肛治疗** 肛肠疾病术后早期发现瘢痕挛缩狭窄趋势，遵医嘱配合医师及指导患者行扩肛治疗，循序渐进，可收到一定的疗效。

4. **心理护理** 指导患者掌握自我调节、自我放松的方法，如音乐疗法、交谈等，以调整机体整体状态，促进血液循环，减轻局部症状。

健康教育

（一）居家护理

1. 肛肠疾病术后，应保持每日排成形软便，有助于保持肛门功能，防止瘢痕挛缩。

2. **按时复查** 肛门病术后患者1个月内要来院复查肛检，不可拖延，以便及早发现瘢痕挛缩狭窄趋势，及时采取治疗措施。

其他同非手术治疗护理方案。

（二）饮食指导

1. **气滞血瘀证** 宜食理气活血的食品，如山楂、木耳、桃仁、番茄、黑米等。

2. **热结肠燥证** 饮食宜清淡，多食蔬菜、水果，多饮水。忌食辛辣刺激性及海腥发物之品，戒烟酒。

3. **肠道湿热证** 宜食清热利湿的食品，如菜花、赤小豆、绿豆、薏苡仁、小米等。

（三）肛管直肠狭窄的预防

由于多数肛管直肠狭窄是手术和治疗不当引起，故预防应重于治疗。

1. **患者注意** 如肛肠疾病需要手术时要去正规的专科医院，找专科医师进行手术。

2. 专科医师要严格掌握肛肠手术的适应证，努力研究并提高手术操作技巧。

(1)手术治疗时要尽量多保存肛管皮肤,切口宜放射状,不宜环切,以防瘢痕收缩,引起狭窄。

(2)内痔注射药物及混合痔结扎切除切口,不宜在同一平面,以防形成环形狭窄。

(3)肛瘘、混合痔等切除,创面过大时,尽可能部分缝合或植皮,防止大面积瘢痕形成和肛门变形。

(王彦芳　石　玮)

21. 肛门失禁

肛门失禁是指固体或液体大便不自主地从肛门流出,常与老龄、糖尿病、肥胖、稀便、大便次数增多有关。

诊断要点

1. **主诉**　失禁大便的性状、频率、是否需要卫生护垫,影响生活习惯等。

2. **病史**　需要了解是否有肛门括约肌损伤和神经损伤的病史,如产科创伤、肛瘘治疗、放疗、化疗和外伤,直肠脱垂,糖尿病,多发性硬化症等。可以通过一些量表如克利夫兰诊所的分级量表(表21-1)。

表21-1　克利夫兰诊所肛门失禁分级量表

	从不	很少	有时	经常	总是
实性	0	1	2	3	4
液体	0	1	2	3	4
气体	0	1	2	3	4
带垫	0	1	2	3	4
生活习惯改变	0	1	2	3	4

注:将各列评分累加;评分范围为0~20分,0分表示完全控制,20分表示完全失禁

3. 专科检查 注意是否有明显的括约肌缺损，肛管直肠的收缩力，肛管的长度，是否有直肠脱垂或其他肛管畸形等。

4. 辅助检查 肛管直肠测压可以对肛管括约肌的功能进行评估，了解肛管长度、肛管静息压和肛管收缩压。阴部神经末梢运动潜伏期检查，用于识别阴部神经病变。直肠腔内超声检查可以评估肛门外括约肌和内括约肌的结构完整性。盆底磁共振检查有助于了解解剖结构。

治疗方案

预案一：非手术治疗 主要目的是：保持成形的大便，减慢肠蠕动和减少直肠内大便负荷。纠正与肠道炎症相关的腹泻，避免引起腹泻或便急的食物。注意肛周皮肤保护，可以使用隔离霜。通过直肠冲洗或灌肠，减少直肠内大便负荷。使用减慢肠蠕动的药物或减少反射性括约肌松弛的药物（如阿米替林）。物理治疗和生物反馈训练旨在加强和协调盆底及肛周括约肌功能。

预案二：手术治疗 对于一些结构畸形，如混合痔、直肠脱垂、锁孔畸形等，可以行手术治疗。括约肌缺损行肛门内、外括约肌的修复手术。

预案三：骶神经刺激术 改变了大便失禁的治疗模式，治疗并不是完全集中在肛管，无论是否存在括约肌缺损，都有显著的短期和长期效果。

说明

肛门失禁的病因多种多样，检查和治疗仍是一个巨大的挑战，应仔细评估患者。一般药物治疗、生物反馈治疗无效者，可以进行骶神经刺激治疗。仍然无效者，再评估是否需要手术治疗。

康复与护理

(一) 肛门失禁手术治疗护理方案

1. 手术前

(1) 心理护理:术前向患者及家属讲解疾病发生的原因、治疗方法、护理要点、影响手术效果的因素、可能出现的并发症及不适,使其对肛门失禁有正确的认识,积极配合手术治疗,对手术后可能出现的并发症有心理准备。

(2) 肠道准备:①入院后每日清洁灌肠,排出肠道积便,灌洗液为生理盐水,水温 38~41℃,1 次 /d,灌入量 100ml/kg,注意每次灌入量和排出量基本平衡;②若患者无法保留灌肠液,可酌情选用其他方式完成肠道准备,通常建议聚乙二醇电解质散,溶解于 1 500ml 清水中,1h 内服用;③可根据病情,遵医嘱做结肠灌洗;④术前 1 天及术晨行清洁灌肠。

(3) 饮食:①营养不良的患者应增加蛋白质摄入,改善营养状况;②手术前 1 日忌食粗纤维食物,术前 1 日晚 10 时起至术晨禁食禁水。

(4) 会阴护理:由于患者长期大便失禁,会阴及肛周皮肤可能会出现糜烂。入院后教会患者及家属每日清洗会阴部,用温盐水清洗肛周皮肤,每日 2 次;肛周皮肤有感染者,给予 2%~3% 温盐水坐浴,坐浴后局部可给予曲安奈德益康唑乳膏涂擦,改善局部皮肤糜烂的状况。

2. 手术后

(1) 心理护理:①让患者放松精神,保持愉快心情,让亲人陪护在身边,使患者有安全感;②提供舒适环境:尽力保持环境的安静,避免高分贝噪音或其他强刺激因素,使患者术后能在安静环境中休养。

(2)疼痛护理:术后遵医嘱给予止痛药或镇痛泵持续镇痛,缓解伤口疼痛。

(3) 伤口护理:①术后给予俯卧位,避免伤口受压及影响伤口血液供应，也可防止粪便污染手术切口，48h 后遵医嘱拔除引流管；②伤口有渗出或大便污染时，需及时清洗及更换敷料，保持伤口周围皮肤的清洁干燥，床旁备护理盘，肛门有分泌物及大便流出时，及时用生理盐水棉球擦洗干净，以预防伤口感染；③根据患者情况，术后第 3 天可开放伤口，给予局部物理治疗，采用红外线治疗，每天 2 次，20min/ 次，使局部皮肤保持在 38℃左右，促进局部血液循环；④术后 1 周左右，根据伤口情况可给予 2%~3% 的温盐水坐浴，每天 2 次，15~30min/ 次，以减轻组织水肿，促进伤口的愈合；⑤清洗后，遵医嘱用 5% 艾力克擦拭肛周皮肤或涂氧化锌软膏保护。

(4) 预防感染：术后按医嘱给予抗生素；注意观察肛周有无渗血、红肿、脓性分泌物等感染征象。

(5) 饮食护理及营养支持：术后早期排便会导致复发和伤口感染，一般术后安置胃管 3 天，禁食期间，予静脉补充营养。胃管拔除后少量进水，随后改为无渣流质饮食—半流质饮食—软食，术后 1 周进普通饮食。营养摄入不佳的患者，增加口服营养素的补充。

健康教育

(一) 居家护理

1. 肛门皮肤护理 一次性尿垫是较早用于肛门失禁患者的护理用品，它可缩小潮湿污染的范围，降低皮肤的受损程度，但不能避免并发症的发生。也可居家使用内置棉条肛门塞入，其优点是感觉舒适，无异味，卫生方便容易操作，任意体位不会滑脱，缺点是排气不畅，费用较高。

2. 肛门功能训练 包括臀大肌功能训练及肛门排便功能锻炼。对排便控制能力差的患者，应及早进行肛门功能锻炼，对减少术后并发症非常重要。术后 10 天开始肛门排便功能锻炼。年龄较小的患儿由于不配合，可采用手指捏肛法，刺激肛门周围皮肤，引起缩肛和提肛锻炼，每次做 10~20 个动作，

3 次 / d 。本组患者锻炼 1 个月后,大便失禁次数减少,6 个月后排便次数为 1~3 次 /d 。较大患儿需加强臀大肌功能训练,使臀大肌能够完全代替肛门括约肌。做提肛训练,可教患者自己收缩肛门,并坚持长期训练,持之以恒,可使重建肌肉强健而有力。

3. **养成良好的排便习惯** 每日要定时排便,并注意如厕不要时间过长及避免腹压增高,引起肠黏膜脱垂。

(二) 饮食指导

1. 饮食方面,应加强营养,并宜清淡,忌辛辣、刺激、肥甘之品,戒烟酒。

2. 如排便次数较多,需注意补充水分,必要时可口服补液盐,保持水电解质平衡。

(三) 肛门失禁的预防

1. 根据肛门失禁的发病原因,有的是由于肛门手术后造成了肛门括约肌的损伤而致肛门失禁。故特别需提醒患者要慎做肛门手术,能不做的尽量不做,需要做的一定去要去正规的医院,最好是专科医院,请专科医师进行手术,以免带来不必要的损伤。

2. 年老体弱患者,随着年龄的增长盆底肌松弛,也可带来不完全性肛门失禁。预防的要点是加强肛门提肛功能训练;加强运动和锻炼。

3. 由脑梗死、神经系统疾病等引起的肛门失禁,要积极治疗原发病,防止肛门失禁进一步加重。

(刘连成 高 岩)

22. 急性肠梗阻

急性肠梗阻指急性发生的任何原因引起的肠内容物通过障碍,为外科常见急腹症之一。

诊断要点

1. **主诉** 腹痛、腹胀、恶心、呕吐、无肛门排便排气。

2. **病史** 腹痛：肠梗阻发生时，梗阻部位气体、液体聚积，肠腔内压力增高，出现持续性胀痛或不适感。腹胀：通常发生于腹痛之后，其程度及表现与梗阻部位有关，表现为腹部不对称隆起，腹胀部位相对固定。恶心呕吐：高位梗阻发生恶心呕吐较早，呕吐物以胃及十二指肠内容物为主，呕吐较频繁；低位肠梗阻恶心不甚明显，呕吐发生较晚，呕吐物由胃、十二指肠内容物逐渐转为肠内发酵后内容物，肠壁血运障碍时可伴暗红色血性物呕出。无肛门排便排气。

3. **专科检查** 机械性肠梗阻可见肠型和蠕动波，肠扭转时腹胀不对称。触诊：单纯性肠梗阻可有轻压痛，无腹膜刺激征。绞窄性肠梗阻可见固定压痛部位、压痛部位可触及肿块、腹膜刺激征。叩诊：肠梗阻若出现大量渗液，移动性浊音可阳性。听诊：机械性肠梗阻时，肠鸣音亢进，有气过水声或金属声。麻痹性肠梗阻则相反，表现为肠鸣音消失或减弱。

4. **辅助检查** 尽管用于评估肠梗阻的检查方式较多，血常规及腹部X线仍为最简便、性价比最高、首选的检查方式。①实验室检查：肠梗阻早期变化不明显，随着病情发展，炎症反应逐渐显现，白细胞计数增高，随后失水失液，血液浓缩，红细胞计数、血红蛋白、血细胞比容、血小板计数等均有增高。电解质紊乱、酸碱失衡时，血气分析、离子分析、肾功能等均出现不同程度的异常。根据呕吐物、粪便中隐血及涂片情况，可判断肠道血运障碍程度。②影像学检查：腹部X线检查通常为腹部立卧位片，一般梗阻发生后4~6h，可在X线下出现肠腔气体影像。小肠梗阻的特点是至少3个肠襻肠腔扩张(直径>3cm)；空肠黏膜的环形皱襞在肠腔充气时呈鱼刺状，回肠扩张的肠襻多，可见阶梯状气-液平面，结肠胀气可显示结肠袋形态。立位片显示气-液平面较清晰，结肠内可有少量气体存留，可见局部肠段单发气体影。近端小肠梗阻或者肠腔充满肠液时,不易看到气-液平面和肠腔扩张,容易因假阴性而漏诊。③ CT扫描:对肠梗阻具有较好的诊断和鉴别诊断价值,从部位上可用于鉴别小肠梗阻和结肠梗阻。

治疗方案

肠梗阻治疗的基本原则是纠正生理紊乱、解除梗阻原因。具体治疗方案的制订需要依据患者梗阻部位、病因、程度、全身基本情况、病情进展速度等因素综合分析,通常分为基础治疗和手术治疗两部分。

1. **基础治疗** 禁食及胃肠减压,纠正水、电解质紊乱及酸碱失衡,抗感染治疗。中医中药的运用,急性肠梗阻的临床特点"痛、闭、胀、吐"在中医可归纳入"腹痛""便秘""关格""肠结"的范畴。由于对急性肠梗阻的病因病机的认识不同,辨证分型各异。

2. **手术治疗** 根据患者肠梗阻的部位、病因、全身状况、病情进展速度,选择合适的手术时机,解除梗阻、去除病因、恢复肠道通畅状态。通常,明显扩张肠管与瘪陷肠管交界处往往为梗阻部位,手术处理方法大致有如下几种预案:

预案一:单纯解除梗阻手术 适用于肠段无绞窄、无明显坏死的患者。小片粘连或有粘连带的可松解粘连,将肠段复位;肠套叠者可轻柔挤压肠段整复;粪石或虫卵阻塞者可切开除去异物;腹外疝患者应给予还纳并修补内环口。

预案二:肠段切除术 适用于肠道肿瘤、炎症性肠病所致狭窄、局部肠段失活坏死的情况,通过切除梗阻部位肠段,避免失活肠管内容物引发进一步感染。进入腹腔后,通过有无腹水及腹水性质可以初步判断:淡黄色腹水提示肠壁连续性尚可,血性腹水提示绞窄可能,浑浊腹水提示肠穿孔及腹膜炎。术中探查肠段活性对切除肠段尤为重要,切除过长可引起术后短肠综合征,留存失活肠段可造成术后再次穿孔,患者面临二次手术风险。通常出现以下情况提示肠管已坏死：①肠壁呈紫黑色、无光泽、形态塌陷；②肠壁无张力及蠕动能力，对刺激无收缩反应；③肠系膜终末端小动脉无搏动。若对肠段活性存疑，可给予对应肠段等渗盐水纱布热敷，或在纠正血容量不足与缺氧后，在肠系膜血管根部注射1%普鲁卡因或苄胺唑啉，15~30min后观察肠段有无好转，重新评估肠段情况。若因特殊情况不能判断存疑肠段活性，可将肠段暂时还纳腹中，24h后再次进腹探查，确认生机后考虑切除的必要性。

预案三：肠短路吻合术 适用于造成梗阻的病因难以去除的患者，如腹腔内肿瘤复发、肠襻粘连紧密不宜全部切除、腹腔结核时，为解除梗阻症状，可旷置梗阻部位，行梗阻部位远近端肠管吻合术。

预案四：肠造口术 用于梗阻部位病情复杂且患者不能耐受复杂手术的情况，将梗阻部位近端肠管于腹壁造口，旷置梗阻部位及以下肠段，待患者能够耐受二次手术时再重建肠道连续性。本术式多用于恶性肿瘤所致结肠梗阻。

预案五：内镜下支架放置术 对于不能切除的结直肠恶性肿瘤、盆腔肿瘤及炎症性肠病浸润直肠所致狭窄、肠外肿瘤压迫肠腔、不能耐受手术的患者，可通过放置支架姑息治疗，代替肠造口术，提高生活质量。

说明

1. 手术治疗后，仍需要检测患者生化情况，积极纠正水、电解质紊乱及酸碱失衡，持续禁食及胃肠减压，加强肠外营养治疗，继续抗感染治疗。

2. 肠梗阻患者胃肠功能恢复速度相对其他腹部手术患者慢，不宜过早更改饮食。

急性肠梗阻是疾病进展到一定程度表现的一组综合征，早期多表现为机械性肠梗阻，若考虑绞窄性肠梗阻必须手术干预治疗。

康复与护理

（一）非手术治疗护理方案

护理要点：

1. 禁食、胃肠减压的护理 肠梗阻首先应禁食、下胃管。胃肠减压是治疗肠梗阻的重要方法之一，通过胃肠减压吸出胃肠道内的气体和液体，可减轻腹胀、降低肠腔内压力，减少细菌和毒素，有利于改善局部和全身的情况。

(1)插管前：宣教到位，做好解释指导工作，使患者心理接受，告知患者与家属胃肠减压的目的：利用吸引的原理，将积聚于胃肠道内的气体和液体排出，从而降低胃肠道内的压力和张力，有利于炎症局限，以促进患者胃肠蠕动功能尽快恢复；机械性肠梗阻进行胃肠减压，可缓解或解除腹部胀疼及呕吐等症状，减轻肠麻痹引起的腹胀。

(2)插管时：患者取坐位或平卧位，先清洁一侧鼻腔，操作轻、稳、准，减轻患者痛苦。置好胃管后，在胃管末端接一次性负压吸引器(接管前排尽吸引器内的空气，防止空气挤入胃内)。

(3)插管后：妥善固定，告知患者要防止翻身或活动时不慎造成管道扭曲、堵塞、脱落，指导患者下床活动，正确打开连接部位，夹闭胃管，打开开关时要缓慢，以免负压突然增大吸住胃黏膜而导致胃黏膜损伤。

(4)严密观察：引流物的性质、量并记录，胃肠减压刚开始时，引流物一般是摄入的食物，以后逐渐变为墨绿色的胃肠液，如为血性液，应及时报告医师，以便处理。

(5)置管护理：①在胃肠减压期间，每天用生理盐水冲洗胃管2次，保持通畅；②口腔护理：留置胃管期间患者要禁食，故应加强口腔护理，防止口腔炎、腮腺炎及口腔黏膜破溃；口干时可用清水或温盐水漱口，每日早晚各1次；③胃肠减压留置时间视病情决定，如肛门排气、腹胀消失、肠鸣音恢复，要及时通知医师，遵医嘱执行，不可自行拔除胃管。

2. **营养支持的护理** 纠正水、电解质紊乱和酸碱失衡是重要的措施，最常用的是静脉输葡萄糖、等渗盐水；如梗阻已存在数日，也需补钾，但应注意以下几点：

(1)遵医嘱输液：注意输液量和种类，因医师需根据呕吐情况、缺水体征、血液的浓缩程度、尿量、尿比重和血生化监测决定，所以要严格记录24h出入量，包括呕吐量、尿量、胃肠减压量等。

(2)钾盐的补充：①尿量大于30ml/h，可补钾；②速度不宜过快，60~80滴/min；③每500ml液体中氯化钾含量不超过1.5g；④补钾应根据尿量、体征、血钾的情况，遵医嘱执行。

(3)营养支持：①目的，肠梗阻患者由于禁食时间长，持续胃肠减压，易导致营养不良，故应早期静脉进行营养支持治疗和护理。营养支持可改善低蛋白血症，提高机体免疫抗病力，改善肠管狭窄，改善胃肠血液循环，减轻肠壁水肿，有利于促进肠功能的恢复。②根据病情需要，遵医嘱给予静脉滴注人血白蛋白，注意控制输液速度，10~15滴/min为宜，以保证营养物质的正常供给。③营养支持一般要维持到患者能够正常进食后才能逐渐停用。④治疗期间要加强临床观察，给予合理的胃肠外营养支持和正确的营养护理，是保证急性肠梗阻非手术治疗的重要措施。⑤注意输液量、速度和次序，对严重脱水者，输液速度要快。

3. **防止感染中毒性休克的护理** 应用抗生素对于防止细菌感染，从而减少毒素的产生都有一定的作用，在应用抗生素期间要密切观察患者的反应。

(1)监测休克早期征象：①密切观察患者意识、面色、皮肤温湿度、尿量、有无口渴等，是否有休克早期征象；②监测血压、心率、体温、血常规变化、观察有无感染情况，发生异常及时报告医师处理。

(2)观察腹部体征:①观察腹痛的性质、范围、持续时间,单纯性机械性肠梗阻经保守治疗后,许多患者可以得到缓解,部分患者可形成绞窄性肠梗阻,应密切观察病情变化,如发现腹痛发作急骤、剧烈,呈持续性阵发性加重,腹胀明显,呕吐频繁,腹部有反跳痛等情况要及时报告医师;②严密观察腹胀、呕吐、肠鸣音是否恢复等情况:经常听肠鸣音,3~4 次 /d,观察肠蠕动,正确判断肠功能恢复情况,如腹胀不对称,腹部触及有压痛的肿块,呕吐物、胃肠减压抽出液、肛门排出物为血性,体温上升应考虑绞窄性肠梗阻的可能。

(3)注意排便排气情况:①严密观察排气排便情况是肠梗阻最早采取的护理措施,也是预防肠梗阻的关键。多数患者停止排便,高位肠梗阻者,早期仍有少量粪便排出,注意观察大便性质,如为血性大便,可能为肠套叠和发生绞窄,鲜血便不排除下消化道肿瘤。②对于腹部术后早期排气的出现必须慎重对待,延长禁食时间,以免过早进食加重肠梗阻。

(4)观察各项治疗后的效果:①尤其是低压洗肠者,应及时观察患者的排气、排便情况,防止洗肠液存积于患者肠道内,加重腹胀或引发其他并发症;②病情发展迅速,早期出现休克,抗休克治疗后改善不明显时,应考虑绞窄性肠梗阻的可能。观察时间一般≤ 4~6h;对单纯性粘连性肠梗阻,观察时间一般≤ 12~24h。

4. 消除紧张恐惧的心理 肠梗阻患者易产生紧张、焦虑、恐惧的心理,应予同情、安慰与支持,向患者讲解引起腹痛、腹胀的原因及应对方法,使患者心中有数;耐心听取患者的倾诉,认真解答患者问题,帮助其树立战胜疾病的信心。

5. 恢复期饮食护理 ①患者在腹痛、腹胀未完全缓解,肛门未排气、排便前,均采取禁食与胃肠减压;②在腹痛腹胀缓解、肛门排气排便、拔除胃管后,先进少量流质饮食,包括面汤、米粥、肉松等,流质饮食的摄入,对于肠道是个很好的刺激,可以促进肠道功能的恢复,有利于康复;③第 1 周可吃半流饮食，如面条、馄饨、小米红枣粥、肉末粥、碎菜粥、蛋花粥、烩鲜嫩菜末等；不宜食用产气的食物，如牛奶、豆浆以及含粗纤维多的食物，如芹菜、黄豆芽、洋葱、甜食等；④建议尽量多吃清淡、有营养的流质食物，如蜜汤、菜汤、面汤等容易消化促排便的食物，逐渐增加饮食，如瘦肉、鱼虾、动物血、动物肝肾、鸡蛋、豆制品、大枣、绿叶菜等富含蛋白质及铁质的食品。⑤肠梗阻患者慎用温热性食物，如母鸡汤、羊肉汤、狗肉等。

（二）肠梗阻手术护理方案

对各种类型的绞窄性肠梗阻、肿瘤及先天性畸形所致的肠梗阻，以及非手术治疗无效的患者应行手术治疗。

1. 手术前

（1）心理护理：无论是首次还是再次手术，尤其是再次手术者，对长时间的禁食和胃肠减压不能接受，心理上对治疗缺乏信心，存在焦虑和恐惧，因此，应向患者介绍治疗的相关知识，讲清手术的必要性，耐心细致地做好心理疏导与解释工作，增强患者信心，促使其以最佳的心理状态接受手术，平稳、安全地度过手术期。

（2）术前准备：①遵医嘱开通静脉通道，维持电解质平衡和运用抗生素；②禁食和有效的胃肠减压；③术前常规备皮、皮试及完善各项检查；④处理呕吐物；保持患者的清洁和舒适。

2. 手术后

（1）患者体位：全麻或椎管麻醉后去枕平卧 6h，头偏向一侧，防止误吸，吸氧、保暖，麻醉清醒且生命体征平稳后给予半卧位。

（2）病情观察：①术后应严密监测患者的生命体征及意识、尿量，记录出入量；②观察伤口有无出血，腹壁切口有无红肿及渗出，病情变化应及时处理；③观察腹部有无胀痛，有无呕吐；④观察排气情况，术后 24~72h 肠蠕动恢复，患者应排气，如术后 3 天仍不排气需及时通知医师。

（3）引流管的护理：妥善固定各引流管，保证引流通畅，记录引流物的性质和量。腹腔引流物一般为洗肉水样，术后当天引流液多，约 20~100ml，以后逐渐减少，若出现引流量突然增加，颜色发生变化，要立即报告医师。引流管放置 3~5 天后，无液体流出即可拔管。

(4) 饮食护理：①术后禁食、胃肠减压；②禁食期间应给予补液，保持水、电解质、酸碱平衡；③肠功能恢复肛门排气后，遵医嘱拔出胃管，开始饮淡盐水，20ml/ 次左右，1~2h/ 次，消除黏膜水肿，2~3 次后患者无恶心不适，可给清流食；④进食后无呕吐及其他不适，2 天后可进流质饮食，3 天后可进半流食，1 周左右如无不适，进好消化的软食。

健康教育

(一) 居家护理

1. 患者出院时如各种引流管尚未拔除，需参照上述护理进行。

2. 鼓励患者早期活动，因开腹术后的早期活动十分重要，有利于机体和胃肠道功能的恢复。如病情平稳，术后 24h 即可开始床上活动，12~24h 后下床活动，以后逐步增加活动量。

3. 养成每日按时排便的生活习惯，多饮水、多活动，保持大便通畅。

4. 饱食后勿做剧烈运动，以防止肠扭转的发生。

5. 注意腹痛腹胀情况，如发现腹痛发作急骤、剧烈，呈持续性疼痛或阵发性加重、腹胀明显、呕吐频繁、腹部有反跳痛等情况，要及时去医院就诊，注意此时要禁食禁水。

6. 观察肛门排气、排便情况，如肛门停止排气、排便应及时就诊。

(二) 饮食指导

1. **出院后饮食** 宜摄入含高蛋白、高维生素、易消化的食物。

2. 应避免易产气的食物，以蛋汤、菜汤、藕粉为佳，由少到多，1~3 个月内进易消化的食物，主食与配菜应软烂易于消化。

3. 禁忌暴饮暴食，忌食生硬、油炸、浓茶、酒、辛辣等刺激性食物。

（三）肠梗阻的预防

1. 肠梗阻的预防最重要的是饮食，要禁食不易消化的食物，如糯米类。很多患者因为食用难以消化的糯米，加之肠管狭窄，食物不易通过这段肠管，非常容易梗阻。如果之前有过腹部手术史或之前有过梗阻症状，要少吃多餐，忌暴饮暴食。如果出现剧烈腹痛、反复腹痛或有呕吐症状，要及早就诊治疗，及早进行干预。

2. 对患有腹壁疝的患者，应予以及时治疗，避免因嵌顿、绞窄造成肠梗阻。

3. 养成良好的卫生习惯，预防和治疗肠蛔虫病。

4. 腹部大手术后及腹膜炎患者，应进行有效的胃肠减压，手术操作要轻柔，尽力减轻或避免腹腔感染，预防粘连性肠梗阻。

5. 早期发现和治疗肠道肿瘤，避免造成阻塞性肠梗阻。

6. 腹部手术后早期活动，预防粘连性肠梗阻。

7. 小儿肠梗阻的预防

(1) 机械性肠梗阻：①原因分析：多由于肠闭锁、肠狭窄、肠粘连、肠肿瘤、肠套叠、肠扭转等原因所致；②预防措施：治疗原发病，如小儿先天性肠狭窄、肠壁肿瘤、肠石、蛔虫团、腹外疝嵌顿等，防止病情进展，出现肠梗阻。

(2) 功能性肠梗阻：①原因分析：多由于消化不良、肠炎、腹膜炎、肺炎、败血症及腹部手术后等原因引起肠麻痹所致；②预防措施：多继发于腹腔手术后、腹膜炎、损伤、出血等。因此术后尽可能早期下床活动。

(3) 小儿肠套叠的预防：①不要突然改变小儿的饮食，添加辅食品要循序渐进，不要操之过急，使小儿娇嫩的肠道有适应的过程，防止肠管蠕动异常；②注意气候变化，避免小儿腹部着凉，预防因气候变化引起的肠功能失调；③防止肠道感染，讲究哺乳卫生，严防病从口入；④注意科学喂养，不要过饥过饱，禁止吃辛辣、生冷、酸性等刺激性的食物，需要做到细嚼慢咽，不要吃过于油腻的食物，多吃清淡的食物；⑤不擅自滥用驱虫药，避免各种诱发肠蠕动紊乱的不良因素；⑥曾患过肠套叠的婴幼儿，如遇不良因素作用，还可能复发。因此，这类患儿如出现肠套叠的先兆症状应立刻送医院，肠套叠绝大多数可经气灌肠得到治疗。

总之，无论何种肠梗阻，都不能给患儿喂水或吃东西，并注意观察腹痛、呕吐、排便排气情况。如病儿腹痛剧烈或腹胀渐加重，或有烦躁、脉快等现象时，说明病情加重，应及时送医院诊疗。

（贾山　荣誉　李承惠）

23. 大肠异物及损伤

大肠异物指异物嵌塞在大肠内无法自行排出或取出，大肠损伤指损伤造成的大肠解剖结构破坏，因损伤部位不同而有不同的临床表现，大肠异物是引起大肠损伤的原因之一。

诊断要点

1. **主诉**　肛门内异物无法排出或损伤后腹痛、直肠肛门疼痛、便血。

2. **病史**　肛门内塞入异物病史。吞入不能消化食物病史。肛门会阴部钝挫伤或穿刺伤病史。经肛门手术、内镜、灌肠等医疗操作病史。肛交或性犯罪病史。大便干燥费力病史。

3. **专科检查**　直肠指诊常可触及嵌塞在直肠内的异物下端，异物位置较高时在下腹部可触及异物上端，异物嵌塞在肛管时疼痛明显指诊不能进入。指诊直肠内有出血、血块、肠壁缺损时提示大肠损伤。

4. 辅助检查 腹部、盆腔X线及CT可协助异物的诊断和定位,发现膈下游离气体有助于腹膜内大肠损伤的诊断。肠镜检查可直视下观察异物、出血及肠壁有无破损。直肠腔内彩超可探测到直肠内的异常回声,观察肛门括约肌、肠壁的完整性,同时还可协助观察直肠周围有无感染等病变。腹腔镜检查不仅可以了解腹腔内大肠损伤的部位和程度,还可进行腹腔镜下治疗。

治疗方案

因大肠异物种类多样,故需根据异物进入途径、位置、形状、材质,结合患者一般状况,采取不同方法进行治疗。损伤患者应首先根据高级创伤生命支持原则处理,大肠损伤的紧急救治主要是控制出血和感染,需根据综合评估情况决定手术方式。

预案一:小型异物、表面光滑、边缘整齐、无肠壁损伤、无肠梗阻症状时,可口服缓泻剂促其从肛门排出。

预案二:部分患者异物较小较浅,肛门括约肌痉挛及异物嵌塞不严重,可扩肛后用手指或肛门镜直视下直接取出。

预案三:经结肠镜取异物 常用的抓取工具有活检钳、异物钳和圈套器,优点是能够取出距肛门较远的异物。

预案四:经肛门取异物 经充分麻醉,约60%~75%的大肠异物可以经肛门取出。

预案五:腹腔镜或开腹取异物 经结肠镜或经肛门取异物失败时可采用这种方法,还可以同时进行腹腔检查,确定有无肠穿孔。无穿孔时可向下推异物经肛门取出。

预案六:经肛门或经腹修补大肠损伤,充分引流,必要时行近端转流性造瘘。

说明

1. 外源性大肠异物主要包括经肛门进入的异物和经口进入的异物。性自慰是大肠异物的重要原因,但多数性自慰患者羞于对医师告知真相,多归咎于其他与性自慰无关的因素,如便秘、直肠瘙痒等。

2. 大肠异物常见并发症及处理(表 23-1)

表 23-1 大肠异物常见并发症及处理

并发症	发生原因	预防	处理
1. 出血	经肛门插入异物或取异物手术中损伤肠壁血管	避免经肛门暴力插入自慰器等异物,手术时动作轻柔避免损伤	应用止血药及局部压迫,肠道黏膜擦伤或裂伤出血多可自行停止,活动性出血需肠镜下止血或手术缝合止血
2. 肛门疼痛	异物嵌顿在肛管位置,刺激肛门括约肌	避免吞入枣核、鸡骨头、鱼刺等尖锐异物	取出异物后肛门疼痛一般即可缓解。必要时应用温水坐浴及痔疮栓肛塞
3. 肛门直肠周围感染	肠道细菌通过异物刺入的肠壁进入肛门直肠周围间隙	及时取出刺入肠壁的异物,预防性应用抗生素	抗感染治疗,形成脓肿时及时手术切开引流
4. 肠梗阻	异物嵌顿在肠道弯曲处	避免经肛门塞入过长、过粗的异物	禁食、补液等保守治疗,及时取出梗阻的异物
5. 腹膜炎	细菌或大肠内容物经损伤的肠壁进入腹腔	及时取出大肠异物,避免较长时间在肠道内存留	应用抗生素抗感染,手术治疗大肠损伤

3. 大肠损伤常由穿透伤所致，多数需紧急手术探查，故延迟诊断少见，但腹膜后的大肠损伤常表现隐匿，容易漏诊。

4. 大肠损伤除了基于致伤机制分为穿透伤和钝挫伤外，多按照损伤程度分为毁损伤和非毁损伤，毁损伤指裂伤 >50% 周径、节段性肠壁缺损或系膜去血管等需行节段性切除者，非毁损伤指肠壁挫伤、血肿，或裂伤 <50% 周径者。此外还有 Flint 分级（flint grading system）、穿透性腹部损伤指数（penetratingabdominal trauma index，PATI）、美国创伤外科医师协会提出的结肠损伤评分（colon injury scale，CIS）和直肠损伤评分（rectal injury scale，RIS）用于评估伤情，指导手术方式选择。

5. 腹膜反折以上直肠损伤与结肠损伤相似，出现急性腹膜炎表现。直肠损伤位于腹膜外时无腹膜炎表现，由于细菌含量极高的成形粪便溢出，进入疏松而又血运欠佳的直肠周围间隙，很快引起严重的需氧菌和厌氧菌混合感染且广为扩散，若不及时引流，感染一般较严重，可导致组织广泛坏死、菌血症和脓毒性休克。

6. 单纯肛门括约肌损伤且未延误时机时应早期行肛门括约肌修补术，肛门括约肌损伤已延误治疗或伴有明显的复合损伤时，应延期修补肛门括约肌。

康复与护理

（一）经电子结肠镜取大肠异物护理方案

大肠异物直接从肛门取出困难时，可在电子结肠镜观察下，将异物经肛门妥善取出。具体护理可参照大肠息肉结肠镜治疗前后护理方案。

（二）大肠异物及损伤经腹腔镜及开腹手术护理方案

1. 手术前

（1）心理护理：对大肠异物患者，要做到不歧视患者，不用嘲笑和讽刺的语言，要尊重患者的人格，以平等的态度治病救人，要为患者的隐私保密。发生大肠损伤的患者，往往由于机械损伤而受到精神上的打击，患者常表现为受到惊吓、恐惧不安，甚至失眠。护士应态度和蔼、语言温柔地安慰和疏导，使其消除恐惧、树立信心，调整心态，积极配合手术。

(2) 术前准备：由于大肠异物及损伤属于肛肠科急症，患者入院即应争分夺秒妥善处理：①立即遵医嘱静脉取血，完成术前常规各项检查；②禁食禁水，根据病情，遵医嘱开放静脉通道，补充血容量，纠正电解质紊乱；③抗感染、抗休克治疗；④完成腹部手术前常规准备。

(3) 术前观察要点：①生命体征；②肠梗阻；③肠道出血；④腹膜炎；⑤肛门疼痛；⑥肛门直肠周围感染。

2. 手术后

(1) 病情观察：密切观察患者意识，严密监护血压、心率、体温、呼吸，注意有无并发症出现：①观察有无出血表现，如肛门有活动性出血，应立即通知医师给予处理；②观察有无腹膜炎表现，如腹痛加剧应及时通知医师；③观察有无感染表现，如出现发热应及时查明原因；④观察肠道功能恢复情况，如腹胀、排气、排便情况。

(2) 饮食护理：围术期间禁食，术后遵医嘱静脉补充营养摄入，根据肠道功能恢复情况，遵医嘱给予易消化饮食，逐渐恢复到正常饮食。

(3) 伤口护理：大肠异物及损伤后可出现腹部及肛门伤口。①腹部伤口：注意伤口渗出、引流管、造口情况，保持腹带松紧适度，嘱患者避免剧烈咳嗽，防止伤口震开，咳嗽时双手按压腹部伤口；②肛门伤口：定期泡洗、坐浴、中药化腐清创，注意观察疼痛、引流、肉芽生长及肛门功能情况。

其他护理参照急性肠梗阻手术护理方案。

健康教育

(一) 心理健康教育

大肠异物嵌塞在大肠内无法自行排出或取出，造成肠道损伤的情况，在临床上除了由外伤等引起外，还有一部分是性自慰患者的行为所致。故应对其进行心理健康教育、健康的性教育、必要的心理咨询，指出可能产生的危险性和严重的并发症，使他们认识到这样做的后果不仅会造成自身肠道的损伤，严重者还会引起肠穿孔及腹膜炎，甚至危及生命。

（二）饮食指导

平时饮食中，应避免进食过量不易消化的坚硬食物，如果皮、果仁等。养成良好的饮食习惯，细嚼慢咽，避免吞入小的骨头、鱼刺等。养成良好的排便习惯，定时排便，不可强忍或忽视，以防粪便堆积形成粪石划破肠道。

（三）大肠异物及损伤的预防

1. 医务人员应加强责任心，工作认真细致，避免医源性异物的发生。

2. 对精神异常者应严加看护，防止吞食或塞入异物。

3. 辅助遭受恶意攻击的受害者缓解心理创伤；对直肠藏毒者要移交公安机关处理。

4. 对高空作业者，特别是建筑工人等应加强安全作业教育，防止从高空坠落伤及肛门或肠道。

5. 护理结直肠异物的患者，除了要有较好的专业知识、熟练的急救技术外，还要求护理人员具备一定的沟通技巧。因性自慰患者往往即使在疼痛的情况下也不愿说出实情而容易掩盖病情，因此要求护士密切观察患者病情与变化，术后加强访视，减少并发症的发生。

（于锦利　石玮）

24. 先天性巨结肠症

先天性巨结肠症为国内许多参考书及文章中广泛应用的名称，按国际上惯用及病理基础，应称之为 Hirschsprung 病（Hirschsprung disease，HD）或无神经节细胞症更为准确。HD

为常见的小儿消化道畸形之一，发病率为1∶2 000~1∶5 000左右，男女比例为4∶1，位居消化道畸形的第2位，临床表现主要是胎粪排出延迟、顽固性便秘和腹胀，常并发完全性或不完全性肠梗阻和小肠结肠炎等，可影响患儿生活质量及生长发育，严重者甚至危及患儿生命。

诊断要点

1. **主诉** HD患儿的临床表现因年龄而有相应差异，大多数病例在出生后1周内发生急性肠梗阻。

2. **临床表现** 90%的HD患儿在出生后24~48h没有胎粪排出，或只有少量，必须灌肠或其他方法处理才有较多胎粪排出；呕吐为常见症状，次数不多、量少，亦可频繁不止。腹胀，多为中等程度。若患儿有腹泻、发热、腹胀加重及大便恶臭等临床表现，此时应考虑HD并发小肠结肠炎的可能。小肠结肠炎为HD严重并发症，约占HD患者死亡原因的60%。

3. **专科体检** 腹部膨胀，严重时可见皮肤发亮，静脉怒张，往往可见肠型及肠蠕动，听诊肠鸣音存在。肛门指诊，内括约肌紧缩，壶腹部有空虚感，如狭窄段较短，有时可触及粪块，拔指后有爆破样排气、排便，此为HD患儿的典型表现。

4. **辅助检查** X线钡剂灌肠（CE）：钡剂排空延迟是重要的影像学征象，CE检查可作为HD患儿的首选检查方法，不仅可以明确病变的范围、部位、肠管扩张情况及钡剂排出情况，同时有助于鉴别诊断，而且对于选择合适的治疗方法有较高的临床指导价值。直肠肛管测压：具有安全、无创、较高的特异度和灵敏度等优点，已成为诊断新生儿HD的一种常用方法。直肠黏膜吸引活检组织化学检查（RSB）：确诊HD的金标准。

治疗

无神经节细胞症的治疗除部分短段型外，一般均应手术治疗。

1. **非手术治疗** 在无条件手术或准备做根治术之前处理，注意纠正全身营养状况，行灌肠、扩肛、中西药泻剂等辅助治疗。

2. **手术治疗** 对于伴有小肠结肠炎、全身条件差或全结肠型的患儿，应先行结肠造口术。①经典手术方式：Swenson手术（脱出型直肠、乙状结肠切除术）、Duhamel手术（结肠切除、直肠后结肠拖出术）、Soave手术（直肠黏膜剥离、结肠于直肠肌鞘内拖出切除术）、Rehbein手术（结肠切除、盆腔内低直肠结肠吻合术）；②微创手术：与传统开腹手术相比，腹腔镜辅助巨结肠根治术具有术野清晰、创伤小、手术感染风险低、肠道功能恢复快等优点，但不适用于腹腔广泛粘连、腹胀明显无法建立气腹者，以及不能耐受 CO_2 气腹者。

3. **其他治疗** 神经干细胞移植：是治疗HD的一个新的领域，初步的动物实验表明异体和自体的干细胞移植是可行的。

说明

HD病因复杂，为多基因、多因素影响的遗传性疾病，同时受到环境因素和肠壁微环境的影响。其诊断主要依据患儿的临床表现和相关影像学检查，直肠黏膜AChE检查及活检是确诊的金标准。该病一经确诊，在条件允许的情况下应尽快手术。手术时机依赖于患儿的病情及对初步治疗的反应。对病情不稳定的患儿，结肠造口是安全的治疗手段。病情稳定有轻微小肠结肠炎病史的儿童经过一段时间的清洁灌肠后，可以行根治性手术。

康复与护理

（一）手术护理方案

1. **手术前** 做好术前准备是手术成功的关键。充分的术前准备是减轻术中感染、防止术后腹胀和切口感染、保证伤口愈合良好的重要措施。

(1) 加强家长的心理健康教育：①思想压力大：因患儿年龄偏小，机体对手术的耐受力差，家长由于缺乏疾病知识及相关护理知识，对手术效果、患儿术后恢复及远期生活质量等存在过多担忧，所以家长往往思想压力较大，顾虑较多，常常表现为焦虑，甚至产生悲观、失望等情绪；②心理健康指导：医护人员应重视患儿住院期间家长的心理反应，经常与家长沟通。针对患儿实际情况，结合以往病例手术效果，逐步向家长讲解巨结肠病因、正在采取的治疗方案、术前准备、手术方式、麻醉特点及术后预期效果等，并联系手术成功的患儿家长现身说教，使其消除顾虑，积极配合术前准备，并影响和教育患儿树立积极的态度。

(2) 肠道准备：规范的清洁灌肠能够有效地清除肠道内的积气、积粪，从而减轻腹胀，缓解肠管扩张段的张力，促进食欲，还可以减轻肠道炎症刺激及水肿，防止术中粪便污染，减少术后并发症，因此灌肠是术前肠道准备的重要环节。在手术之前，应每日对患儿进行回流灌肠。灌肠之前，应让家长了解肠道准备对于整个手术的重要意义，使家长积极配合。患儿由于恐惧灌肠插管时带来的疼痛与不适，而表现为哭闹及躁动，护理人员要耐心说服鼓励，并让家长陪同以减轻患儿的恐惧。灌肠时动作要轻柔，同时指导家长按摩患儿腹部、讲故事、谈话等、转移患儿的注意力，使患儿在轻松的氛围中接受治疗。

(3) 饮食准备：①饮食调节是术前采用的辅助方法，术前 3 天进高能量、高蛋白质、富含维生素、少渣半流质饮食，术前 2 天进流质饮食，术晨禁食，对于体质较弱、营养状况较差的患儿，必要时予以静脉营养治疗；②术前饮食指导：指导家长给患儿进食高能量、易消化的少渣食物，如鱼类、肉汤、新鲜果汁、鲜奶、肝泥、肉松等，少食或禁食粽子、黑米粥等难消化食品。另外，水果中苹果、香蕉含高纤维，在灌肠中容易造成堵管，应少食或不食。对于挑食或食欲不好的患儿，要做到饮食多样化，并且鼓励和其他患儿共同进餐，对于营养状况差、体质弱的患儿，向家长讲解术前输少量血浆、蛋白、鲜血或静脉营养液以改善患儿营养状况，达到纠正贫血或低蛋白血症的目的。

(4)应用肠道抗生素：给予甲硝唑口服2~3天(婴儿可将药片碾碎后冲入牛奶或糖水中喂服)。或术前3~5天用甲硝唑5~10mg/kg加入生理盐水20ml中保留灌肠。

2. 手术后

(1)严密观察病情及生命体征变化：患儿回病房后，与麻醉师交接术中情况。在患儿麻醉未清醒前，取去枕平卧位，头偏向一侧，保持呼吸道通畅。定时测量体温、呼吸、脉搏，予以氧气吸入，并注意观察口唇、甲床色泽的变化，注意观察全身情况及肛周渗血、渗液情况。

(2)营养支持：患儿因自身疾病导致营养状况差，加之手术后禁食、手术创伤等，应加强营养。能量供给：在患儿胃肠功能未恢复前应适当使用肠外营养，根据医嘱正确计算各种营养液的比例和量，选择合适的静脉输液，严格无菌操作，控制输液速度，营养液须现配现用。

(3)饮食护理：未开腹者6h后饮水，24h后给予母乳或菜汁，48~72h恢复术前饮食；开腹后一般于12~48h排气、排便，肛门恢复排气后可进流食，进食后无腹胀可改正常饮食。

(4)进食指导：禁食期间应向家长说明禁食的意义，教育家长不要在患儿面前进食或谈及饮食问题，以转移患儿注意力。拔除胃管后，观察患儿若无呕吐，排便排气顺利，腹部平软，肠鸣音正常时，先尝试进食少量葡萄糖水或白开水，若无腹胀、呕吐等不良反应，可开始进少量半流质饮食，食物以高能量、高蛋白、高维生素的少渣饮食为主，少量多餐，并逐渐过渡到正常喂养。给患儿喂奶需耐心细致，喂奶后竖抱患儿，轻拍其背部驱除胃内空气后，再放于病床上，并抬高患儿床头，头偏向一侧,以免呕吐致窒息或误吸。

(5)导管的护理

1)胃管的护理:妥善固定胃管,告知家长负压吸引器必须低于患儿身体水平,以便有效引流。保持胃肠减压通畅,翻身或活动时注意勿使引流袋牵拉脱出、扭曲、打折,6h 抽胃液一次,观察引流液颜色、性质和量,如有异常及时报告医师。术后观察腹胀、呕吐、肠蠕动恢复情况、排便的量及性质。每日更换引流袋,注意无菌操作。

2)导尿管的护理:术后留置 Foly 导尿管时,既要防止尿路感染,又要防止尿管气囊引起尿道撕裂,尤其是在术后全身麻醉清醒初期,为了防止以上情况的发生,可以将导尿管用胶布固定于大腿内侧。连接尿袋,并使引流管有一定的活动余地。由专人看护,每日用 1% 皮维碘棉球擦洗尿道口 2 次,术后 3 天予以拔除。

3)肛管的护理:术后常规放置适当直径的肛管,一是起到扩肛作用,二是保证排气及分泌物排出通畅,避免腹胀,促进吻合口愈合。所以术后必须观察肛管位置是否正常。肛管固定要牢固,必要时使用约束带适当约束患儿双下肢,以免肛管滑脱。在肛管末端连接简易接便袋并及时更换,注意观察引流物的性状。3~5 天后拔出肛管。如肛管脱落,应及时报告医师,发现肛管内大便排出量减少或不排便且腹胀明显伴呕吐时,应考虑肠吻合口狭窄。

(6)局部皮肤护理:患儿取平卧位,保持肛周皮肤清洁干燥,及时清除排泄物,每 2h 予 0.5% 碘附棉签擦拭肛周皮肤,如肛周皮肤发红、糜烂,应遵医嘱予呋锌油或鞣酸软膏涂抹肛周皮肤,亦可用红外线烤灯照射皮肤 2~3 次 /d,15~20min/ 次。

(7)实施 Duhamel 手术后护理:放置的钳夹一般 5~7 天可自行脱落。在此期间,要注意避免钳夹下坠脱落。可用棉垫垫衬,将患儿大腿稍分开外展固定。同时注意局部清洁,及时清除粪便,用生理盐水或呋喃西林棉球擦拭。

(8)结肠造瘘者:注意造口处肠襻的保护及血液循环情况,加强造口周围皮肤护理。

3. 延续性护理指导

(1)注重肛门功能恢复,提高患儿生活质量:采取正确、有效的扩肛方法,可有效地刺激肠蠕动,促进肠蠕动功能的恢复,提高患儿生活质量。术后2周可以开始扩肛,操作前需依据患儿年龄来选择扩肛器大小,逐渐增大扩肛器的型号。扩肛中患儿会排便、排气,切记不要拔出扩肛器,可继续操作。每日扩肛时间应统一固定,每次扩肛后嘱家属抱起患儿准备排大便,促进形成条件反射,训练排便习惯,改善排便功能,提高患儿远期生活质量。

(2)制订健康教育计划,提供术后生活指导:教会家属观察患儿排便情况,按时扩肛。

(3)定时到医院复查。

(二)非手术治疗护理方案

1. 护理疗法的目的 解除腹胀与便秘,缓解患儿痛苦。

2. 护理方法 以灌肠为主:①用一较粗的软肛管,轻柔地插过痉挛段和移行段,进入扩张段内;②先行排气,然后用注射器注入25~30℃的温生理盐水50ml左右,按摩腹部,使气、便通过肛管尽量排空;③反复灌洗直到流出液不含粪汁,腹胀缓解为止;④根据便秘和腹胀的程度,每日或隔日灌洗1次,并发小肠结肠炎时,灌洗2~3次/d。

健康教育

绝大多数先天性巨结肠症的患儿需手术治疗,所以听从医嘱、合理治疗很重要。对于一时不能确诊的患儿,家长要有思想准备及足够的耐心,遵医嘱定期复查,直至确诊或被排除诊断,这个过程一般可在1岁之内完成。先天性巨结肠手术后,孩子的大便往往不会立即正常,需要一个比较长的适应与恢复过程。大多数孩子手术后会出现大便次数增多及稀水样大便等现象，需经过耐心的调养。

（一）居家护理

1. 患儿出院后，指导家长保持患儿会阴部清洁，也可涂氧化锌软膏保护肛周皮肤，以免早期排便次数增多引起肛周炎症。

2. 有意识地培养患儿养成按时排便的习惯。

3. **家庭进行灌肠需要注意** ①肛管要软，插管动作轻柔，避免发生肠穿孔。②灌肠液用温生理盐水，忌用清水或高渗盐水，以避免发生水中毒或盐中毒。③灌入量与流出量大体相等，防止过多液体滞留在结肠内。灌肠确有困难者，可用混合洗肠液（甘油 15ml，50% 硫酸镁 30ml，生理盐水 45ml，共 90ml），按 30ml/kg 体重于灌肠前 2~3h 注入结肠，刺激排便。

4. 要定期复诊，以便进一步指导。

（二）饮食指导

1. 嘱患儿家属不要让患儿暴饮暴食，多吃水果、蔬菜和粗纤维食物，少吃辛辣刺激的饮食，注意饮食卫生，防止腹泻。

2. 嘱患儿不要挑食，少食辛辣等刺激性饮食。

（三）并发症的预防

肠穿孔的观察及处理：

1. 肠穿孔的特点为腹胀，肠形消失，腹壁紧张、光泽感明显，腹壁潮红，阴囊或阴唇红肿，全身反应差，拒奶，面色苍白，听诊时肠鸣音消失。为避免洗肠所致的肠穿孔发生，要加强对患儿的观察，发现可疑症状时，要及时就诊，行 X 线平片或透视检查，排除肠穿孔后方可进行灌肠。

2. 当患儿有严重的小肠结肠炎，即有明显的全身中毒症状、排出褐色腥臭的稀便时，应避免灌肠及插入较硬、较粗的灌肠管，防止肠穿孔。

（田磊　赵莹）

25. 先天性肛门直肠畸形

先天性肛门直肠畸形(congenital anorectal malformation, ARM)是新生儿外科最常见的消化道畸形,发病率约为1∶2 500~1∶5 000,男性患儿的比例略高。女性患儿最常见的是直肠前庭瘘,而男性患儿最常见的缺陷是直肠尿道瘘。所有ARM中,肛门闭锁无瘘的发生率为5%,其中95%的患儿同时患有Down综合征。肛门直肠畸形的发生是正常胚胎发育期发生障碍的结果。原因尚不清楚,泄殖腔膜及邻近的泄殖腔背侧发生缺陷被认为是导致ARM的最早原因。ARM的家族性发病表明其有遗传因素,尽管家族性发病率不高,但确实存在常染色体显性遗传模式。

诊断要点

1. **主诉** 新生后24h无胎粪排出或少量胎粪从尿道、会阴瘘口排出。

2. **临床表现** 患儿早期即可出现恶心、呕吐,呕吐物含胆汁,甚至为粪样物,2~3天后逐渐出现腹胀及低位肠梗阻表现;合并有瘘管畸形者,尿液中、阴道口有粪便排出;粪便经常污染会阴,可伴有泌尿、生殖系统感染症状。

3. **专科体检** 原正常肛门处无肛门开口,低位肛门闭锁者可见该处膜状组织覆盖,婴儿啼哭时可及冲击感;合并有瘘管者,可于会阴皮肤、阴道前庭、舟状窝处见瘘管开口。男孩需要检查会阴中线与阴囊中缝有无瘘管开口,可能位于皮下或皮肤表面,内含胎便;尿液中含胎粪则表明直肠尿道瘘的存在。女孩关键是确定会阴处开口的数目及位置,以下情况易发生误诊或漏诊:单独一个开口的一穴肛,前庭瘘误诊为阴道瘘或被漏诊。

4. **辅助检查** ①倒立侧位(Wangensteen-Rice)X线片:

在此X线片上有两个经典的标记线：P-C线(骶-耻线)、I线(坐骨线，即坐骨的最低点与P-C线的平行线)。直肠盲端高于P-C线即高位，如位于P-C线与I线之间为中位，如低于I线则为低位。②超声检查：可显示直肠盲端与肛门皮肤之间的距离，观察瘘管走向、长度。③瘘管或尿路造影：可见造影剂充满瘘管或进入直肠，对确定诊断有重要价值。④盆部MRI和CT：盆底MRI和CT三维重建不但能了解畸形位置，而且能够诊断骶椎畸形及观察骶神经、肛提肌、肛门括约肌的发育情况，也可作为术后随访的手段之一。

治疗

1. 手术原则 挽救患儿生命，术中保留耻骨直肠肌和肛门括约肌，减少副损伤，对早产儿、未成熟儿及合并严重心血管畸形患儿要简化手术、分期手术，重视首次手术，术式选择恰当。

2. 经典手术方式 ①肛门扩肛；②会阴肛门成形术；③后矢状入路肛门直肠成形术(posterior sagittal anorectoplasty，PSARP)；④腹腔镜辅助下腹(骶)会阴直肠肛门成形术。

说明

多数ARM患儿在接受手术后得以生存。应做到术前充分评估、术式的选择得当，还应考虑手术医师的经验、患儿状态及现有的条件。然而术后保证其生活质量同样非常重要。因此，当前ARM手术的目标是使患儿获得良好的排便、排尿和生殖功能，提高社会适应性。

康复与护理

先天性肛门直肠畸形手术护理方案

1. 手术前

(1) 手术前准备：①因患儿多数是母乳喂养，除供应足够的母乳外，还可额外补充高质量奶粉，保证患儿机体的需要，增加手术的耐受力。术前6h禁食，置鼻胃管行胃肠减压，防止呕吐误吸；②术前补液，纠正脱水及电解质失衡，应用抗生素；③有瘘管者，术前可做瘘管造影及清洁灌肠；④行MRI检查，了解括约肌发育情况、瘘管与邻近器官的关系；⑤对高度腹胀患儿，先行横结肠或乙状结肠造瘘，3个月后再手术；⑥对已行结肠造瘘患儿，可经造瘘口行两侧肠管造影；⑦完善心电图、乙肝六项、输血三项、肝功、血常规、凝血四项的检查；⑧调整饮食及睡眠，连续三天测生命体征正常，密切观察有无异常情况发生；⑨查无手术禁忌证后，向家属做好术前健康教育。

(2)心理护理：家属受传统观念的影响，怕受歧视，又担心手术的成败，时时处于焦虑、矛盾、紧张的心理状态中，医务人员应热情、细致，关心体贴患儿，用科学依据消除患者的传统观念，使其安心配合治疗护理工作。在治疗全程应给予患儿家长最大的心理支持和知情权。将术前和术后的治疗和护理重点、可能的并发症详尽地告知家长，取得家长们的理解和支持，以良好的心态配合治疗和护理。

(3)肠道准备：术前肠道的准备是预防术后感染的重要步骤。可采用生理盐水灌肠，按每千克体重50~100ml计算，水温39~41℃。由于患儿瘘管小，可选用一次性输液器代替肛管。灌肠前用液状石蜡润滑管道，动作轻柔，遇到阻力不可强行进入，缓慢旋转进入。灌肠时注意保暖并观察患儿生命体征变化。尽量减少暴露，避免受凉。术前可静脉补液或静脉滴注抗生素，禁食、禁水等。

(4)术前物品准备：因新生儿术前可能插胃管或导尿管，所需管的型号非常小，可事前和供应室联系准备好。

2. **手术后**

(1)一般护理：①患儿清醒后取蛙式仰卧位，用软垫将臀部垫高，两大腿分开并外展，臀部下垫无菌中单。②尽量暴露会阴及肛门,确保及时清理粪便。③密切观察患儿的生命体征,每半小时测体温、脉搏、呼吸、血压各一次,若发现异常及时通知医师处理。④准确记录24h出入量,控制液体输入速度。⑤术后禁食2~3天,减少排便次数(术后6h可进少量母乳或流食,如粥、烂面、碎菜等。24h后照常进流食,食宜营养丰富、易消化、少渣之品,忌生冷不洁食物及牛奶、糖、豆浆等产气多的食物。母乳喂养者,告知其母亦应注意饮食卫生,忌食辛辣刺激食品),防止手术伤口被污染。⑥对营养不良患儿进行液体营养支持,以促进伤口的愈合。⑦术后密切观察病情变化,术后大便是否从肛门处排出,大便的色、质、量;术后小便是否通畅,术后小便不利,但触之膀胱充盈者,可以手法按摩腹部,点按阴交、气海、关元、中极和背部肾俞穴助其排尿。

(2)肛门护理:术后如有大便或引流物流出时,及时清理,便后用生理盐水冲洗净肛门,注意温度适宜,39~41℃,勿过凉或过烫。轻轻擦干后,根据伤口情况,用中药生肌玉红膏或九华膏换药,1次/d。及时更换无菌中单。肛门处完全暴露,可使用护架支起被子,每日用微波治疗仪照射,注意距离,防止烫伤,保持肛门处干燥。小儿排便无法控制,保障随时更换敷料,保持创面清洁,便后以温盐水冲洗干净后,用安尔碘黏膜消毒剂消毒,再用无菌纱布敷于伤口,保持敷料干燥。

(3)造瘘口的护理:用凡士林纱布围住造瘘口,将吸引器放在床边,随时吸引漏出粪便。在造瘘口处套上粪袋,将凡士林纱布垫在皮肤和粪袋之间,并将氧化锌软膏涂抹在造瘘口周围皮肤上,以保护皮肤,使用专用造瘘袋以保护皮肤。

(4)各种管道的护理:妥善固定好各种管道,如引流管、导尿管、胃管、腹腔引流管等,保证管道通畅,防止滑脱。

(5)扩肛:术后因切口瘢痕挛缩,可导致肛门不同程度狭窄。将肛探插入气囊导尿管内进行扩张,可以减轻扩肛时对婴儿的刺激,肛探可从8~9mm开始。直径由细到粗至1.5cm

左右能顺利通过肛门直肠。动作应轻柔,并在肛门内滞留10~15min。术后10~12天开始,每日1次。

(6)生物反馈训练的护理要点:

1)提高患者及家属对疾病的认识:患者及家属对疾病的认识是治疗成功的基础,由于许多患者的年龄较小,且均经历过临床手术治疗,因此对医务人员及医疗场所存在一定恐惧感:而患者家属往往对生物反馈训练这种治疗手段了解甚少,对治疗效果存在顾虑,护士可根据患者及监护人的年龄阶段、知识结构、性格特点等,以通俗易懂的语言说明生物反馈治疗的原理,强调针对性生物反馈训练具有针对性强、无损伤、无副作用的特点,消除患者及家属的恐惧感和顾虑,帮助其树立信心,以更好地配合治疗。

2)饮食控制:饮食控制包括低渣饮食和减少高纤维素饮食,主食要以牛奶、面包和米饭等为主,尽量避免辛辣刺激性食物,减少粗粮等富含纤维素和韭菜等具有缓泻作用的食物摄入。

3)排便习惯的训练:排便习惯训练主要是利用胃-结肠反射,每日3餐后立即到厕所训练排便,20min/次,然后保持这种排便规律。开始时由护理人员监督进行,后回家训练。排便训练需长期坚持。对于存在术后便失禁患儿,养成这种排便规律可减少粪便在直肠内潴留,良好地配合和保持生物反馈治疗的效果。

4)做好记录:详细记录包括正常排便、便失禁和污便情况。做到准确及时地记录,同时在日记中记录每日膳食情况及饮水量,以供医师准确全面的临床评分,判定疾病程度。

5)操作中护理:在训练过程中,插入肛探电极或气囊应轻柔,在首次操作中患者往往有轻微不适或疼痛,此时要以语言安慰,分散其注意力,患者往往会很快适应。

3. 出院后护理

(1)术后10天指导家长进行肛门扩张,讲清扩肛的要领和时间。一般家长能自行操作需7~10天。同时教会家长进行会阴部护理,防止肛周炎症。

(2)建立严格的门诊随诊制度。嘱患儿术后半年内每月复查1次,2年内每2~3个月复查1次。

健康教育

肛门直肠畸形的治疗,除了采用手术治疗和正确的术后处理外,对有排便功能的患儿,还要对肛门功能进行长期、系统的随访和客观、准确的评估,并积极采取针对性的排便训练。出现社会、心理问题时,要取得多方配合,及时干预,以提高远期生活质量。

虽然现代医疗快速发展,治疗水平不断提高,小儿外科手术治疗先天性肛门直肠畸形的效果已基本令人满意,但术后相当一部分患儿存在不同程度排便功能障碍和心理行为问题。随着人们对健康问题认识和要求的不断提高,应认识到肛门闭锁根治术并不是患儿治疗的结束,更重要的是如何改善术后排便功能,调整患者的精神、社会心理状态,增加自我管理和生存技巧方面的知识,提高患儿的生活质量。

(一)居家护理

1. **疾病知识宣教** 告知患儿父母该病的发病机制、病因、临床表现、转归、治疗及预后等相关知识,针对不同文化层次父母对疾病知识了解程度及治疗需求的情况,进行有效的心理指导与护理;同时通过成功案例介绍、同种病例家属经验分享等方式,使其充分了解并正视本病,减少引起焦虑心理的不良刺激因素。

2. **加强造口护理** 特别是造口周围皮肤的护理,并对患儿主要照顾者进行专业的造口护理指导,是患儿顺利进行二期关瘘手术的关键。

3. **出院后应加强营养** 忌食辛辣刺激及生冷不洁之品,调整好大便,注意观察便条的粗细。

4. 先天性直肠阴道瘘患者的健康教育

(1)直肠阴道瘘患者,应保持肛门会阴部的清洁,及时更换护垫,防止发生皮肤、泌尿系统等感染。

(2)防止由于瘢痕挛缩而引起狭窄,指导患儿进行肛门功能训练,养成定时完成规律性排便的习惯,坚持护理半年促进肛门功能的恢复。

(3)直肠阴道瘘术后易复发。因此,术前应密切配合护士的清洁洗肠,排尽大便;术后禁食输液以降低复发率。

5. 先天性肛门闭锁患者的健康教育

(1)及时就诊,及时治疗:先天性肛门闭锁及早手术,能够减少患儿的痛苦,减少并发症的发生。因此,患儿家长应及时带患儿就医,使之得到彻底治疗。

(2)许多研究表明,生物反馈训练治疗便失禁的短期疗效十分明显,但在训练后 2 年疗效有逐渐下降的趋势,其疗效保持的好坏与定期复查次数、患者在家中自我训练的次数有很大关系。护士要在完成医院内的系统治疗后,给患者及家属予详尽的院外指导。

(3)使患者树立信心与恒心,强调坚持自我训练对巩固良好疗效的重要性。加强护理监督,为每例患者建立治疗档案,通过电话随访,督促患者坚持家庭训练,并随时解答、指导在家庭训练中出现的问题,这对于保持长期稳定的疗效是非常重要的。

(二)饮食指导

1. 先天性肛门直肠畸形因为肛门直肠发育不完善而引起大便不成形或排便不干净,手术后应食用一些少渣、容易消化的流质饮食或半流质饮食,如小米粥、稀饭、细面条、肉汤等。也可以用料理机把新鲜水果蔬菜搅碎食用,补充维生素和粗纤维利于排便。

2. 需要母乳喂养的患儿,手术之后要注意,喂奶量不要过多,感觉孩子的肚子已经有七分饱左右就要停止给孩子喂奶。由于术后还不太习惯肛门排便，所以尽量不要让孩子腹泻。

3. 减少刺激性食品，忌油腻，忌饮酒，忌海鲜，忌腥荤及发物，多食水果蔬菜。

（三）肛门直肠畸形疾病预防

本病为先天性畸变，肛门直肠畸形的发生是胚胎发育期发生障碍的结果，具体病因不明确，可能与环境因素、遗传因素、饮食因素以及孕期的情绪、营养等具有一定的相关性，故本病无法直接预防。早期发现、早期诊断、早期治疗对预防本病具有重要意义。孕期应做到定期检查，若孩子有发育异常倾向，应及时检查明确。

（田 磊　赵 莹）

Lower Gastrointestinal Disease Diagnosis and Treatment Manual

盆底及肛门周围疾病

26. 盆底肌痉挛综合征

盆底肌痉挛综合征是由于肛门外括约肌、耻骨直肠肌在排便过程中的反常收缩，导致直肠排空障碍性便秘的一种盆底疾病。也就是在排便时，肛门外括约肌和耻骨直肠肌不但不松弛反而呈反常的过度收缩，使粪便在直肠内滞留难以排出，导致顽固性便秘。

诊断要点

1. **主诉** 多为缓慢、进行性加重的排便困难。在排便时需过度用力，往往越用力粪便排出越困难，部分患者在排便时常大声呻吟、大汗淋漓；排便时间较长，有些需半小时以上。由于每次排便量少，粪便潴留于直肠，所以患者在排便后仍有便意、下坠感和直肠下段的重压感，因而有部分患者便次频繁，类似里急后重。部分患者常借助泻剂排便，泻剂的用量越来越大。

2. **临床表现** 可有耻骨直肠肌周围的感染史、经腹直肠切除术、痔手术、肛瘘手术、肛裂手术史等。

3. **肛肠科专科检查** 可发现肛管张力较高，有时手指插入肛门较困难，需用力方能通过肛管。肛直肠环肥大，肛管较长，长者达6cm以上。直肠壶腹后方变深呈囊袋状。做提肛动作时耻骨直肠肌后缘向前上方收缩，其边缘较锐。在模拟排便动作时，耻骨直肠肌后缘不松弛反而向前上方收缩，肛管压力亦增高。部分患者甚至盆底肌肉、臀部肌肉亦可产生痉挛性收缩。停止排便动作后肛管可松弛。

4. **辅助检查**

(1)直肠肛管测压：盆底肌痉挛综合征的患者，肛管的静息压、最大缩榨压明显高于正常人，肛管长度增加，直肠括约肌松弛反射消失、减弱或异常，直肠感觉功能降低。

(2)盆底肌电图：盆底肌电图主要描记外括约肌及耻骨直

肠肌在静息状态下、用力收缩肛门、模拟排便时的肌电图特征。耻骨直肠肌痉挛的患者,肌电活动减弱,动作电位电压下降,时间缩短,肌纤维放电密度增加,并有较多的短棘波多相电位,排便时活动明显。肌电图符合肌源性损害,可能由于肌纤维变性和炎症致电解质浓度改变,使肌纤维兴奋性增高,引起参与收缩的亚运动单位的肌纤维不同步收缩所致。耻骨直肠肌痉挛伴有直肠前突、直肠内脱垂的患者肌电图表现较复杂,呈混合性损害,既有神经损害特征,又有肌源性损害的表现,这种患者治疗困难,预后较差。

(3)球囊逼出试验:球囊逼出试验阳性对于已经排除了其他引起出口处梗阻病变的患者有一定诊断价值,因为直肠前突以及肛管黏膜脱垂的患者球囊逼出试验也有阳性者,故该项检查不能作为主要指标。

(4)结肠传输试验:如果传输标志物在直肠上段和/或乙状结肠停留的时间延长,在排除了其他出口梗阻型便秘的情况下能较好地反映耻骨直肠肌综合征的严重程度。因此,临床症状愈重、排便时间愈长的患者,残留标志物愈多,在直肠上段的停留时间愈长。该检查受周围因素影响很小,应作为该综合征的诊断指标之一。

(5)排粪造影:排粪造影是诊断盆底肌痉挛综合征的重要手段,特别是肛直角的大小变化有重要的诊断意义。肛直角代表盆底肌群的活动度。若力排时耻骨直肠肌不松弛反而加强收缩,甚至持续痉挛,则肛直角不增大,保持在90°左右或更小,因而影响排粪,导致便秘。如果排粪造影发现力排时肛直角不增大,仍然保持在90°左右或更小,可以表明盆底肌群痉挛者,不管有无耻骨直肠肌压迹或有否合并其他异常,即可诊断盆底肌痉挛综合征。

治疗方案

1. **保守治疗** ①生活干预:适用于症状轻、病史短者,应增加食物纤维摄入量，多吃富含纤维的食物，增加饮水量。②生物反馈治疗：常用压力介导的生物反馈及肌电介导的生物反馈，尤其肌电反馈治疗方法应用最多。③肉毒杆菌毒素注射治疗：采用向外括约肌顶袢处注射肉毒杆菌毒素的方法，是在生物反馈治疗失败后可采用的一种简单、易行、近期疗效满意的方法。但远期效果不肯定，且可能并发大便失禁。④扩肛术：应用扩肛治疗仪、扩张棒或局麻下行扩肛术，可使症状得到改善，服用泻剂的用量明显减少，是一种简单有效的治疗方法。

2. **手术治疗** 仅非手术治疗无效者才考虑手术治疗，但手术效果多不确切，或易复发。可能与本病为整个盆底肌的不协调活动，单独处理某一肌肉不能改变整个盆底肌的功能状态有关。另外，耻骨直肠肌切断或部分切除术后的瘢痕可能进一步加重排便困难。所以，手术治疗盆底肌痉挛综合征一定要慎重。

预案一：因为耻骨直肠肌肥大、瘢痕形成，理论上，切除部分耻骨直肠肌甚至同时切除部分外括约肌的手术是合理的。自 1964 年 Wasserman 报告该手术以后，国际上多个报道采用此手术使排便困难得以缓解，但近期资料证实其疗效不持久，一般在 2~3 个月后症状逐渐重现，有部分患者的症状较术前更为严重。

预案二：国内多个报道应用小针刀行耻骨直肠肌部分离断，近期效果良好，远期疗效尚需进一步验证。治疗要点在于操作后配合局部应用长效激素减轻瘢痕化，配合局部扩肛治疗。

预案三：耻骨直肠肌瘢痕挛缩者选用瘢痕松解术。术后气囊扩肛和粗纤维饮食可防止肌肉断端粘连复发，并帮助恢复排便反射。

说明

1. 盆底肌痉挛综合征的病因较多，如耻骨直肠肌周围的感染、先天性因素、长期排便困难或腹泻、医源性因素、心理因素、神经肌肉病变等。

2. 手术效果不佳的原因可能是盆底肌痉挛综合征不仅是耻骨直肠肌在排便时有反常收缩，尚有参与肛门自制功能的肌肉收缩不协调；另外，术后早期耻骨直肠肌反常收缩消失，但此后瘢痕组织又将耻骨直肠肌连接在一起，所以单纯切除部分耻骨直肠肌往往效果欠佳。

3. 其他如阴部神经阻滞治疗、微波疗法等，国内也有报道，但仍需更多临床验证。

康复与护理

（一）盆底肌痉挛综合征非手术治疗护理方案

对于盆底肌痉挛致便秘的治疗，无论是西药还是手术治疗，都存在副作用大及疗效不稳定等不足。美国结直肠病医师学会等认为生物反馈是目前盆底肌痉挛致便秘的疗法。因此，正确实施非手术治疗护理措施很重要。非手术治疗的护理措施主要包括：心理护理、饮食调节、生物反馈的治疗护理、提肛训练、运动指导、建立良好排便习惯等六个方面，其中生物反馈的护理措施尤为重要。

护理要点：

1. **心理护理** 许多便秘患者有抑郁、焦虑、强迫观念及行为等心理障碍，其便秘的原因与抑制外周自主神经对大肠的支配有关。此外，有些生活事件如分娩、丧偶、搬家等也能成为功能性便秘的诱发因素。因此，治疗期间要做好患者心理疏导，指导其掌握自我调节、自我放松的方法，如音乐疗法、交谈等，以调整机体整体状态，减轻焦虑等心理障碍。

2. **饮食调节** 指导患者忌辛辣刺激性食物，避免加重便秘，增加膳食纤维的含量及液体摄入量，饮水量不小于2 000ml/d，补充水分，润滑肠道。

3. **生物反馈治疗的护理** ①操作前：生物反馈训练实际

上是一种认识自我、改造自我的过程,因此,治疗前要耐心向患者解释生物反馈治疗的目的、方法和注意事项,取得患者的充分信任,使其积极配合治疗。②操作方法:将传感器插入肛内,在上腹部贴上电极。患者取卧位,面朝计算机屏幕,通过讲解,使患者能读懂屏幕上的波形变化,并理解曲线与自身肌肉运动的相关性。指导患者按要求做训练相关肌群交替放松、收缩、模拟排便等动作,使排便时盆底各组肌群协调运动,刺激和建立正常的排便反射,纠正便秘。③治疗结束后,指导患者记录排便方法,以保证记录的完整。

4. **锻炼肛门括约肌的功能** 进行提肛训练。方法:深吸气时收缩并提肛门,呼气时将肛门缓慢放松,一收一放为1次,每日晨起及睡前各做20~30次。

5. **运动指导** 避免久坐或久卧。应适当增加运动量,比如进行瑜伽、太极拳、游泳等运动或饭后行走30min以上,以刺激肠蠕动使粪便下移。

6. **建立良好的排便习惯** ①定时排便:每天早上起床后,无论有无便意均应到卫生间如厕;②排便时要精力集中,摒弃看报纸、杂志、吸烟等不良习惯,10min内未排出即停止蹲厕,避免久蹲。

(二)盆底肌痉挛综合征手术护理方案

1. **手术前**

(1)心理护理:患者因对手术情况不太了解或担心术后伤口疼痛等而产生恐惧或焦虑的心理。护士可以通过向患者讲解术前准备内容、术中、术后可能出现的反应以及应对措施、以往成功的案例等,消除患者的恐惧或焦虑,使其树立信心,以积极乐观的心态接受手术治疗。

(2)肠道准备:术前1日晚口服复方聚乙二醇电解质散剂,排便数次,直至清水,术晨用0.2%肥皂水灌肠后排便。术前晚上10时后开始禁食禁水。

2. **手术后**

(1)病情观察:术后监测患者生命体征,观察患者神志及伤口有无出血表现。

(2)体位与活动:术后平卧2h后改换舒适体位。手术当日禁止下地活动,以卧床为主。术后第1天开始下地活动,但要避免久坐久蹲,以免肛门内缝合处裂开。

(3)饮食护理:术后早期给予禁食,可饮水,禁食期间通过静脉补充营养。排便后开始进半流食,逐步过渡到普通饮食。正常饮食后,应多吃高营养、易消化的食物。忌食酒类及辛辣食物,防止刺激肛门发生血管充血扩张、排便疼痛,影响伤口愈合。

(4)伤口护理

1)评估伤口敷料有无脱落、有无渗血、渗液等,一旦发生,及时报告医师给予处理。

2)护士应遵医嘱进行伤口换药,1次/d。换药时注意无菌操作,同时评估伤口有无出血、水肿等。换药后,用止血带加压固定。

半导体激光照射治疗的护理:清洁伤口后,给予半导体激光照射治疗。半导体激光照射具有改善血液循环、促进组织修复再生、减轻水肿、消炎止痛的作用。每日2次,10min/次,治疗时间不宜过久。

(5)并发症护理:①出血:一旦患者出现面色苍白、出冷汗、头昏、心悸、脉细速或伤口敷料有渗血,提示伤口出血,应立即通知医师给予处理;②肛门坠胀:术后1周观察有无坠胀感,可指导患者进行适当的提肛运动或膝胸位,以减轻坠胀不适。

(6)疼痛护理:根据疼痛评分给予相应处理。首先要多关心患者,给予心理支持,精神放松是缓解疼痛的重要措施。轻度疼痛,指导患者听音乐、聊天等分散注意力的方法;中度疼痛,遵医嘱给予口服止痛药缓解疼痛;重度疼痛,遵医嘱给予肌注吗啡等镇痛药。

(7)排便护理:由于术前肠道准备等因素,术后第1天患者通常不排便,可以指导患者适当下地活动,晚上遵医嘱给予口服润肠药,术后第2天晨起后排便,排便时禁忌久蹲或用力。如有腹胀、排便困难等情况,护士可遵医嘱给予灌肠。排便后立即冲洗伤口及肛周皮肤,预防伤口感染。

健康教育

(一)居家护理

1. 出院后2周复查,待病情平稳后可3~6个月复查一次,一旦出现便血等异常情况及时就诊。

2. 保持心态平和、开朗乐观,有利于疾病的康复。

3. 适当运动,忌久坐、久站或久蹲,保持大便通畅。

4. 坚持提肛锻炼,缓解肛门坠胀,提高盆底肌的功能。

5. 接受生物反馈治疗的患者,注意观察大便的次数、性质、量,做好记录,并坚持按时到医院接受治疗。

(二)饮食指导

1. 多饮水,饮水≥2 000ml/d以上,清晨空腹温水或蜂蜜水300~500ml。

2. 饮食宜清淡、易消化,可多食粗纤维的食物,适量水果;忌烟,少饮酒。

(三)盆底肌痉挛综合征的预防

1. 规律生活,每日定时排便,改变不良的排便习惯。

2. **预防便秘** 注意调节饮食,保证每天适当运动及按摩肠胃的习惯,保持大便通畅。一旦发生便秘,不随意服用泻药等,应及时就诊,在医师指导下,进行治疗。

3. 保持身心健康,因为心理疾病可导致盆底动力异常,影响治疗效果。

(孙滨滨 李 玲)

27. 会阴下降综合征

会阴下降综合征是指盆底肌肉异常松弛引起的一系列临床症状群，如排便困难、排便不尽、会阴坠胀、大便失禁等。会阴下降综合征最初仅为放射学诊断，即在用力排便时肛管下降大于2cm即诊断为会阴下降综合征。目前临床上也用该标准诊断本病。目前研究表明会阴下降的患者共同特点是多部位、多系统、多脏器松弛性改变，以盆腔脏器为主。包括直肠、子宫及其固定结构、直肠阴道隔松弛、腹膜腔位置过低、盆腔以上各部位结肠固定的松弛。

诊断要点

1. **主诉** 主要症状为排便困难，排便时间明显延长，不管大便是否干硬，排便均费力，常有空排，患者自觉大便到不了肛门口，使不上力，应用泻剂不能解决问题。可合并便失禁、尿失禁症状。因患者多合并直肠内脱垂，可有黏液增多。若合并外伤，可导致直肠出血。在疾病的晚期或者会阴下降严重者，患者在长期站立或久坐后，可有难以定位的会阴不适，平卧或睡眠时减轻。疼痛与排便无明显的关系。

2. **病史** 多见于30岁以上的经产妇，多有产伤史，于分娩大体重儿、产程延长、使用产钳助产，尤其是多胎妊娠后出现。

3. **肛肠科专科检查** 可发现肛管、盆底肌肉较为松弛，可触及脱垂的直肠黏膜，合并直肠前突等。

4. **辅助检查** 排粪造影：在影像学上表现为耻尾线肛上距加大、骶骨分离、肠疝及正位像的直肠左右折曲等。肛门直肠测压：测压结果表明，会阴下降患者的肛管压力明显降低，尤其是缩榨压；直肠感觉容量增加。阴部神经潜伏期测定：会阴下降综合征患者的阴部神经潜伏期明显延长、振幅显著降低。

治疗方案

1. **保守治疗**

预案一：便秘患者常用的保守治疗方法对于会阴下降的患者疗效不佳。可坚持提肛锻炼，争取重建盆底肌的部分弹性，如果有效，这种锻炼和避免用力排便的方式应终身坚持。

预案二：生物反馈治疗对直肠肛管的功能没有明显的改善，但对有大便失禁的会阴下降综合征患者有效，因为生物反馈治疗能改善直肠感受器的功能。

2. **手术治疗** 外科手段不能阻断因年龄增大导致的结缔组织退变松弛，但可以矫正这种退变造成的某些明显的解剖变化。对于盆腔或腹腔内脏的松弛病变实施紧固手术，可以改变因这些松弛病变导致的通道阻塞，以及压迫之类的病变，起到缓解症状的作用。因而，外科手术治疗盆底松弛综合征具有一定的价值。

预案一：目前国内外文献报道对于会阴下降综合征的手术方法，主要是盆腔紧固手术，包括盆底重建、子宫固定、直肠悬吊及冗长乙状结肠切除。

预案二：必要时加直肠前突修补等。

说明

1. 会阴下降综合征的病因主要为过度用力排便及产伤，其他如盆底组织松弛、神经损伤、盆底肌功能障碍及直肠前突等。

2. 经盆腔紧固手术后，不仅能改善排便困难症状，而且可缓解会阴及肛门疼痛。

康复与护理

(一) 会阴下降综合征非手术治疗护理方案

护理要点:

1. **养成良好的排便习惯** 定时排便,避免过度用力排便,每次排便时间不宜过长,不超过 10min,适当使用纤维制剂帮助排便,从而避免进一步加重盆底肌损害。

2. **锻炼肛门括约肌的功能** 进行提肛训练。方法:深吸气时收缩并提肛门,呼气时将肛门缓慢放松,一收一放为1次,每日晨起及睡前各做 20~30 次。坚持提肛训练是减轻会阴下降、恢复盆底肌张力、改善症状的基本方法。

3. **积极治疗伴随症状** 一旦对伴随直肠内套叠或直肠脱垂的会阴下降综合征诊断明确,患者立即积极治疗。目的是减轻症状、避免盆底肌进一步损害。

(二) 会阴下降综合征手术护理方案

1. 手术前

(1) 心理护理:大多数患者病史较长且反复发作,对治疗缺乏信心,易产生焦虑、紧张的心理,加之对疾病的不了解,会有恐惧心理。护士要认真倾听患者的主诉,对存在的心理问题采取针对性的护理,耐心地向患者讲解疾病的相关知识、手术治疗的必要性与安全性,消除其对手术的恐惧心理,减轻心理负担,使患者保持良好的心理状态,积极配合手术治疗。

(2) 肠道准备:术前 1 日晚口服泻药复方聚乙二醇电解质散剂,排便数次,直至清水,次日术晨用 0.2% 肥皂水灌肠后排便。术前晚上 10 时后开始禁食禁水。

2. 手术后

(1) 病情观察:术后监测患者生命体征,观察患者神志及伤口有无出血、疼痛、肛门坠胀等表现。

(2) 饮食指导:经腹部手术的患者,术后给予禁食禁水,肠蠕动恢复后,开始进食和饮水;经肛门术后的患者,术后 2~3

天内禁食，可饮水，3 天后进流质或少渣饮食，正常排便后给予普通饮食。

(3) 伤口护理：

1) 评估伤口敷料有无脱落、有无渗血渗液等，一旦发生及时报告医师给予处理。

2) 护士遵医嘱给予伤口换药治疗，每日 1 次。换药时注意无菌操作，同时评估伤口有无出血、水肿等。换药后，用止血带加压固定。

3) 半导体激光照射治疗的护理：清洁伤口后，给予半导体激光照射治疗。半导体激光照射具有改善血液循环、促进组织修复再生、减轻水肿、消炎止痛的作用。每日 2 次，10min/ 次，治疗时间不宜过久。

4) 并发症：①出血：一旦患者出现面色苍白、出冷汗、头昏、心悸、脉细速或伤口敷料有渗血，提示伤口出血，应立即通知医师给予处理。②肛门水肿：术后水肿的发生与微循环障碍密切相关，以术后 7 天内最明显。由于术后过早排便或便秘，粪块堆积于直肠，影响局部血液循环。措施：卧床休息，减少活动，局部用高渗盐水、50% 硫酸镁或葡萄糖溶液湿敷或中药湿敷，2 次 /d。同时遵医嘱给予抗生素控制感染。

(4) 疼痛护理：根据疼痛评分给予相应处理。轻度疼痛：指导患者听音乐、聊天等分散注意力的方法；中度疼痛：遵医嘱给予口服止痛药缓解疼痛；重度疼痛：遵医嘱给予肌注吗啡等镇痛药。同时多关心患者，给予心理支持。

(5) 排便的护理：术后 7~10 天内禁忌灌肠。每日便后清洁肛门、会阴部，可采用温水、1∶5 000 高锰酸钾溶液或中药熏洗坐浴，2 次 /d，5~10min/ 次。

(6) 盆底肌肉锻炼：患者应掌握正确的盆底肌肉收缩方法，并有意识地对以提肛肌为主的盆底肌肉群进行自主性收缩锻炼，以增强盆底支持张力。锻炼方法：采取任何体位，以最舒适为宜，在肛提肌运动的同时配合呼吸，吸气时收缩肛门，再收缩尿道，呼气时放松，呼吸保持深而缓，每次收缩不少于3s，15~30次/min，2~3次/d。此方法是减轻会阴下降、恢复盆底肌肉张力的基本方法。

健康教育

（一）居家护理

1. 患者出院后，生活要有规律，可适当进行锻炼，以不疲劳为宜。定时随访。

2. 忌食辛辣等刺激性食物，戒烟、酒，每日补充足够水分，多吃富含高膳食纤维素、植物油脂类的食物。

3. 保持开朗、乐观的情绪，有利于疾病的康复。

（二）会阴下降综合征的预防

1. 养成定时排便的习惯，避免有意识地抑制便意或过度用力排便，每次排便时间不宜过长，不超过5~10min。在恢复期间，如有不适，应及时就诊。

2. 坚持提肛肌的锻炼，提高盆底肌肉群的自主性收缩力，可对预防会阴下降综合征起到积极的作用。

（孙滨滨　李　玲）

28. 耻骨直肠肌综合征

耻骨直肠肌综合征（puborectal muscle syndrome）是一种以耻骨直肠肌痉挛性肥大，致使盆底出口处梗阻为特征的排粪障碍性疾病。组织学改变为耻骨直肠肌肌纤维肥大。

诊断要点

1. **病史**　起病缓慢。

2. **临床症状**　进行性加重的排粪困难，排粪过度用力，排粪时间过长，每次达0.5~1h，粪块细小，便次频繁及有排粪不尽感。排便前后常有肛门及骶后疼痛或直肠下段重压感。

3. 专科检查 直肠指诊：肛管长度、紧张度增加，耻骨直肠肌较肥大，有时有锐利边缘，常有触痛。

4. 辅助检查 ①排粪造影：为耻骨直肠肌综合征诊断的重要指标。表现为在静止、摒便及排便相显示肛直角变小，肛管变长，造影剂不排或少排和耻骨直肠肌“搁架征”。②球囊逼出试验：50ml 气囊自直肠排出时间延长（常超过 5min）或不能排出。③肛管直肠测压：静止压及收缩压均明显增大，括约肌功能长度增大，可达 5~6cm。④盆底肌肌电图：耻骨直肠肌可有不同程度的异常肌电活动。诊断阳性率高于排粪造影。⑤结肠传输功能检查：仅在乙状结肠、直肠处存在延迟。

治疗方案

根据症状轻重、病史长短等的不同，对于耻骨直肠肌综合征可以选择一般治疗、排便训练、肛门扩张术、外科手术等治疗。

预案一：一般治疗 对于症状轻，病史短的患者，可先行一般治疗，包括①饮食调节，足量饮水，1 500~3 000ml/d，增加纤维素摄入（如麦麸 15~30g/d）。②生活调理，增加运动，养成定时排便如早餐后排便习惯。

预案二：肛提肌锻炼 自行膝胸位反复提肛训练，帮助恢复耻骨直肠肌的松弛。

预案三：药物治疗 只能用容积性和润滑性泻药。

预案四：生物反馈治疗 生理反馈治疗即训练患者排粪时松弛耻骨直肠肌，正确用力排便。它介于生理治疗和心理治疗之间，是目前耻骨直肠肌综合征的首选方案。

预案五：肛门扩张术 肛门扩张不仅能影响内括约肌，而且能阻止外括约肌和耻骨直肠肌静止期的生理性收缩，从而减少耻骨直肠肌反向收缩。

预案六：肉毒杆菌毒素注射 A 型肉毒杆菌毒素是一种潜在神经毒性物质，通过抑制乙酰胆碱的释放可在几小时内导致肌肉瘫痪/松弛。

预案七：骶神经电刺激（SNS）外括约肌和盆底肌受来源于脊髓骶段的骶神经支配。刺激骶神经，可增强外括约肌收缩和调节直肠对大便的感受，对排便不尽感、排便困难、肛门疼痛等症状均有改善。

预案八：其他非手术治疗　可采用中医药方法治疗，中药以补肾健脾，疏肝理气，配合情志调节。针灸、按摩、穴位埋线等方法亦可取得一定的疗效。

预案九：外科手术治疗　包括耻骨直肠肌松解术、耻骨直肠肌部分切除术、耻骨直肠肌部分切断术、耻骨直肠肌缝合术及切断反转包埋术。

说明

1. 耻骨直肠肌痉挛只表现为排便时的肌肉异常收缩，与耻骨直肠肌综合征都有动态造影过程中钡剂不排出或少排出。

2. 盆底动态MRI不仅对直肠黏膜及其周边软组织显影清晰，能明确显示周围器官形态、位置等，而且在老年女性便秘患者的诊断、治疗、手术方式的选择与评估上，与排粪造影有互补作用，近年在临床上的应用越来越广泛。

3. 生物反馈主要包括①肛内肌电图反馈训练（EMG）；②直肠内气囊扩张训练（BT）；③家庭挤压-放松训练（HT）。不足在于①适用对象特异，只对耻骨直肠肌痉挛患者效果显著，当耻骨直肠肌肥大或瘢痕化时效果不佳；②疗效受患者心理因素影响较大。

4. 肛门扩张术操作方法：常规消毒麻醉后，进行指法扩肛，扩张至可容4指，扩张时间5min左右，每周1次。

5. 肉毒杆菌毒素注射不良反应有暂时性大便失禁，但多可恢复。优点是不受患者心理因素的影响，不引起矫枉过正或永久性括约肌损伤。缺点是受稀释体积、注射方法、特异性抗体、药物活性和肌肉功能等多种因素影响，且毒素2~3个月便失去效力，必须重复注射以维持疗效。

6. 外科术后会引起肛管自控能力的减弱，大便失禁发生率高，且总体效果不佳，多不主张早期使用。目前认为，只有当耻骨直肠肌肥大、纤维化或挛缩导致肛管上段狭窄，正规保守治疗无效且排便困难进行性加重时，才考虑外科治疗。

康复与护理

(一) 耻骨直肠肌综合征非手术护理方案

护理要点：

1. 一般护理

(1) 饮食调节，足量饮水（2 000~3 000ml），膳食富含纤维素（如麦麸30g，至少15g/d，加水>150ml）。

(2) 生活调理，增加运动，避免久坐，养成定时排便习惯。

(3) 必要时使用泻药，泻药只能用容积性和润滑性。有结肠刺激症状时只可偶尔使用。

(4) 功能锻炼，自行膝胸位提肛肌锻炼，帮助恢复耻骨直肠肌的松弛。

2. 心理护理

(1) 给予心理疏导，消除顾虑，保持乐观的情绪。

(2) 讲解相关治疗和训练的方法，取得患者的配合。

3. 饮食护理　避免进食过少或食品过精，缺乏残渣将减少对结肠运动的刺激。适当吃红薯、豆类、韭菜、苹果等膳食纤维多的新鲜蔬菜水果，刺激肠蠕动，以阻断由于便秘导致用力排便，加重盆底松弛性改变的恶性循环。

4. 排便护理

(1) 保持大便通畅：无糖尿病的患者可使用30ml米醋加两勺蜂蜜，加上3~5倍的水，在每顿饭后喝；或蜂蜜水、甘蔗汁各1杯，拌匀，每日晨空腹饮。

(2) 每日早晚按摩腹部，促进肠蠕动。

(3)排便困难时,遵医嘱给予缓泻药或灌肠排便。

(二)耻骨直肠肌综合征手术护理方案

1. 手术前

(1)肠道准备:(参照会阴下降综合征手术前肠道准备)。

(2)阴道准备:术前行1:5 000高锰酸钾溶液阴道冲洗,减少阴道内细菌含量,预防感染。

(3)心理准备:准备接受手术的患者,往往由于害怕手术、疼痛而产生恐惧心理,护士应态度和蔼、亲切温柔,帮助其消除恐惧,树立信心,让患者了解术前准备工作及术中、术后可能出现的反应,以健康的心态积极配合手术。

2. 手术后

(1)术后禁食补液,能进食后需多食纤维素、油脂性食物、植物性食品,如松子、蔬果、香蕉、草莓、苹果等;口服益生菌;忌烟酒、辛辣,忌吃生冷食物,多饮水、多活动。

(2)做好引流管护理:妥善固定引流管,防止扭曲、受压、脱落,确保引流通畅。

(3)保持手术区清洁,一般术后24h拔除引流橡皮片;注意切口是否有出血、裂开,避免感染及窦道形成。

(4)预防吻合口瘘,确保有效胃肠减压、肛管排气以减轻吻合口张力,鼓励并协助患者早期活动,促进肠蠕动及早期恢复肠壁血液循环,利于吻合口愈合。

(5)预防切口和腹腔内感染:遵医嘱应用有效的抗生素。

健康教育

(一)居家护理

1. 养成良好的生活习惯 多饮水,多活动,合理安排生活和工作,做到劳逸结合,避免久坐或久卧。

2. 养成良好的排便习惯 每日定时排便,形成条件反射,建立良好的排便规律;排便的环境和姿势尽量方便,避免抑制便意、破坏排便习惯。

3. **不可忽视便意** 因排便反射部分是随意的，有便意而不排便，久之会导致大脑皮质对来自直肠的刺激失去敏感性，故有便意时一定要及时排便。

4. **慎用泻剂** 长期应用泻剂可导致肠肌壁间神经丛损害，导致继发性慢转运型便秘，加重病情。

5. 教会患者应用手握灌肠器自我灌肠的方法，可在家里自行解除便秘。

6. **遵医嘱应用营养神经的药物** 如维生素 B_1、维生素 B_{12}、维生素 B_6、ATP 等，以帮助神经恢复。

7. 教会患者膝胸位提肛锻炼，帮助恢复耻骨直肠肌的松弛，有助于症状的改善。

8. **保持良好的心理状态** 心情舒畅，性格开朗，良好的人际关系等。

(二) 耻骨直肠肌综合征的预防

1. 调整心态，保持良好的情绪。

2. 合理膳食，注意饮食调整，保证食物的量、质及多样性。

3. 生活规律，避免久坐，加强体育锻炼，改善自主神经功能；有便意时不要忽视，及时排便。

4. 不滥用泻药，否则会使肠道的敏感性减弱，形成依赖，造成便秘。

5. 腹肌的锻炼有利于胃肠功能的改善，排便前顺时针绕肚脐按摩腹部，增加肠蠕动。

6. 注意生活细节，早发现早诊断是本病防治的关键。

（张俊美 马春红）

29. 藏 毛 窦

藏毛窦是原发于臀沟的皮下感染性疾病，常反复破溃形成窦道，也可形成急性脓肿。藏毛窦虽然经常在文献中被称为藏毛囊肿,但并不是真正的囊肿。

诊断要点

1. **主诉** 骶尾部有肿块胀痛,或破溃后间歇溢出分泌物和脓液。

2. **病史** 可有骶尾部外伤史,常有骶尾部脓肿切开引流病史。

3. **肛肠科专科检查** 可发现骶尾部皮肤破溃口或包块,用手可触及皮肤下纤维条索向臀沟方向延伸,臀沟中线对应处可见皮肤小凹(pit,原发口),有时可见小凹处毛发吸入,病灶与肛门没有关系。

4. **辅助检查** 超声及磁共振检查可协助诊断,明确病变范围和深度。磁共振还可观察有无骶尾骨及椎管内病变,有利于鉴别诊断。

治疗方案

藏毛窦的彻底治愈方式为手术治疗,形成急性脓肿时应先切开引流,二期再进行根治性手术。根据慢性窦道的位置、范围不同,手术方式多采用个体化治疗方式(资源 15)。比较常见的手术方式如下:

预案一:病变整体切除,造袋缝合 手术操作简单,成功率高,但愈合时间长,瘢痕相对较大。

预案二:病变整体切除,水平皮瓣成形术 适用于窦道靠近中线者。

预案三:病变整体切除,旋转皮瓣成形术 适用于窦道偏离中线者。

预案四:pit 摘除术 适用于藏毛窦伴骶尾部大范围感染者。

预案五:脱细胞异体真皮填塞术 适用于窦道较长,管腔较规则,无分支及脓腔者。

说明

1. 目前认为，藏毛窦是后天获得性疾病而非先天性疾病，好发于青春期，危险因素包括：男性、多毛体质、肥胖、久坐等。

2. **藏毛窦的发病机制** Karydakis 认为藏毛窦是脱落的毛发在臀沟聚集，从薄弱点刺入后形成的。Bascom 等认为臀沟中线处的小凹为增大扩张的毛囊，毛囊扩张后原位毛发被吸入。无论哪种机制，毛发、臀沟摩擦产生的力和臀中线皮肤的易损性是藏毛窦形成的 3 个主要因素。

3. 藏毛窦急性脓肿时，臀沟中线小凹因组织肿胀可不明显，待脓肿切开引流手术后急性炎症消退时可再明确诊断。

4. 病变切开搔刮或整体切除后伤口开放的手术方式因愈合时间长、瘢痕大，目前已较少采用。文献报道，病变整体切除后直接中线缝合手术失败率和复发率较高。

5. 藏毛窦病变整体切除，皮瓣成形术一期缝合伤口的关键处理在于抬高臀沟和避免中线缝合。

6. 旋转皮瓣成形术需根据病变位置个体化选择，包括 Limberg 皮瓣、Dufourmentel 皮瓣及可变性四边形皮瓣等。

康复与护理

(一) 骶尾部藏毛窦手术护理方案

1. 手术前护理

(1)心理护理：藏毛窦易反复发作，对患者生活和工作造成很大影响，面对手术，患者往往产生焦虑和恐惧的心理。护士给予其心理疏导，耐心向其讲解疾病知识、手术方案、手术经过、麻醉方式，重点讲解专家既往治疗效果以及成功案例，消除患者焦虑和恐惧，树立信心。

(2)备皮：术前常规备皮。患者大多为体型肥胖、臀沟较深、毛发浓密的男性，而且臀沟处皮肤潮湿，因此备皮过程中，特别注意动作轻柔，以避免损伤皮肤。

(3)肠道准备：术前晚开始禁食，口服复方聚乙二醇电解质缓泻剂后排便数次，直至清水。手术当日晨给予0.2%肥皂水、甘油灌肠剂各灌肠1次，排空肠道残余粪便。

(4)床上排尿训练：在术前1~2天开始训练床上排尿，2次/d。预防术后因不习惯床上排尿而引起排尿困难或尿潴留的发生。

2. 手术后护理

(1)病情观察：监测生命体征变化，高热时给予物理降温。注意患者主诉，发现异常，立即通知医师。

(2)体位与活动：术后1~2天卧床，尽量采取仰卧或俯卧位。术后2天后开始下地活动，暴露伤口，有利于创面愈合。

(3)饮食指导：术后禁食6h，之后可进食营养丰富、清淡易消化饮食，多饮水。排便后多食高蛋白、高维生素、粗纤维饮食，多吃新鲜蔬菜水果，防止大便干燥，保持大便通畅。

(4)切口护理：术后加压切口2h，预防伤口出血。观察切口敷料有无渗血、渗液。每日换药一次，注意无菌操作。切口渗液较多或排便污染时，应及时更换敷料，保持切口敷料清洁干燥，防止感染。同时，遵医嘱给予抗生素，预防切口感染。

(5)疼痛护理：①观察疼痛的部位、性质、程度、持续时间，做好疼痛评分，可应用疼痛自评工具“数字评分法(NRS)”评分，记录具体分值；②协助患者变换舒适体位；③指导其听音乐等分散注意力，减轻疼痛；④遵医嘱耳穴贴压，取肛门、直肠、交感、神门、皮质下、三焦等穴；⑤必要时遵医嘱给予止痛药。

(6)排便护理：由于术前禁食禁水、清洁灌肠等因素，术后第1天患者通常不会排便，但应鼓励患者适当活动，增加肠蠕动，以利排气、排便。术后第1天睡前口服通便药，一般第2天晨起即排便。如有腹胀、排便困难，可给予灌肠以利排便。

（二）改良菱形转移皮瓣成形术治疗骶尾部藏毛窦的护理方案

1. 手术前护理

（1）、（2）、（3）同骶尾部藏毛窦手术护理方案的术前护理。

（4）床上排尿训练：在术前1~2天开始训练床上排尿，2次/d。预防术后因不习惯床上排尿而引起排尿困难或尿潴留的发生。

2. 手术后护理 皮瓣转移手术治疗藏毛窦常见的术后并发症及复发的原因是切口裂开、切口积液。因此，术后护理重点在于密切观察伤口变化，制订保护伤口的护理措施，减少各种增加切口张力的因素。

（1）体位与活动：术后过早或不恰当的活动可增加伤口出血、裂开的机会。为防止术后并发症的发生，制订具体的卧床与活动计划：①手术当日俯卧位6h，护士密切观察患者生命体征变化，保持呼吸道通畅。②术后6h后至术后第4~5天，绝对卧床，禁止平卧位，以防止伤口受压，造成局部皮瓣组织缺血坏死。卧床期间，患者可通过俯卧位与侧卧位交替变换，来缓解肢体疲劳，增加舒适感，提高耐受性。③术后第4~5天之后根据切口情况开始下地活动，每次活动的时间长短和活动量，可结合患者体力和耐受程度来制订，以不加重患者伤口疼痛及疲劳为宜。④由于卧床时间相对较长，注意保护骨突出部位，防治局部组织长时间受压而受损，同时防止下肢深静脉血栓的形成。⑤指导患者正确的翻身方法，防止不恰当的姿势造成伤口受压或抻拉。翻身方法：由俯卧位向左或向右翻身侧卧时，以躯干为纵轴，腰臀部放松，借助双臂推床的力量，使躯干部顺势侧卧，用靠枕支撑患者背部，使背、腰、臀部肌肉放松，防止疲劳。翻身时禁止弓背、翘臀等动作，以免增加伤口表面张力。

（2）保护切口：①弹力腹带加压固定伤口，降低伤口表面张力，减轻疼痛和肿胀。特别是体形肥胖的患者，合理地使用腹带，可以有效地减少伤口积液的发生率。②具体方法：术毕立即开始使用弹力腹带固定伤口；使用期间，每2~4h松开腹带10min，观察伤口敷料、伤口周围皮肤情况，防止腹带包扎过紧影响血液循环，造成周围皮肤的压力性损害。男性患者注意腹带松紧适宜，防止过紧挤压会阴。

(3) 切口观察与换药：①术后，护士要密切观察伤口皮瓣温度、颜色，局部有无红肿、出血、水疱等异常情况，一旦发现立即通知医师；②每日协助医师进行伤口换药，保持伤口敷料清洁干燥；③换药时，严格执行无菌技术原则；当患者排便后，护士应先协助患者清洗肛门，再通知医师换药；④一般术后第10天开始间断拆线。

(4)引流管护理：①皮瓣切口处引流管接负压并妥善固定，保持引流管持续负压和通畅，防止引流管打折、抻拉、脱落。及时记录引流液色、量、性质变化。② 24h引流液 <10ml时，护士报告医师，并协助医师拔除引流管。

(5) 饮食与排便：严格控制饮食，防止过早排便，增加伤口出血、裂开的机会。具体措施是：①术后控制进食4~5d，其间以口服肠内营养粉及静脉补液来供给机体营养，之后改为半流食，逐渐过渡到普通饮食。②术后3~4天内不排便，第4或5天晚开始遵医嘱口服润肠药，次日开始排便，保持大便通畅。③当患者可正常饮食后，每日要多食水果和蔬菜，多饮水，防止大便干燥。同时，指导患者正确的排便方法及排便的注意事项，提高患者依从性。如指导患者排便时，不可用力屏气，禁止弯腰弓背，以免伤口裂开等。排便费力时，遵医嘱给予灌肠。④每次排便时间控制在5~10min。

(6) 预防尿潴留：术前训练床上排尿，使其尽早习惯床上排尿的体位；排尿前，减少无关人员在室内走动，遮挡患者，保持安静，使患者集中精力排尿；必要时采用热敷下腹、听流水声、冲洗会阴等诱导方法。

健康教育

（一）居家护理

1. **饮食** 宜营养丰富、高维生素、粗纤维饮食，多饮水，多吃新鲜蔬菜水果，防止大便干燥。

2. 保持骶尾部皮肤清洁干燥，定期剃除骶尾部毛发或运用激光永久脱毛，避免局部发生疖肿等感染，防止复发。

3. 出院后3个月不要剧烈活动，如骑车、登山等，避免弯腰、下蹲、久站久坐等，防止伤口张力过大，造成伤口裂开。

4. 定期复查，以便了解伤口恢复情况，防止复发。复查时间为出院两周后复查一次，以后3个月、半年、1年各复查一次。

5. 保持开朗、乐观的情绪。

（二）排便护理

1. 保持大便通畅，每次排便时间控制在5~10min。勿久站久蹲。

2. 患者排便时，不可用力屏气，禁止弯腰弓背，以免伤口裂开等。

3. 排便后及时清洗肛门，防止粪便污染切口。

（三）骶尾部藏毛窦的预防

1. 注意个人卫生，保持骶尾部肛周皮肤清洁干燥。

2. 避免长期久坐。

3. 饮食清淡，适当运动，避免肥胖。

4. 穿衣舒适宽松，避免骶尾部局部皮肤潮湿及破损。

资源 15
藏毛窦局部皮瓣缝合术

（段宏岩　于锦利　乔东红）

30. 会阴部急性坏死性筋膜炎

Fournier 坏疽（Fournier's gangrene，FG）又称坏死性筋膜炎，是由多种细菌混合感染引起的一种发生在会阴、腹股沟和生殖器等部位的坏死性筋膜炎。主要特点是病变部位皮下动脉的闭塞性动脉内膜炎，沿皮下、筋膜迅速蔓延，导致皮下、筋膜组织的广泛坏死。本病发病率较低，病情凶险，死亡率高达 3%~67%。

诊断要点

1. **主诉** 肛周和/或会阴部红肿、疼痛，进展迅速，伴或不伴发热。

2. **病史** 常有糖尿病、高血压、酗酒、吸烟史，或伴有营养不良、肥胖、慢性肾功能衰竭、慢性肝病、恶性肿瘤、HIV 感染和其他原因引起的免疫低下。

3. **专科检查** 可发现肛周大面积组织充血、水肿、硬结、坚实，中央区可有坏死、流脓、恶臭、压痛，部分患者可触及捻发音、捻发感。

4. **辅助检查** 血常规检查：白细胞明显升高；生化检查：可伴有肝、肾功能损害及电解质、酸碱平衡紊乱。直肠腔内超声检查及盆底磁共振检查有助于坏死性筋膜炎的诊断，并能发现感染的范围和隐蔽的肛周间隙感染。

治疗方案

坏死性筋膜炎的治疗主要是彻底清除坏死组织，通畅引流，使用广谱抗生素，维持血流动力学稳定。

预案一：早期给予广谱抗生素 覆盖葡萄球菌、链球菌、革兰氏阴性杆菌和厌氧菌，抗生素应联合使用、静脉、足量，确保感染组织的血药浓度。推荐：广谱青霉素或三代头孢、氨基糖苷类加甲硝唑或克林霉素。

预案二：早期积极液体复苏，补充血容量，保护器官功能，有助于降低死亡率。如果合并糖尿病，应积极控制血糖。

预案三：手术要尽早完成，清创要彻底（资源16）。广泛切除坏死组织，不顾及肛门功能。必须注意：要清除所有活性可疑的组织，以防坏死加重，感染扩散。部分患者需要反复清创。深筋膜及肌肉间筋膜内常含有脓液，需要仔细分离筋膜间脓液，通畅引流，一般肌肉不会坏死，无需切除。

预案四：其他手术方式　术后观察创面坏死无进展，可以使用负压封闭引流治疗，有助于控制感染，减少清创次数，明显缩短伤口闭合的时间。高压氧治疗可抑制感染组织的厌氧菌生长（特别是梭状芽孢杆菌），防止坏死扩散，减轻系统毒性，可以选择应用。

说明

1. 肛周脓肿和阴囊脓肿是坏死性筋膜炎的主要原因，少数为特发性。

2. 本病的死亡率较高，主要死亡原因是败血症、急性呼吸窘迫综合征、弥散性血管内凝血、感染性休克、急性肾功能衰竭、肝功能衰竭和多器官功能衰竭。

康复与护理

（一）坏死性筋膜炎手术护理方案

1. 手术前

（1）心理护理：由于急性坏死性筋膜炎发病急剧，病情进展快，全身症状重，患者痛苦，常感到恐惧不安，担心病情是否能得到控制，手术是否成功。鉴于创面大，以及发病的部位，患者往往还会考虑今后的生活、外观、工作等。因此，需要护士首先要与患者沟通，了解他们所想，根据不同的心理给予及时的安慰和精神上的支持，使之树立战胜疾病的信心，接受手术治疗。取得患者的配合，是手术治疗成功的重要因素之一。

(2)静脉输液:坏死性筋膜炎患者往往急诊入院,有的已有感染性休克征象,在准备急诊手术的同时,立即遵医嘱静脉输液,给予扩容抗休克抗感染治疗。

(3)肠道准备:根据病情采用全麻或连续硬膜外麻醉,做好肠道准备:

1)术前12h禁食、8h禁水:如急诊来院未禁食禁水者,及时通知手术室,注意防止麻醉反应出现呕吐而发生误吸。

2)灌肠:需遵医嘱执行,用0.2%肥皂水500~800ml做第1次灌肠后,协助患者排便,再用生理盐水灌肠1次。注意操作轻柔,肛管插入直肠的深度比一般灌肠要深(16~18cm),保留3~5min后排便,清肠效果更佳。

2. 手术后

(1)重症监护:坏死性筋膜炎患者大多合并毒血症,有些合并败血症,加之手术的创伤,特别是年老体弱、合并症较多的患者易发生感染中毒性休克,故术后应采取以下监护措施:

1)术后根据麻醉去枕平卧6h,麻醉清醒后改半卧位,24h内绝对卧床休息。

2)持续心电监护,监测心率、血氧饱和度变化。

3)随时监测血常规、电解质、血糖、尿糖、二氧化碳结合力等指标。据本院统计,60%的坏死性筋膜炎患者合并糖尿病。

(2)病情观察:由于坏死性筋膜炎病情发展迅速,一般术后如引流彻底,病情就会得到控制,症状也会逐渐减轻。但往往不是一次手术就能彻底清除所有坏死筋膜,必须经过密切观察来判断病变的范围以及是否得到有效的控制,故术后需要护士进行严密的病情观察与判断:

1)观察休克的早期征象:如血压、意识、面色,准确记录尿量及24h出入量。

2)加强肺功能监测及呼吸观察:保持呼吸道通畅,间断吸氧,每日3次雾化吸入。

3)观察体温变化:通过体温观察判断清创的程度。如手术清创彻底、引流通畅，应于术后第2天体温呈下降趋势；若仍为稽留热，需尽快报告并检查切口，往往是再次手术的指标。

4）观察切口情况：如切口引流、出血、疼痛、愈合的情况。术后1~2h翻身1次以利伤口引流。

（3）创面观察：会阴部坏死性筋膜炎的创面观察见表30-1。

表30-1　会阴部坏死性筋膜炎的创面观察及其临床意义

观察指标	观察所见	临床意义
1. 创面颜色	正常情况下新鲜、发红	说明血运良好
	创面苍白	说明营养血管栓塞
	创面灰黑色	说明创面有坏死，应进一步清创
2. 分泌物颜色	分泌物为黄色	金黄色葡萄球菌感染
	分泌物为草绿色	铜绿假单胞菌感染
	分泌物为灰黑色	多种菌混合感染
3. 分泌物气味	粪臭味，皮下有气体，有时带泡沫	需氧菌与厌氧菌混合感染
	酮臭味	合并糖尿病酮症
4. 分泌物性质	脓性分泌物	化脓菌感染
	血性分泌物	创面有少量出血或渗血
5. 创面周围水肿情况	周围组织水肿	由于清创术后组织炎性渗出
	水肿逐渐消退	消炎及引流通畅
6. 手术创面周围皮肤	皮色、温度、弹性、触痛觉、血运及肢体活动情况	判断溃烂是否向周围蔓延
	表皮大部分正常（这是手术保留皮肤的主要原因）	筋膜坏死无表皮破溃
	皮肤、黏膜分离，或有捻发音、皮温降低、针刺痛觉感降低或消失、皮色苍白或灰暗	皮下筋膜已坏死，一般坏死组织进展的边缘失去弹性

(4)换药护理:术后第2天即开始换药,1次/d,夏季坏死组织及分泌物多,可加换1次。

1)换药地点:应根据病情,如病情重,第1次换药可在手术室骶麻下进行,既可减轻患者痛苦,又便于随时清创;以后在病房换药室进行。

2)换药前准备:排便后先用温水冲净肛门及周围皮肤,再用自制中药剂加热熏洗10~15min,后用远红外线疼痛治疗仪或远红外线烤灯照射15~20min,创面引流部位最低处多加照射,伤口较大者,护士协助患者变换体位多部位照射。

3)换药方法:用碘附消毒创面周围皮肤;清除脓液与坏死组织,剪去肉芽;用3%过氧化氢溶液、生理盐水冲洗;感染伤口用碘附纱条湿敷,待感染控制后改用中药紫草纱条。

4)采用自制架:对于病情重伤口多的患者,我院自制了弓形铁架,换药后放置患者身上,再把被子罩在铁架上,使患者翻身活动时,敷料不与盖被粘连。

5)注意事项:①注意先换清洁伤口,后换感染伤口;②大创面可使用镇痛泵,或遵医嘱肌注哌替啶50mg;③冲洗要彻底,深度部位均填充药条以利引流,坏死组织的远端要见到正常组织为止,发现有新的扩展需及时报告;④换药中注意患者的心率和疼痛,以免引起虚脱。

健康教育

(一)居家护理

1. 早期下床活动 会阴部坏死性筋膜炎患者出院后,应早日下床活动,可提高自身免疫功能,防止并发症的发生。患者可根据病情,开始在床上坐起,2次/d,10~15min/次,值得提起注意的是,对长期卧床患者,下床活动前必须有适应的过程,以防止突然起床一时性脑供血不足而引起头晕。患者应从下床站立开始,到扶物行走,1次/d,10~15min/次,以后逐渐增加活动量,不可过急。活动过程中要注意安全,最好有人陪伴，防止跌倒或摔伤。

2. **坚持换药至伤口愈合** 会阴部急性坏死性筋膜炎手术后需要经过较长时间的伤口换药关，因此病的伤口与一般外科伤口截然不同，它不仅面积大、创口多，而且脓液多、臭味大，属于感染性伤口，不容易愈合，必须彻底冲洗、引流、换药。患者出院后门诊换药或转入社区，还需要继续配合医师护士做好换药，使每一处创面彻底愈合。

3. **加强功能锻炼** 由于会阴部坏死性筋膜炎手术创伤较大，有的患者伤口达数十处，为了保持原有的功能，在整个愈合过程中需在护士的指导下进行功能锻炼，例如抬腿、提肛、弯腰、行走，以及自我排便等。锻炼如能有计划地进行，可帮助患者建立自信心，这将对提高患者生存质量有重要的意义。

（二）饮食指导

1. **加强饮食营养** 由于患者高热、毒血症，加上大量的渗出液，造成蛋白质丢失，多数患者存在低蛋白血症，全身营养不良。住院期间可根据患者病情，遵医嘱输入白蛋白，补充蛋白质。

2. **出院后需继续加强营养** 进高能量、高维生素、易消化的饮食，坏死性筋膜炎患者术后每日需保证蛋、奶、瘦肉、新鲜水果蔬菜的摄入，以改善自身营养状态，提高免疫功能。

3. **禁忌暴饮暴食** 避免吞食鱼刺、坚硬的骨头等而划破消化道。

（三）会阴部坏死性筋膜炎的预防

会阴部急性坏死性筋膜炎最常见的发病原因是损伤。损伤后发生本病需两个条件，一是特异性细菌；二是慢性消耗性疾病，且多为厌氧菌及需氧菌混合性感染。因此，预防的重点是防止感染。

1. **防止滥用侵入性诊疗手段** 对于侵入性的检查，可做可不做的坚决不做，必须进行的，需加强基本功训练，避免检查造成的额外损伤。还要尽量缩短各种导管保留的期限，仔细观察不良反应，减少感染机会。

2. **尽可能避免损伤** 由于损伤合并慢性消耗性疾病，使全身抵抗力下降，肠道内兼性细菌使局部游离氧下降，局部氧化还原电势下降，致厌氧菌异常生长。因此，需严格掌握肛肠疾病手术的适应证；对于手术患者需尽量减少手术创伤，减少出血，缩短手术和麻醉时间，减少手术的不良刺激。

3. **重视肠道细菌对伤口感染的作用** 肛肠疾病手术，特别是肛周脓肿手术后，如合理应用抗生素，则术后感染发生率明显下降。据报道，每克粪便含类杆菌 10^{10}~10^{11} 个，其中厌氧杆菌约占类杆菌的 87%；大肠埃希菌 10^{6}~10^{8} 个，大多为需氧菌；2 类混合感染占 76%。因此，大多肛肠手术后需联合应用抗生素。

4. **积极控制原发病** 老年病患者、癌症化放疗患者、未有效控制糖尿病患者等，肛肠手术术后感染的机会明显增加。因此，应积极控制原发病，重视基础病的治疗。

5. **增强患者抗感染能力** 加强围术期管理，改善营养和全身状况，提高免疫功能。如患者不能进食，或进食受到限制，营养支持更为重要。

6. **注意男性青壮年患者的自我保健** 由于男性患肛周脓肿多于女性，因此，会阴部急性坏死性筋膜炎也是男性多于女性。这是因为雄激素的作用，使肛腺发育增生，分泌旺盛，可造成肛腺液排泄不畅而发生肛腺炎。特别是青春期，男性肛腺增生比女性快，因而会阴部坏死性筋膜炎的发病男性多于女性。此时如延误治疗，毒素大量吸收，感染沿筋膜极易发展到腹部、胸部，危及全身，病死率极高。故患者需注意做好自身保健：

(1) 养成良好的卫生习惯：保持会阴部清洁卫生，大便后要及时清洗会阴部；经常更换内裤。

(2) 糖尿病患者要控制血糖：既保证营养，又要及时监测血糖，防止血糖升高加重感染；忌辛辣食品，减少饮酒。

(3) 保持大便通畅：养成每日按时排便的生活习惯。如出现便秘，可采取用开塞露、家庭用手握灌肠器自行灌肠、适当服泻药、到医院灌肠排便等通便措施。

(4) 如肛门周围起疖肿，不要用手抓，及时用碘附棉签消毒，防止细菌沿破溃处侵入，发展成肛周脓肿。

(5) 如发现肛周或会阴部皮肤红肿，以及肿胀、疼痛、有血性浆液或脓液渗出者需及时就诊。

(6) 部分坏死性筋膜炎患者肛门局部反应不敏感，而全身症状较重，出现发热等症状，容易造成误诊。故患者需明确此病属于急诊，不可耽误，最好及时到专科医院就诊，并要全面报告病情，以便配合得到及时的诊断和治疗。

资源 16
会阴部坏死性筋膜炎手术治疗

（刘连成　李承惠）

31. 肛周湿疹

肛周湿疹是一种常见的变态反应性皮肤病，病变多局限于肛门口和肛周皮肤，也可延及会阴及外生殖器等部位。本病的特点是皮疹多形态、对称分布、有渗出倾向、自觉瘙痒、反复发作、易成慢性。其发病原因复杂，是多种内外因素相互作用所致，致病因素不易追查。各年龄性别均可发病。

诊断要点

1. **主诉**　反复发作的肛周瘙痒，多伴肛周皮肤潮湿。
2. **病史**　多伴有饮食生活不节、精神物理刺激等病史。

3. 专科检查 肛周湿疹根据病程可分为急性、亚急性和慢性肛周湿疹。急性湿疹：皮疹多形性，可出现红斑、丘疹、水疱，以及因搔抓出现的糜烂、渗液、结痂等，无明显边界；亚急性湿疹：皮损以小丘疹、结痂、鳞屑为主；慢性湿疹：皮损以肛缘皮肤增厚粗糙、或呈苔藓样变为特点，色沉明显。

4. 辅助检查 可疑接触过敏物质的患者可做斑贴实验、皮内点刺实验、血清特异性 IgE 抗体检测。

治疗方案

肛周湿疹的治疗，应当是根据不同的致病原因和局部皮损改变，进行合理的整体治疗和对症处理，尽可能寻找致病原因，改善可诱发湿疹的工作环境、饮食偏好，治疗引起肛周湿疹的其他疾病。

预案一：内用药物治疗

1. 抗组胺药物 盐酸赛庚啶 2~4mg，t.i.d.；盐酸西替利嗪 10mg，q.d.；氯雷他定 10mg，q.d.；伊巴斯汀 10mg，q.d.；盐酸非索非那定 60mg，b.i.d. 等。

2. 复方甘草酸苷片 2~3 片，t.i.d.。

3. 葡萄糖溶液 100ml+ 维生素 C 3g+ 葡萄糖酸钙 2g。

4. 病情严重者予激素治疗。

5. 伴有感染倾向者加用抗生素治疗。

预案二：中医辨证论治

1. 湿热浸淫证 龙胆泻肝汤加减。

2. 脾虚湿蕴证 除湿胃苓汤加减。

3. 血虚风燥证 当归饮子加减。

预案三：外用药物治疗

1. 急性期以红斑、丘疹为主，无渗出时，可外涂糖皮质激素软膏如丁酸氢化可的松、糠酸莫米松等，也可用钙调磷酸酶抑制剂如他克莫司、吡美莫司等。水疱、渗出较多且出现糜烂时，常用 2%~3% 的硼酸溶液湿敷，或黄柏、生地榆、茵陈、马齿苋、苦参、白鲜皮等煎汤冷湿敷；或用 10% 黄柏溶液湿敷，20~30min/ 次，2~3 次 /d。

2. 亚急性期可用氧化锌油、紫草油外搽。有少量渗出时，选用糊剂、乳剂，也可用无刺激性的油剂、激素类软膏。

3. 慢性湿疹常用膏剂及霜剂，如氧化锌软膏或黑豆馏油软膏，也可应用糖皮质激素软膏，如糠酸莫米松等，也可应用复方类激素软膏，如派瑞松等，也可应用钙调磷酸酶抑制剂，如吡美莫司等。也可应用封包疗法。也可用中药熏洗，药物选用蛇床子、威灵仙、紫草、当归、苦参、乌蛇、全蝎等。

预案四：物理疗法　半导体激光、氦氖激光等。

预案五：针灸疗法　选用大椎、曲池、丰隆、足三里、合谷、内关、内庭、会阴、长强等。

说明

1. 肛周湿疹病因较复杂，过敏体质为最直接因素，另外接触致敏物质、局部刺激、精神神经因素等都可引起肛周湿疹。

2. 肛周湿疹根据病程可分为急性、亚急性和慢性肛周湿疹。急性湿疹起病较快，皮疹多形性，可出现红斑、丘疹、水疱，以及因搔抓出现的糜烂、渗液、结痂等，无明显边界，常伴剧烈瘙痒或感染表现，瘙痒呈阵发性，以夜间为甚。亚急性湿疹常由急性湿疹发展而来，皮损以小丘疹、结痂、鳞屑为主，皮肤红肿及渗出较轻。慢性湿疹病程较长，由亚急性湿疹反复发作转变而来，皮损以肛缘皮肤增厚粗糙、或呈苔藓样变为特点，病变部位呈褐红或褐色，常伴剧烈瘙痒。

3. 肛周湿疹的治疗方法较多，包括全身治疗、局部治疗、针灸、物理等多种治疗方法，临床治疗时应根据不同的皮损类型采用不同的治疗方法，单一治疗方法效果不理想时，可采用联合治疗以提高疗效。

4. 明确肛周湿疹与其他疾病的鉴别诊断，对病因治疗及临床用药有积极指导作用。临床要特别注意与肛门瘙痒症、神经性皮炎、肛周接触性皮炎的鉴别。

康复与护理

(一) 全身护理

1. **保证睡眠** ①充足的睡眠有利于增强抵抗力，睡眠不好可以适当服用镇静剂；②睡前 2h 禁止饮用茶、咖啡等含有兴奋剂成分的饮品，可喝一杯热奶，有利于睡眠；③晚餐不宜吃得过饱、不宜过晚，食物不消化会影响睡眠；④睡前不做剧烈的运动，不宜观看刺激性强的电视、电影节目；⑤可以在睡前用热水泡脚 20min；⑥卧室不可过热，盖被不可过厚。

2. **积极治疗原发病** 如痔、肛瘘、肛裂、肛门失禁等肛肠疾病，都会对肛门周围皮肤有慢性刺激，以及肛周分泌物的增多，加重肛周湿疹，故需从根本上治好原发病。

3. **积极寻找并去除致敏源** 如染料、化学品、毛纺织品、油漆、花粉等，少接触或最好不接触这类易过敏的物质，并配合进行抗过敏药物治疗。

4. **饮食结构的调整** 忌食辛辣(辣椒、葱、蒜)食物和酒类、咖啡、浓茶、鱼虾等食物；宜多食用清淡的蔬菜类食品，如芥蓝、油麦菜、小白菜、菠菜、豆芽等，多食富含维生素 C 的果类：苹果、香蕉、大枣等，同时应多食用豆类食品：豆腐、豆制品、绿豆。

5. **避免局部刺激** ①局部瘙痒不可用暴力抓，以免抓伤皮肤引起感染；②不可用肥皂水、热水烫洗，适宜温凉水清洗；③由于湿疹多在晚间发作厉害，患处剧痒，最好在晚餐后及睡前各服用一次抗组胺药物，如马来酸氯苯那敏(扑尔敏)、苯海拉明、异丙嗪等；④必要时遵医嘱配合服用镇静剂。

6. **积极参加体育锻炼，增强体质** 每日宜进行有氧运动半小时，每周 3~4 次。可根据自身情况，年轻人选择慢走快走交替、健身操、瑜伽、慢跑等运动；老人宜做动作舒缓的运动，如慢走、太极拳、舞剑、拍手等。

7. **心理咨询与指导** 把湿疹发生的病因、发展、规律及预后告诉患者,以解除患者精神紧张和思想顾虑,树立信心配合治疗。

(二)局部护理

1. **保持会阴部清洁干燥** 大便后洗净擦干,如有分泌物随时擦净。

2. 穿纯棉、透气性能好、宽松、柔软质地的内裤,不可过紧或过窄;内裤每日更换并用开水进行烫洗消毒,同时日晒6~8h。

3. **坐浴熏洗** 遵医嘱使用明矾温热外洗、水温勿过热,以38℃为宜。

4. **粉剂外敷** 黛蛤粉局部外敷,止痒祛湿,2次/d。

5. **局部湿敷** 局部红肿、糜烂、渗液较多时可用马齿苋30g、苍术和黄柏各20g、生皮硝10g水煎外洗。苔藓化明显者,可用枯矾、蛇麻子、雄黄各30g水煎外洗。

健康教育

(一)居家护理

1. 本病的诱发因素很多,应尽可能寻找并去除发病因素。

2. 嘱患者遵医嘱按时服用抗过敏药物及外用药物;在用药过程中,如见局部出现红斑、瘙痒等可疑症状时,应立即停药。

3. 把湿疹的病因告知患者,并告知本病非不治之症,对患者进行心理咨询及指导,以解除精神紧张和思想顾虑,保持愉快的心情,从而树立信心配合治疗。

4. 保持肛门部清洁,排便后以温凉水清洗肛门,避免用碱性强的肥皂或浴液;肛周清洁后擦干;避免各种外界刺激,如热水烫洗、搔抓、肥皂水清洗,以防感染和病情加重。

5. 肛周渗出物较多的患者需保持肛门及肛周皮肤清爽

干燥,可扑痱子粉等。

6. 鉴于本病发病原因较复杂,需提高机体的免疫力,注意休息,避免过于劳累。

(二) 饮食指导

1. 避免辛辣刺激性食物,少食牛羊肉、鱼虾、蟹、生的葱姜蒜、贝类、韭菜、花椒、茴香等,不饮咖啡、浓茶和酒类,多食新鲜的水果蔬菜。

2. **湿热浸淫证** 宜食清热利湿的食物,如生薏米、红小豆、葫芦、白菜、绿豆、丝瓜等。食疗方:丝瓜汤、绿豆粥。

3. **脾虚湿蕴证** 宜食健脾除湿的食物,如生薏米、紫菜、白扁豆、冬瓜、山药等。食疗方:山药薏米粥。

4. **血虚风燥证** 宜食养血润肤、祛风止痒的食物,如阿胶、大枣、龙眼肉、桑葚等。食疗方:桑葚银耳羹。

(三) 肛周湿疹的预防

1. 保持心情舒畅,情绪稳定;积极参加体育锻炼,增强体质;注意劳逸结合,避免精神紧张;按时生活作息。

2. 便后不能用有颜色的、含有化学清洁剂或香味的卫生纸,要使用清洁柔软的洁厕纸,阴部及肛周清洗要用固定的器具。

3. 尽量不用酒精制剂及刺激性的香皂护理外阴及肛部,日常护理可用温凉的清水。

4. 内裤宜日晒或煮沸消毒,勤更换内裤,内裤不可粗糙、过小和过紧,材质宜选用纯棉制品,长时间穿化纤类内裤可使肛周汗液不易散发,进而诱发湿疹。

5. 积极治疗其他肛肠疾病。

(陆红梅　张美萍)

32. 肛门瘙痒症

肛门瘙痒症是一种无原发性皮肤损害而以瘙痒为主的慢

性、局限性、顽固性皮肤病，中医称“风瘙痒”或“阴痒”。病变多局限于肛门和肛周皮肤，少数可累及会阴部，属感觉神经功能障碍性疾病。其病程反复，顽固难治，严重影响患者的生活质量。

诊断要点

1. **主诉** 肛门及肛周皮肤反复出现的瘙痒，顽固不愈。

2. **病史** 常有生活饮食不节、内分泌代谢异常、精神心理因素等病史。

3. **专科检查** 检查结果所见不一，从正常皮肤、轻度肛周红斑，到伴有红斑、结痂、苔藓样变和溃疡形成的严重刺激表现。肛门及肛周皮肤表现与瘙痒轻重密切相关，部分患者肛门周围无皮疹，但可严重瘙痒；部分患者肛门周围皮肤可见抓痕、血痂、色素沉着和苔藓样变等继发性损害，甚至继发感染引起毛囊炎、疖肿病、淋巴结炎等。最常见肛门皮肤光泽与弹性消失，皮肤增厚，皱褶和间沟过大。

4. **辅助检查** 做全身检查、肛门和直肠全部检查以确定有无肛门、直肠病变，如直肠乙状结肠镜或结肠镜检查；粪便检查有无发酵、肠寄生虫，以确定有无感染及寄生虫病；尿液检查有无糖尿病；皮肤变态反应实验，对食物和真菌有无敏感反应等。

治疗方案

治疗引起肛门瘙痒的有关疾病，去除病因，避免和减少局部刺激，区别其他不同疾病，合理论治。

预案一：内用药物治疗 瘙痒严重者可口服激素或抗组胺药物。有寄生虫者进行驱虫治疗。

预案二：中医辨证论治

1. **风热血热证** 凉血消风散加减。

2. **湿热内蕴证** 龙胆泻肝汤加减，可酌情加黄柏、苦参、蛇床子、地肤子等。

3. **血虚风燥证** 当归饮子加减。

预案三:外用药物治疗

1. 肛门瘙痒干燥者,可用氧化锌油、弱效糖皮质激素、钙调神经磷酸酶抑制剂等,合并感染者配合抗生素治疗。

2. 肛门皮肤渗出较多者,可用硼酸洗液湿敷,或苦参、蛇床子、防风、地肤子、白鲜皮、马齿苋、黄柏等中药煎汤湿敷。

预案四:物理、手术疗法 红外线疗法、冷冻疗法等。经多种疗法治疗不见好转,并反复发作者,可考虑手术。手术分为除去肛门部皮肤神经支配和切除肛门部皮肤两种方法。常用的有皮下切开术、叶状皮肤切除术、切除缝合术、切除皮肤移植术等。

预案五:注射疗法 将药物注射到皮下或皮内,破坏局部感觉神经,使局部感觉减退,症状消失,但严重瘙痒患者可以复发,需再注射治疗。常用的药物有 95% 酒精、0.2% 亚甲蓝溶液、3% 盐酸普鲁卡因麻油等。

预案六:针灸治疗 针刺三阴交、血海、大椎、长强、肺俞、曲池、足三里、合谷、内庭等穴,或用梅花针点刺肛门周围皮肤。

说明

1. 肛门皮肤瘙痒症病因较多,临床上常见的病因,如过多摄入咖啡、嗜食辛辣刺激性食物、不良个人卫生习惯、肛门渗出物、精神性疾病等。

2. 肛门瘙痒症可以分为原发性和继发性两种。继发性肛门瘙痒症是指由某种明确的病因引起的肛门瘙痒,包括寄生虫、慢性腹泻、大便失禁、痔疮、肛瘘或肛裂、直肠脱垂、原发性皮肤病(银屑病、扁平苔藓、硬化性苔藓、接触性皮炎)、性传播疾病等。因此,要做全身检查、肛门和直肠检查发现有无肛门直肠病变,粪便检查有无发酵、腐败和肠寄生虫,尿液检查有无糖尿病。

3. 肛门瘙痒症的治疗方法较多，临床治疗时应根据不同的皮损类型采用不同的治疗方法，可采用多种方法的联合治疗以提高疗效。

4. 继发性肛门瘙痒产生于原发疾病和各种皮肤病，明确肛门瘙痒与其他疾病的鉴别诊断，对病因治疗及临床用药有积极指导作用。临床要特别注意与肛周湿疹、神经性皮炎、肛周接触性皮炎的鉴别（表32-1）。

表32-1 肛门瘙痒症与慢性肛周湿疹、神经性皮炎的区别

	慢性肛周湿疹	肛门瘙痒症	神经性皮炎
病史	由急性湿疹反复发作转变而来，症状与皮损同时发生	先出现症状，后出现继发性皮损	先出现症状，后出现皮损，多伴有睡眠差及心理压力
皮损性质	肛周皮肤肥厚粗糙，或苔藓样变，色素沉着明显，有渗出倾向	可出现扁平丘疹，有苔藓样变，色素沉着不明显	皮损呈扁平丘疹，密集融合成片，搔抓后呈苔藓样改变
病程转归	病程较长，反复发作，时轻时重	原发性瘙痒：治疗困难，易复发；继发性瘙痒症：去除诱因后治疗效果较好	慢性病程，易反复发作

康复与护理

（一）肛门瘙痒症非手术治疗护理方案

护理要点：

1. 肛门局部护理

（1）保持肛门部清洁，排便后以温水或凉水洗肛门部，或

温水坐浴，避免用含药的肥皂。

(2)肛门洗后蘸干，不可因瘙痒用力擦或用手抓，防止将皮肤抓伤或擦出皲裂，继发感染。

(3)肛门局部不要用棉块或纱布包裹，防止受热加重瘙痒及起湿疹。

(4)内衣不可粗糙和太紧，减少摩擦刺激肛门皮肤。

2. 配合中医辨证论治

(1)遵医嘱口服祛风止痒、清热利湿、祛风除湿的汤药。

(2)外敷药物：①局部不要涂油剂，如凡士林等，可用糖皮质激素软膏(弱效)，女性避免使用扑干粉剂；②皮肤干燥者，可用黄连膏、青黛膏外敷，3 次 /d。

3. 全身护理

(1)避免吃刺激性的辛辣和多调料食物，不可吃咸鱼、蛎黄、龙虾、蟹和贝类，不饮咖啡和酒类，应多量饮水。

(2)避免焦虑，保证充足睡眠，肛门瘙痒睡眠不好者可口服艾司唑仑(舒乐安定)片。

(3)其他：同肛周湿疹护理。

(二)肛门瘙痒症手术治疗护理方案

肛门瘙痒非手术治疗效果不佳者，根据医嘱可行肛周皮肤封闭术。

1. 术前护理

(1)术前 1 天备皮，术晨清洁洗肠。

(2)其他：参照痔手术护理。

2. 术后护理

(1)术后控制排便 1~2 次。

(2)便后及时清洗、坐浴、换药。

(3)可用远红外线烤灯照射局部，达到止痒、消炎、促进伤口愈合的目的。

(4)合并感染者，遵医嘱应用抗生素；药物过敏者及时停药。

(5)保持良好卫生习惯,勤洗澡更衣,不用碱性肥皂及热水烫洗。

(6)饮食:不吃刺激性食物和发物,忌烟酒。

(三)肛门瘙痒术后并发症护理

肛门瘙痒封闭术主要的并发症是感染,护理措施:

(1)配合医师做切开排脓,扩创引流,防止扩散;术前控制血糖等慢性病。

(2)遵医嘱应用抗生素。

(3)严格无菌操作,做好消毒隔离。

(4)术前清洁肠道,减少排便的污染;便后清洗,保持局部敷料干燥。

健康教育

(一)居家护理

1. 保持肛门部清洁,排便后以温水或凉水清洗肛门部,或温水坐浴,避免用碱性强的肥皂或浴液,避免搔抓和热水烫洗皮肤。

2. 勤更换内裤,内裤不可粗糙、过小和过紧。内裤和床上用品宜选用柔软光滑的纯棉织品。某些化纤织物或毛织品,使肛周汗液不易散发也可诱发肛门瘙痒。

3. 女性患者不要用卫生护垫,早晚各清洗会阴区一次,尤其在便后,少用碱性肥皂,清洗擦干后再涂抹药膏。

4. 分泌物较多的患者需保持肛门皮肤清爽干燥,扑撒痱子粉等;忌用碱性洗剂。

(二)饮食指导

1. 避免辛辣刺激性食物,少食或不食咸鱼、蛎黄、龙虾、蟹和贝类,不饮咖啡、浓茶和酒类,多食水果蔬菜。

2. **风热血热证** 宜食清热凉血的食物,如梨、芹菜、丝瓜、萝卜、荠菜、金银花等。代茶饮:金银花茶。

3. **湿热内蕴证** 宜食清热利湿止痒的食物,如生薏米、苦瓜、芹菜、卷心菜等。食疗方:凉拌苦瓜。

4. **血虚风燥证** 宜食养血祛风的食物,如阿胶、龙眼肉、桑葚等。食疗方:乌蛇当归粥。

(三)肛门瘙痒症的预防

1. 保持心情舒畅、情绪稳定,避免劳累,避免精神刺激。

2. 便纸要用清洁柔软舒适吸水的卫生纸,不要用带化工染料、带油墨字迹的纸张或用植物叶擦肛门。

3. **清洁器具的选用** 有条件者可用较为流行的洁身器,生活中不少人用盆来清洗,但要注意不要用洗脚盆或他人的盆。在临床工作中,常可见因使用洗脚盆而致肛门瘙痒、真菌感染,甚至罹患淋病等。

(陆红梅 张美萍)

33. 肛门周围神经性皮炎

神经性皮炎,又名慢性单纯性苔藓,是一种以皮肤苔藓样变化及剧烈瘙痒为特征的慢性皮肤病,中医文献中称“摄领疮”“顽癣”“牛皮癣”。本病是一种慢性皮肤神经功能障碍性皮肤病,慢性病程,反复发作,时轻时重,精神紧张、焦虑、抑郁、局部刺激、饮食等均可诱发或加重本病。

诊断要点

1. **主诉** 肛周皮肤阵发性剧烈瘙痒,反复发作。

2. **病史** 多伴有精神因素、物理刺激、饮食生活不规律等病史。

3. **皮肤科专科检查** 肛周皮肤可见针头至米粒大小的圆形或多角形的扁平丘疹,淡红色、正常皮肤颜色或褐色,质地坚实而有光泽,表面可覆少量糠秕状鳞屑。久之皮损可密集融合成片,皮肤增厚、粗糙,皮纹加深、增宽,境界清楚,形成苔藓样斑片。皮损大小形状不一,四周可见少许扁平小丘疹,表面常有继发性抓痕及血痂。

治疗方案

治疗肛周神经性皮炎，最主要的就是去除神经精神因素等病因，避免和减少局部刺激，中西医结合治疗可收到较好的结果。

预案一：内用药物治疗

1. 瘙痒严重，且精神紧张者可口服抗组胺药物及镇静剂。

2. **调节神经功能的药物**　谷维素 10mg t.i.d.、复合维生素 B 等。

预案二：中医辨证论治

1. **肝郁化火证**　龙胆泻肝汤合泻心汤加减。情绪波动引起瘙痒剧烈者，可酌加合欢皮、香附、钩藤、郁金等。

2. **风湿蕴肤证**　全虫方或消风散加减。皮损肥厚者，加鸡血藤、川芎、丹参、当归等活血药。

3. **血虚风燥证**　当归饮子加减。瘙痒剧烈者加全蝎、蜈蚣、地龙、乌蛇等；瘙痒剧烈影响睡眠者加生龙骨、生牡蛎、珍珠母等。

预案三：外用药物治疗

1. 肛周皮肤肥厚且瘙痒剧烈者，可用冰黄肤乐软膏、糖皮质激素类软膏、钙调神经磷酸酶抑制剂等。

2. 可用苦参 200g，置于 500ml 陈醋内浸泡备用，外搽患处，每日早晚各一次。

3. 白鲜皮、苦参、蛇床子、地肤子各 30g，水煎，趁热熏洗患处，每日早晚各一次。

预案四：物理疗法　半导体激光、氦氖激光、冷搽疗法等。

预案五：针灸治疗　针刺曲池、血海、大椎、足三里、三阴交、合谷、内庭等穴，或用梅花针点刺肛门周围皮肤。

说明

1. 肛周神经性皮炎是一种皮肤神经功能障碍性疾病，发病多与神经精神因素、局部刺激、饮食、睡眠等诸多内外因素有关。

2. 肛周神经性皮炎属于局限性的神经性皮炎，皮损呈苔藓样斑片，剧烈瘙痒。病程慢性，常迁延不愈或反复发作。

3. 肛周神经性皮炎的治疗方法较多，临床治疗时应根据不同的皮损类型采用不同的治疗方法，可采用多种方法联合治疗以提高疗效。

4. 神经性皮炎诊断不难，根据其好发部位、皮损特点及剧烈瘙痒即可做出诊断。临床要特别注意与慢性肛周湿疹、扁平苔藓的鉴别(表 33-1)。

表 33-1 神经性皮炎与慢性肛周湿疹、扁平苔藓的鉴别

	神经性皮炎	慢性肛周湿疹	扁平苔藓
病史	先出现剧烈瘙痒症状，搔抓后出现皮损，多伴有睡眠差及心理压力	由急性湿疹反复发作转变而来，有反复发作的亚急性病史，症状与皮损同时发生	多伴有口腔黏膜的皮损改变
病因	神经精神因素为主	各种内外因素	不清，多与感染、局部刺激、精神、遗传等有关
皮损性质	皮损呈扁平丘疹，或融合成片，搔抓后呈苔藓样改变	肛周皮肤肥厚粗糙，或苔藓样变，色素沉着明显，有渗出倾向	较大的多角形紫红色扁平丘疹，表面有蜡样光泽，在皮疹上有特征性的 Wickham 纹
病程转归	慢性病程，易反复发作	病程较长，反复发作，时轻时重	慢性病程，常迁延不愈或反复发作

康复与护理

（一）心理护理

肛周神经性皮炎的病因有神经精神因素。情志波动、精神过度兴奋、忧郁、紧张、焦虑、恐惧或神经衰弱可引起神经系统功能紊乱，当神经功能异常时，大脑皮质的活动功能也发生紊乱，不能调节大脑皮质与皮肤的关系。在这种状态下，无论任何刺激，皮肤都易出现反应，呈苔癣样变化，可发生肛周神经性皮炎。护理措施：①首先要自我调节，保持良好的心情，消除紧张与焦虑，不要有任何心理负担，积极配合治疗，是可以恢复健康的；②心理咨询与指导：把疾病的病因、发展、规律及预后告诉患者，以解除患者精神紧张和思想顾虑，树立信心，配合治疗。

（二）全身护理

1. **保证睡眠**　充足的睡眠有利于增强抵抗力，应避免熬夜。睡眠不好可以适当服用镇静剂；睡前 2h 禁止饮用茶、咖啡等含有兴奋剂成分的饮品，不做剧烈的运动，不宜观看刺激性强的电视、电影节目。可以在睡前用热水泡脚 20min。

2. **了解病因**　积极治疗原发病（肛肠疾病：痔、瘘、裂、失禁等），去除慢性刺激。去除致病原：染料、化学品、毛纺织品、油漆、花粉等，少接触或最好不接触这类东西，并配合进行抗过敏药物治疗。

3. **饮食结构的调整**　忌食辛辣（辣椒、葱、蒜）食物和酒类、咖啡、浓茶、鱼虾等食物；宜多食用清淡的蔬菜类食品，如芥蓝、油麦菜、小白菜、菠菜、豆芽等，还有富含维生素 C 的果类：苹果、香蕉、大枣等，同时应多食用豆类食品：豆腐、豆制品、绿豆。

4. **避免局部刺激**　局部瘙痒不可用暴力抓伤皮肤，不可用肥皂水、热水烫洗。由于湿疹多在晚间发作厉害，患处剧痒，最好在晚餐后及睡前各服用一次抗组胺药物，如马来酸氯苯那敏(扑尔敏)、苯海拉明、异丙嗪等,必要时配合镇静剂服用。

5. **积极参加体育锻炼,增强体质** 每日最好在户外呼吸新鲜空气,进行有氧运动半小时。慢走快走交替、健身操、瑜伽、慢跑都是较为合适的选择,老人宜做动作舒缓的运动,如慢走、太极拳、舞剑、拍手等。

6. **要经常开窗通风** 保持室内空气的流通,增加含氧量,增强自身的免疫力。

(三)局部护理

1. **保持会阴部清洁干燥** 大便后首先要把手洗干净,然后再清洗肛门处,洗净后用纯棉的毛巾擦干,如有分泌物随时擦净;内裤每日更换并用开水烫洗消毒,同时日晒6~8h。内裤宜选择面料为纯棉、透气性能好、宽松、质地柔软的,不可过紧或过窄,保证自身的清洁和患处的干燥。

2. **坐浴熏洗** 遵医嘱使用明矾温热外洗、水温勿过热,以38℃为宜。

3. **粉剂外敷** 黛蛤粉局部外敷,止痒祛湿,2次/d。

4. **局部湿敷** 局部红肿、糜烂、渗液较多时可用马齿苋30g、苍术和黄柏各20g、生皮硝10g水煎外洗。苔藓化明显者,可用枯矾、蛇麻子、雄黄各30g水煎外洗。

5. **局部封闭** 遵医嘱用0.5%~1%盐酸利多卡因溶液或长效止痛液,每周1~2次,于患部浸润注射。

健康教育

(一)居家护理

1. 肛周神经性皮炎的发病和加重因素主要是精神因素和局部刺激,去除诱发因素,医患配合尤其重要。要说服患者调整情绪,保持乐观,防止感情过激,特别是注意避免情绪忧郁、紧张、焦虑、激动,生活力求有规律,注意劳逸结合。

2. 应养成良好的个人卫生习惯,保持肛门部清洁,排便后以温水洗净肛门和肛周，避免用碱性强的肥皂或浴液。肛周清洁后擦干。避免搔抓和热水烫洗皮肤。

3. 贴身衣物不可粗糙、过小和过紧，避免摩擦。宜穿着柔软且宽松的全棉内衣。

（二）饮食指导

1. 避免辛辣刺激性食物，如韭菜、茴香、生的葱姜蒜等；少食或不食鱼腥发物，如牛羊肉、鱼虾、海鲜等；不饮咖啡、浓茶，戒烟、酒，多食新鲜的水果、蔬菜。

2. **肝郁化火证** 宜食清肝泻火的食物，如梨、芹菜、苦瓜、菊花、绿豆、金银花、冬瓜等。代茶饮：菊花绿豆茶。

3. **风湿蕴肤证** 宜食祛风利湿止痒的食物，如生薏米、冬瓜、红豆、卷心菜等。食疗方：红豆薏米粥。

4. **血虚风燥证** 宜食养血祛风的食物，如当归、龙眼肉、桑葚等。食疗方：龙眼肉煲猪心汤。

（三）肛周神经性皮炎的预防调护

1. 保持心情舒畅，情绪乐观，解除精神紧张，避免精神刺激。保证充足的睡眠。

2. 饮食应有节制，忌辛辣刺激、鱼腥发物、烟酒、浓茶、咖啡等刺激性食物。

3. 避免搔抓摩擦等刺激，不可用热水烫洗；剪短指甲，防止搔抓致破，继发感染。

（陆红梅　张美萍）

34. 肛门尖锐湿疣

尖锐湿疣（CA）俗称“臊瘊”，又称肛门外生殖器疣或性病疣，是由人类乳头瘤病毒（HPV）感染所引起的一种良性增生性疾病，好发于外生殖器、会阴、肛周或皮肤黏膜交界处，是皮肤科一种高发的性传播疾病，主要通过性接触传播。

诊断要点

1. **主诉** 外生殖器、肛周、肛管等部位出现点状、乳头状、鸡冠状或菜花状等赘生物。

2. **病史** 常有肛门接触或不洁性接触史。

3. **专科检查** 男性发病部位多见于阴茎、包皮、系带、冠状沟、阴囊及肛门周围的皮肤黏膜交界处，女性多见于大小阴唇、阴道、宫颈等部位，极少数病例可见于口腔、耳道、鼻腔等处。皮损初起为粉红色、皮色、灰褐色或发白(特别是潮湿部位浸渍)，表面粗糙不平，可呈颗粒状，随病情进展，丘疹可融合成点状、乳头状、鸡冠状、菜花状高起的赘生物，表面柔软、较硬或湿润，少数巨大型呈乳头瘤样增殖，触之易出血。

4. **辅助检查** 对于不典型尖锐湿疣(亚临床感染状态)，肉眼看不到疣体的感染部位，醋酸白实验是最简便的诊断方法，但可出现假阳性。因此也可采用组织病理检查、病毒抗原检测和病毒核酸检测。组织病理检查以棘层和颗粒层上部出现空泡化细胞为特征性改变。

治疗方案

目前尚无治疗尖锐湿疣的特异性抗病毒治疗方法，治疗原则主要集中于破坏和清除可见疣体，提高免疫力以减少复发率。如大于6个月未出现复发，则认为临床治愈。临床一般采取联合治疗方法以提高疗效。

预案一：内用药物治疗

1. **卡介苗** 病情较轻的尖锐湿疣患者，给予卡介苗素注射液2ml肌内注射，每2天1次，共9次；对于病情较重的CA患者，给予卡介苗素注射液2ml，隔日肌内注射，共18次。

2. **干扰素** 注射干扰素300万U，隔日1次肌内注射，连续14天。

预案二：中医辨证论治

1. **湿毒下注证** 萆薢化毒汤加减。

2. **脾虚毒蕴证** 参苓白术散合黄连解毒汤加减。

预案三：外用药物治疗

1. 0.5% **足叶草脂酊** 涂于疣体，早晚各1次，3天为1个疗程。1~3个疗程。

2. 5- **氟尿嘧啶** 涂于疣体，1次/d。

3. 5% **咪喹莫特霜** 患者可自己涂药，隔天1次，晚间涂药，早晨洗去，1周为1个疗程，一般3~4个疗程。

4. 20% **鬼臼毒素酊** 配成20%浓度，涂于疣体，早晚各一次。

预案四：物理、手术疗法 包括二氧化碳激光、光动力、冷冻、三氯乙酸、微波、高频电刀等方法，单一采取物理方法如激光、冷冻等方法复发率较高，常与药物联合治疗，可明显降低复发次数(资源17)。

预案五：中医外治疗法

1. 龙胆草、虎杖、木贼、大黄、炙香附各30g，透骨草、枯矾、五倍子、莪术各20g，板蓝根、侧柏叶、生薏米各50g，蜂房10g。煎水，先熏后洗，1~2次/d。

2. 疣体较小者，可用五妙水仙膏(五倍子、石碱、生石灰等)或鸦胆子捣烂点涂疣体。使用时应注意保护周围正常皮肤。

说明

1. 尖锐湿疣主要通过性接触直接传播，部分患者通过非直接接触感染，如游泳池、桑拿、健身房等都可间接传染。

2. 在临床中，将尖锐湿疣分为临床型、亚临床型和隐性感染三种类型。临床型诊断相对较易，依据有不洁性接触史及外生殖器、肛周、肛管等部位疣状赘生物即可作出临床诊断。对于亚临床感染，醋酸白实验是最简便的诊断方法，但是醋酸白实验并不具备特异性。隐性感染，临床无特征性皮损，且醋酸白实验阴性，但可以从活检组织中检测出 HPV 病毒。

3. 尖锐湿疣的治疗是相对耗时、不舒适的，会给患者带来巨大的心理负担，严重影响患者的身心健康，目前尚没有清除 HPV 感染的特异性抗病毒治疗方法。单一采取一种治疗方法复发率较高，联合治疗可明显降低复发次数。

4. 临床要特别注意与二期梅毒扁平湿疣、鲍温样丘疹、假性湿疣、珍珠样阴茎丘疹的鉴别（表 34-1）。

表 34-1　二期梅毒扁平湿疣、鲍温样丘疹、假性湿疣、珍珠样阴茎丘疹的鉴别

	尖锐湿疣	二期梅毒扁平湿疣	鲍温样丘疹	假性湿疣	珍珠样阴茎丘疹
好发人群	性活跃人群	多见于女性	性活跃人群	女性	男性
皮损表现	呈皮色或灰色，皮损突出于皮肤，可有乳头状、鸡冠状、菜花状等形态，底部常有蒂。	表面湿润的扁平丘疹，可融合成斑块，基底宽广，无蒂。	由红褐色丘疹组成，或融合成斑，黏膜白斑样斑块，表面角化明显，可见鳞屑	表面光滑的淡红色或黏膜色丘疹，密集但不融合，呈绒毛状或鱼卵状外观	皮损为肉色、白色或红色半透明丘疹，互不融合，沿冠状沟不规则排列。
自觉症状	大部分病例无自觉症状，少数可有微痒，病变较大时可有异物感	无	无	无，或轻度瘙痒、灼热	无

续表

	尖锐湿疣	二期梅毒扁平湿疣	鲍温样丘疹	假性湿疣	珍珠样阴茎丘疹
辅助检查	醋酸白实验、组织病理检查、病毒抗原检测和病毒核酸检测	梅毒血清学实验、暗视野显微镜检查、免疫荧光	组织病理学检查	组织病理学检查	组织病理学检查

康复与护理

(一) 肛门尖锐湿疣非手术治疗护理方案

护理要点：

1. 教育患者杜绝一切不良性行为，切断传播途径。

2. 配合全身治疗，遵医嘱按时到指定医院进行注射、输液；口服药物需注意用药反应，如有过敏及时报告处理。

3. 局部外涂强腐蚀剂时，需注意保护疣周围的健康皮肤，可用鸦胆子油或鸦胆子仁，花生油浸泡半月后涂患处；或用马齿苋、土茯苓、板蓝根各 60g、大青叶 30g、明矾 20g，煎水熏洗，2~3 次 /d，洗后再用外用药。

4. 做好消毒隔离，因本病是人类乳头瘤病毒（HPV）感染引起的一种性传播疾病，人类乳头瘤病毒感染力较强，能耐受干燥并长期保存，故被污染的衣物、用具要及时消毒：

（1）患者的贴身衣物、内衣裤、毛巾要单独使用，用后煮沸 20s 可杀死病毒。

（2）患者所用洗浴盆，最好专用，耐高温的可高压灭菌或煮沸消毒；大的浴缸可用开水烫或消毒液浸泡消毒。

（3）马桶用擦拭法消毒，可用 2% 戊二醛、漂白剂、福尔马林或一些消毒液消毒。

5. 性病患者治愈前禁止性生活，凡与性病患者有过性接触的人，应及时到正规医院性病科就诊，发现疾病及时治疗。

(二) 尖锐湿疣手术护理方案

1. 手术前护理

(1) 评估病情：严重的心、肝、肾疾患及肺结核活动期、糖尿病、高血压、血液病引起的凝血功能不全，或伴有腹泻、瘢痕体质等，为手术治疗的禁忌证，一旦发现应及时报告医师。

(2) 心理护理：患者一旦确诊为本病，常产生羞愧、不光彩而产生忌医的心理，而肛门尖锐湿疣有较强的癌变倾向，应及时手术治疗，故护理人员应有高度的责任感与良好的医德，富有同情心，耐心给患者做好解释工作，向患者进行相关知识介绍，争取其积极配合治疗，鼓励患者增强战胜疾病的信心，帮助患者妥善地处理好社会及其他有关的人事关系、家庭关系，以期完满地结束治疗。

(3) 肠道皮肤准备：术前给患者灌肠、备皮。

(4) 保证安全：使用高频电刀或激光机手术时，需检查仪器的完好，并注意保护健康皮肤。

2. 手术后护理

(1) 创面处理：因肛周部位特殊，伤口易感染，应用聚维酮碘液便后局部外洗，2~3 次 /d；换药时注意观察伤口有无感染情况。

(2) 严格消毒隔离：患者换下的敷料应焚烧，用过的换药碗、镊子先用含氯消毒剂浸泡消毒后高压灭菌；医务人员换药后用 0.5% 过氧乙酸浸泡双手，以免引起交叉感染。

(3) 疼痛护理：手术后轻微疼痛无需处理，给予患者适当安慰，提高患者痛阈，如疼痛剧烈，给予止痛剂。

(4) 饮食：手术当日流质或半流质饮食，次日改为正常饮食，饮食宜清淡，富含蛋白质维生素；忌辛辣、酒等刺激性食物，以利伤口愈合。

(5)复查时间:术后2~3天复查,以后每周复查,连续3个月,如有复发及时处理。

(6)换药:术后第2天开始换药,较大伤面应每日换药,较小的伤面开始3天每日换药,以后可隔日换药,具体根据病情而定。

(7)避免外伤:临床治愈后2年内,避免严重外伤,防止尖锐湿疣的复发。

3. 并发症护理

(1)排尿困难:患者因麻醉作用、疼痛刺激或肛门敷料填塞过紧,可出现排尿困难,故术前嘱患者先排尿1次,术后未排尿前少饮水,如出现排尿困难,护士要安慰患者,使其尽量自行排尿。可通过改变体位、按摩下腹部或针灸及其他诱导方法促进排尿,如上述处理方法无效可采用导尿术。

(2)排便困难:患者因惧怕进食后排便时肛门疼痛而自行禁食,造成排便困难,应嘱其平时保持大便通畅,不正常的排便也会延缓创口的愈合,便秘者可用开塞露导便。

健康教育

(一)居家护理

1. 学会消毒隔离 ①每天更换内裤并用开水煮沸20min后洗净,太阳下暴晒;②被污染的衣物、用具要及时消毒,患者的内衣裤、毛巾、洗浴盆要单独使用,用后煮沸消毒;③注意和他人的隔离,如便器使用后要用健之素等消毒液浸泡消毒。

2. 控制性病是预防HPV最好的方法 ①在生活中要进行卫生宣传教育和性行为控制,本病目前无疫苗;②患病期间避免一切性接触,以免加重病情及传染给他人,并嘱爱人及时就诊检查;③性病患者治愈前禁止性生活,凡与性病患者有过性接触的人,应及时到正规医院性病科就诊,发现疾病及时治疗。

3. **调整心理状态** 由于尖锐湿疣难以根治,治疗周期较长,同时又恐旁人知晓自己的病情,患者承受着严重的心理和经济压力,导致机体长期处于紧张焦虑状态,使机体抵抗力下降,不利于病情的恢复,故需将心理调整到最佳状态:

(1)已经感染尖锐湿疣的患者要树立战胜疾病的信心,当一个人情绪低落、感情抑郁时,免疫力会显著下降大约80%,因此要有平常的心态,有战胜疾病的信心,尽快从阴影中走出来,以增强自身免疫力,缩短病程,配合治疗能够痊愈。

(2)加强沟通交流:与知心朋友倾诉,与医护人员或心理医师交谈,把自己的恐惧、担心、疑虑倾诉出来,缓解压力;参加朋友聚会、郊游以分散注意力,保持心情舒畅。

(3)克服恐惧心理:勿惧怕就诊,以便选择正规的治疗方法,不去不正规的私人诊所。

4. **加强体育锻炼** 根据自身情况选择锻炼方式,如做瑜伽或太极健美操,也可通过每天散步、骑自行车等有氧运动,可增强体质也可调养生息,增加免疫力,使心情舒畅。

(二)饮食指导

1. 饮食宜清淡,多食富含维生素、蛋白质、易消化之品,忌烟酒及辛辣刺激之品,进而调节机体的抵抗能力。

2. **湿毒下注证** 宜食清热利湿的食品,如:马齿苋、冬瓜皮、绿豆、苦瓜等。食疗方:冬瓜排骨汤。

3. **脾虚毒蕴证** 宜食健脾化湿的食品,如:生薏米、赤小豆、白扁豆等。食疗方:薏米红豆粥。

4. 发病期间,禁食海鲜类及辛辣食品;饮酒、吸烟等刺激性不良性生活方式。

(三)尖锐湿疣的预防

1. 避风寒,畅情志,节饮食,增强自身免疫力。

2. 保持清洁卫生,特别是外生殖器、肛周部位的洁净干燥,便前便后洗手。

3. 大力开展宣传教育,教育患者杜绝一切不良性行为,切断传播途径，减少尖锐湿疣的传染机会。

4. 在一些公共场所，如桑拿、健身房、洗浴中心等，要注意个人及寝具卫生，避免通过物品的间接感染。

资源 17
肛周尖锐湿疣电灼术

（马 明　张美萍）

Lower Gastrointestinal Disease Diagnosis and Treatment Manual

肿　瘤

良性肿瘤

35. 大肠息肉

大肠息肉是大肠黏膜表面的赘生物，以直肠和乙状结肠多见，是临床常见疾病。

诊断要点

1. **主诉**　大多数患者无特殊的不适，仅在检查时偶然发现，部分患者可有以下症状：血便、黏液便、腹胀、腹痛等。

2. **辅助检查**　因为多数患者无不适症状，所以要想发现大肠息肉，需要进行直乙镜和结肠镜检查。特别是结肠镜检查，是目前诊断和治疗大肠息肉最重要的方法。

3. **病理诊断**　通常有以下几种类型：腺瘤性息肉、幼年性息肉、增生性息肉、淋巴性息肉、炎症性息肉。其中腺瘤性息肉简称腺瘤，是最常见的大肠息肉，是大肠的良性上皮性肿瘤。根据腺瘤的组织学结构可以分成三种类型：管状腺瘤、绒毛状腺瘤、管状绒毛状腺瘤（混合型腺瘤）。

治疗方案

绝大多数大肠息肉依靠现今药物治疗都无法消除，目前应用最广泛的方法是结肠镜下大肠息肉的治疗，少部分不适合结肠镜切除的息肉，可以采用内镜与外科联合切除、外科切除术等方法治疗（资源 18、资源 19）。

预案一：高频电凝电切术 是治疗消化道息肉的最常用方法，操作简便、易于开展。

预案二：内镜下黏膜切除术（EMR） 在内镜下先注射生理盐水，将病变黏膜与黏膜下层分开，再用高频电流切除的一种治疗方法。

预案三：内镜黏膜下剥离术（ESD） 利用多种内镜切开刀，先将病变周围黏膜预切开，再沿着黏膜下层将病变剥离切除的一种治疗方法。该方法不但可以治疗较大的扁平息肉，还可以治疗大部分早期大肠癌。

说明

1. **大肠息肉与大肠癌的关系** 大肠腺瘤性息肉是大肠癌的前期病变，癌变危险性随腺瘤长大而增加，而发现腺瘤并予以切除的人群，其发生大肠癌的危险性能下降70%~90%。因此早期发现大肠腺瘤性息肉并行息肉切除，是降低大肠癌发病率的有效措施。

2. **大肠息肉的随访** 大肠息肉切除后往往容易复发，据统计，大肠腺瘤性息肉复发的可能性为30%~60%。因此建议腺瘤性息肉切除后一年内复查结肠镜，复查阴性者可间隔2~3年再复查，若有高级别上皮内瘤变或癌变的腺瘤，切除后3个月内复查。

3. **大肠息肉的特殊类型——胃肠道息肉综合征** 是以累及大肠为主的多发性息肉病，大部分伴有肠道外表现。常见以下类型：家族性结肠息肉病、Gardner综合征、Peutz-Jeghers综合征（黑色素斑-胃肠多发性息肉综合征）、幼年性息肉综合征等。

康复与护理

（一）内镜下高频电治疗大肠息肉的手术护理方案

1. 术前准备

（1）术前查看患者各项检查结果，如有凝血机制障碍者，勿施此治疗；询问有无使用抗凝药物，如阿司匹林等。

(2) 签署手术同意书：息肉电切前应向患者及家属说明息肉电切的必要性及可能出现的并发症，并告知出现并发症后的解决方法，取得患者及家属的同意并签署手术同意书后，方可进行治疗。

(3) 肠道准备：①嘱患者术前3天流质饮食，术前晚服用清肠药进行肠道准备，按照说明服药；②检查前一晚：晚餐可进少许流食，下午6点开始服用聚乙二醇电解质散1盒，溶于750ml温水中，建议20min内服完；③检查当天：早饭不吃，早4点开始服用聚乙二醇电解质散3盒，溶于2 200ml温水中，首次服用600~800ml，以后每隔10min服用1次，250ml/次，建议60min内服完；④年老、体弱者可适当延长时间。多次排便至大便呈清水样，不含粪质。

(4) 告知患者注意事项：①服药不良反应：常见恶心、呕吐、饱胀感，少见腹痛，罕见过敏反应(详见说明书)；服用后如有特殊不适，请停药并及时就医；②肠道准备过程中偶见发生虚脱、低血糖、水电解质紊乱、严重心脑血管意外(如心律失常、心肌梗死、猝死、脑出血等)；③年老、体弱及有严重心脑血管疾病者，建议内科医师会诊，必要时医疗监控下服用该药。

2. 术中配合

见内镜下高频电治疗大肠息肉手术护理配合操作技术。

3. 术后护理

(1) 术后留观2~24h，密切观察病情变化，监测生命体征，观察有无腹痛、便血情况及肠出血、腹膜炎等并发症，一旦发现异常，立即报告医师。

(2) 嘱患者术后禁食、卧床休息6h，不得马上蹲厕所，用力排气、排便等，改流食一天，以后半流食或普通饮食。禁食刺激性、粗纤维、带刺饮食。

(3) 术后禁止骑自行车、摩托车等交通工具回家。

(4) 术后3天内注意休息，7天内免体力劳动，出现腹痛、腹胀、便血、冷汗等异常时，及时回医院就诊。

(二) 经腹多发息肉切除肠吻合术护理

经腹多发息肉切除肠吻合术，适用于息肉较大镜下不能切除者或多发性息肉患者。

1. 手术前

(1) 心理护理：告知手术的必要性，介绍息肉切除的部位与麻醉方式等，消除患者紧张恐惧心理。

(2) 肠道准备：①术前3天遵医嘱服用肠道准备药物，嘱术前3天流质饮食，补液；②术前1天禁食，术日晨禁食禁水，下胃管、清洁洗肠。③术前半小时注射术前针。

其他同大肠癌术前准备。

2. 手术后

(1) 密切观察出血情况：监测生命体征，注意伤口渗血及引流情况，给予心电监测，做好护理记录与出入量记录。

(2) 遵医嘱静脉补液：按时应用抗生素，维持水电解质平衡，记录输入量。

(3) 禁食、胃肠减压：术后保留胃管，观察患者排气及肠鸣音恢复情况；24h更换负压吸引器一次，禁食期间做好口腔护理。

(4) 保持各引流管通畅：①观察骶尾引流液的颜色及量，有无吻合口瘘表现。②保持导尿管通畅，观察尿液颜色、性状及量，24h更换无菌引流袋一次。

(5) 保持会阴部清洁：男患者用碘附擦洗尿道口，2次/d；女患者(如无骶尾部伤口)做会阴冲洗，2次/d；拔导尿管前先夹闭，定时开放，训练膀胱收缩功能后再拔管。

(6) 预防腹部伤口感染：结肠造瘘口与伤口之间妥善隔开，定时换药。

(7) 结肠造瘘：如有结肠造口，按照大肠癌造口护理。

(三) 经肛门息肉切除缝合、结扎术的护理

1. 术前护理 参照肛肠科痔、瘘、裂手术前护理。

2. **术后护理**

(1)嘱患者禁食3天,静脉补液,减少排便,以免大便污染伤口。

(2)大便干燥者谨慎灌肠。注意观察出血情况。

(3)其他:参照痔、瘘、裂术后护理。

健康教育

(一)居家护理

1. **发现便血的处理** ①患者发现便血或其他不适,不可耽误,更不可让自己长期便血。无论何种原因的便血,均应及时到医院进行彻底检查。②经过电子结肠镜检查确诊后,根据病情,有的需手术切除,故需做好手术的各项准备。③有的息肉,镜检时即可做电灼手术,之后送病理活检。

2. **息肉发生癌变** 患者也不要过于紧张,因过于紧张会造成体内激素分泌失调,免疫功能下降,对病情不利。要及时配合彻底治疗,并定期复查防止复发。

3. **肠息肉术后也要定期复查** ①约有80%~95%的肠癌是腺瘤性息肉一步步演变而来,及时切除肠道息肉就能有效预防肠癌;②即使切除了息肉,也并非高枕无忧了,是因为息肉可复发,还需要定期复查;③息肉切除术后一般1年,也有半年或2年复查,均需要根据不同病情遵医嘱执行;④复查中发现新生息肉,仍需电灼治疗或手术切除。

(二)饮食指导

1. 长期高脂肪、高动物蛋白及低纤维素饮食,嗜好油炸食物(如西方快餐食品)者,应建立良好饮食习惯,进富营养、高维生素、高纤维素、低脂肪饮食,以降低息肉发生率。

2. 治疗肠息肉要从改善自身的体质开始做起,要多吃碱性食品,改善自身的酸性体质,同时提高自身的免疫力。

3. **肠息肉的食疗方法** 患者应吃些碱性食品:①中等碱性食品:萝卜干、香蕉、橘子、番瓜、草莓、大豆、红萝卜、番茄、蛋白、梅干、菠菜等;②弱碱性食品:苹果、甘蓝菜、洋葱、红豆、萝卜、豆腐等;③强碱性食品:茶叶、海带芽、葡萄、海带等。

(三)大肠息肉的预防

因大肠息肉能够发生癌变,因此,大肠息肉的预防非常重要,应尽早开始。虽然大肠息肉的发病原因尚未完全清楚,但据分析研究表明,大肠息肉与下列因素有关,预防也就应主要从以下几方面入手:

1. **饮食因素** 研究表明,脂肪摄入低于总能量的15%,结肠息肉及癌的发病率均低。高脂肪膳食能增加结肠中的胆酸,结肠息肉高发区人粪中胆酸浓度高。高纤维膳食,粪便容量大,结肠息肉的发生率低。因此,应少吃脂肪、油腻食物,适当摄入肉类食品(特别是红肉),不可过多;多吃新鲜蔬菜(至少400g/d)水果及适量谷类食物。

2. **减少长期炎症刺激** 肠黏膜的慢性炎症可引起炎性息肉,如溃疡性结肠炎、晚期大肠血吸虫病、阿米巴痢疾、大肠肠结核、非特异性直肠炎等,都可引起大肠息肉状肉芽肿。因此,积极治疗原发肠道疾病,如慢性肠炎及相关疾病,可降低大肠息肉的发病率。

3. **遗传因素** 研究资料表明,大肠息肉与遗传因素有关,特别是大肠多发性息肉,有的具有家族遗传史。做好体检工作,有条件者每年应在医师指导下进行一次体检,查大便有无潜血。50岁以上者,每年应做一次电子结肠镜检查,特别是有遗传家族史者,3个月到半年最好进行一次。

4. **保持积极乐观健康心态** 专家指出,心情愉悦、脾气平和的人,血液中氧气含量增高,身体免疫力较高;同样,因笑而分泌的唾液中所含的抗体远远高于因食物刺激所分泌的;对未来充满希望和有进取精神的人,往往感到生活充实,身体也就健康。相反,消极的心态可造成人体免疫功能下降和体内毒素的蓄积,这是诸多疾病发生的重要原因。

5. **高危人群** 具备危险因素的人群被视为高危人群,包括：①有家族遗传史者；②有相关疾病，如结肠炎、胆囊切除术后、肝硬化患者等；③长期生活在息肉高发地区，如沿海地区、经济发达地区者；④长期饮食结构不合理者；⑤家族成员中有结肠癌或结肠息肉者，尤其家族性腺瘤息肉病，患者15岁以后开始出现息肉增多，到35岁左右可出现上百个息肉，患者所有家族成员进入青春期都应定期进行结肠镜检查，做到早发现早治疗，在癌变前全部切除。

6. **疑似大肠息肉的患者应做电子结肠镜检查** 由于大肠息肉与大肠癌关系密切，故应及早确诊及治疗。但由于大肠息肉的症状多不典型，多数没有任何自觉症状，很多人患病很长时间却无法察觉，直到发现便血才去就医，有的早已发生了癌变。因此，对疑似大肠息肉的患者，应做电子结肠镜检查。同时，还要对病变部位做活检，一旦确诊大肠息肉，应根据息肉的大小、部位、数目及息肉是否有蒂，来选择不同的治疗方式，可有效地预防大肠息肉。

资源 18
结肠息肉的内镜下治疗

资源 19
直肠息肉 TEM 手术

（高旭东 盛丽荣）

36. 肛管及肛门周围恶性肿瘤

肛门区分为肛管和肛门周围。肛管,直肠的末端,上界为肛直肠环(可触及的耻骨直肠肌上界),下界为肛缘(即括约肌的最下界),长度约3-4厘米。肛门周围是以肛缘为中心,周围5cm-6cm范围内的皮肤和会阴区域。鳞状细胞肿瘤是这个疾病的主要病理类型。肛门区域也有其他类型的肿瘤发生,如腺癌或者黑色素瘤。肛门腺癌和肛门黑色素瘤的治疗分别参考直肠癌和黑色素瘤。

虽然肛门癌(鳞状细胞肿瘤)是一种罕见疾病,但是某些人群仍然具有罹患肛门癌的高危因素,HPV是主要的危险因素,在肛门癌患者中,有80%~85%的患者存在HPV感染。一些研究提示在肛门癌患者中有80%可以通过接种HPV疫苗进行预防。而使用免疫抑制药物或者HIV感染引起免疫系统抑制好像更容易使肛门区HPV感染持续存在。

还有例如女性、与男性发生性关系的男性以及感染HIV的患者患肛门癌的风险也较高。另具有肛交史的个体罹患肛门癌的风险增高,如果一生中具有大量性伴侣的话罹患风险也增高,在接受器官移植后存在免疫抑制的人群、自身免疫性疾病患者、吸烟和罹患与HPV相关的其他肿瘤的患者罹患肛门癌的风险也增高。

诊断要点

肿瘤

1. **主诉** 肛门癌患者主要表现为直肠出血，部分患者有疼痛或者直肠肿块的感觉。活检证实是鳞状细胞癌。

2. **肛肠科专科检查及辅助检查** 仔细的直肠指检(DRE)，肛门镜检查，腹股沟淋巴结触诊，如果临床或者影像检查发现淋巴结肿大，应行FNA(穿刺活检)或者切除活检。推荐使用CT或者MRI对盆腔淋巴结进行评估。这些方法也可提供其他的腹/盆腔器官是否受累，然而，T分期的评估主要还是通过临床检查。腹部CT扫描也被推荐用于评估腹部有无播散。由于肛门区域的静脉是循环系统静脉网中的一部分，胸部CT扫描也应用于评估肺部有无转移。HIV检测和CD_4水平的监测也被推荐，因为据报道，肛门癌的患者感染HIV的风险很高。由于肛门癌和HPV相关，也推荐女性患者进行妇科检查，包括宫颈癌筛查。

治疗方案

目前，对非转移性的肛管癌，同步放化疗还是主要的治疗推荐。

肛周癌的治疗依赖于临床分期，可以局部切除或者放化疗。对于T1、N0、高分化的肛周癌患者，主要治疗是确保足够边界的局部切除。足够边界为1cm。如果边界不够，应优先选择再次切除。当外科边界不够时，局部放疗同步或者不选择持续输注5-FU或者卡培他滨为基础的化疗也是一个可替代的治疗选择。对其他分期的肛周癌，治疗的选择是同步放化疗。

说明

1. 目前，外科手术在肛管癌治疗中主要用于：

(1) 综合治疗效果不佳或治疗后局部复发病例的补救

措施；

⑵早期病变的局部切除（T1N0和高分化）；

⑶存在放射、化学治疗禁忌者。

2. 肛门癌的淋巴结引流与肿瘤所处的肛门区域的位置相关。肿瘤位于肛周皮肤和齿状线远端的肛管区域，淋巴结引流区域主要为双侧腹股沟浅表淋巴结。位于齿状线或者接近齿状线的肛门癌，淋巴结直接引流至肛门直肠、直肠周围、骶前淋巴结和髂内淋巴结系统。更近端的肿瘤，淋巴结引流向直肠周围淋巴结和肠系膜下的淋巴系统。因此，远端的肛门癌腹股沟淋巴结转移发生率很高，而且，由于肛管的淋巴结引流系统相互之间是相连通的，腹股沟淋巴结转移也可发生于近端的肛门癌。

3. 肛门癌的预后与原发肿瘤的大小、淋巴结转移的情况有关。根据SEER数据库资料，在1999—2006年，50%的肛门癌初次诊断时为局限期，这些患者的5年生存率为69%。接近29%的肛门癌患者诊断时有区域淋巴结转移，这些患者5年生存率60%。12%的有远处转移的患者5年生存率30.5%。相比淋巴结受累，T分期与生存率更加相关，T1~T2和T3~T4的5年生存率分别为72.7%和39.9%；但是，涉及这个分析的患者数量较少。T4N0和T3~4N+的患者预后更差。

4. 放化疗相关的毒性反应是普遍的，包括急性肛门直肠炎、会阴部皮炎。放化疗其他的迟发性副反应包括增加了排便的频率和紧急性、性交困难和阳痿。还有些严重的迟发性放疗并发症，如肛门溃疡、狭窄、坏死，使手术包括结肠造瘘术成为必要。另外，肛门放疗后的老年妇女骨盆骨折发生的风险也会增高。

康复与护理

1. **心理护理**　护理人员对患者及家属进行心理疏导，提供全面的治疗及护理信息，指导患者及家属通过各种途径了解疾病的治疗及护理新进展,使其树立战胜疾病的信心。

2. **根据治疗方式的不同给予相应的护理** 肛管及肛门周围恶性肿瘤的治疗依赖于临床分期,遵医嘱采取手术治疗或者放化疗。

(1)非手术(放化疗)治疗护理:可参考结肠癌术后放化疗部分。

(2)手术治疗护理:可参考结肠癌护理部分。

健康教育

(一)居家护理

1. 适当参加户外活动,如慢跑、太极拳等有氧运动,注意劳逸结合,避免劳累,生活规律,保持心情舒畅。

2. 有肠造口的患者,应教会患者及家属造口袋的更换、造口并发症的预防和处理、日常生活注意事项和自我护理。

3. 在家可用温水坐浴,经济条件允许的可用红外线照射保持肛周皮肤干燥,肛周糜烂者可使用造口粉。

(二)饮食指导

1. 根据患者情况调节饮食,多吃新鲜蔬菜、水果、补血食物,多饮水,避免高脂肪及辛辣、刺激性食物。

2. 肠造口患者应均衡饮食,纤维较多的食物宜切碎、煮烂,忌生冷、刺激性食物,以免腹泻和梗阻。

(三)肛管及肛门周围恶性肿瘤的预防

详见结肠癌护理相关内容。

(王敏 韦颖)

37. 大肠类癌

类癌(carcinoid)起源于肠腺内的肠腺嗜银细胞(Kulchisky cell)或嗜碱性颗粒状的肠嗜铬细胞。由于肿瘤可以发生转移,其组织结构似癌,但发展缓慢,生物学行为与癌不同,故称类癌。类癌在体内分布广泛，大宗的流行病学调查资料显示，超过50%的类癌发生在消化道内，最常见的部位是小肠，直肠类癌占第2位。大肠类癌包括位于阑尾、结肠和直肠的类癌，临床比较少见，占结直肠癌的2.2%，但近几年来发病率有所增加，男性发病率比女性稍高。

诊断要点

1. **主诉** 通常表现为右下腹疼痛等阑尾炎的症状和体征。

2. **临床表现** 大肠类癌的临床表现随起源部位而异。阑尾类癌：随着肿瘤增大，阻塞阑尾腔，引起急慢性阑尾炎而就诊。结肠类癌：早期无临床症状，随着病情的进展，可出现腹痛、出血、贫血、排便习惯的改变等症状。微小的直肠类癌：多无症状，且由于肿瘤生长缓慢，患者可长期带瘤生存。瘤体增大后可出现便秘、排便不尽感、便血、肛门疼痛、腹痛腹泻、体重减轻及梗阻等症状。类癌组织具有分泌功能，当产生激素过多，超过肝、肺灭活能力，或类癌细胞转移到肝脏，其分泌的生物活性物质通过肝静脉直接进入体循环，导致血液中激素浓度急剧升高，并作用于血管和肠道平滑肌等，而引起类癌综合征，如水样腹泻、皮肤潮红、支气管哮喘和心动过速等症状。

3. **专科体检** 结肠类癌早期体格检查无异常。对于直肠类癌，直肠指检是最方便、最直接的检查方法，如发现直肠壁光滑、类圆形的黏膜下硬结，需考虑本病的可能。如肿瘤浸润肌层后固定不动，则与腺癌难以鉴别。

4. **辅助检查** ①肠镜检查：典型表现为黏膜下单个结节状广基隆起，质硬，推之可移动，黏膜表面光滑，界限清楚，黄色或苍白色外观，活检钳触之具有黏膜下肿瘤特征。活检的阳性率与取材技术相关，因表面有正常黏膜覆盖，应深挖或多次活检以取到黏膜下组织才能确诊。②超声内镜：是确定直肠类癌浸润深度最有效的方法。它能对消化道管壁准确分层，显示病灶与直肠壁各层次的关系，从而判断类癌的起源、大小、内部回声、边界、有无肌层和周围血管浸润，对指导行内镜下黏膜切除或手术治疗方案有重要意义。③ CT 和 MR：可以提示肿瘤的大小、形状、数量、边缘、浸润深度及区域淋巴结转移、有无肝脏转移等信息，对手术治疗和预后判断有指导作用，应作为术前的常规检查项目。

治疗方案

1. **非手术治疗** 对于晚期和广泛转移不能切除的患者，可采用 5-FU、多柔比星、甲氨蝶呤等联合化疗。5-FU+ 链脲佐菌素（链脲菌素）联合治疗，可以获得较好的疗效（反应率 40%）。除此之外，也可以应用生长抑素，可以抑制类癌伴有严重腹泻和潮红发作。

2. **手术治疗** 结直肠类癌治疗以手术切除为主，手术方法的选择要依据肿瘤大小、部位、浸润深度、有无淋巴结和远处转移等临床、病理特征而定，其中肿瘤大小及肌层浸润是判断类癌良、恶性的最重要指标，也是选择治疗方式的主要依据（资源 20）。

说明

1. 常规的直肠指诊相当重要，当指诊触及表面光滑的、圆形或类圆形、可移动的黏膜下硬结，应考虑到类癌的可能。

2. 手术方式的选择应综合各种因素，施行“量体裁衣”式的个体化治疗。

3. 本病的预后取决于肿瘤的生物学特征和进展的程度。

4. 影响直肠类癌预后的因素主要包括肿瘤大小、肌层浸润以及是否合并转移。

5. 尽管直肠类癌是一种潜在恶性肿瘤，但仍有复发的可能，术后应定期随访。

6. 术后定期行结肠镜检查是结直肠类癌的最佳随访

手段。

7. 提高对本病的认识、早期诊断和规范化治疗是提高疗效的关键。

康复与护理

1. **心理护理** 向患者讲解疾病治疗方法，请治愈患者介绍经验，让患者看到希望，鼓励患者说出心里话，让家属多陪同。关心患者，指导患者及其家属通过多种途径了解疾病的发生、发展及治疗护理方面的新进展，使其树立战胜疾病的信心。

2. **根据不同的治疗方法进行护理** 根据肿瘤大小选择治疗方案，根据治疗方式给予相应护理。

(1)内镜下切除者：①术后患者禁食48h；②若无腹痛及便血等症状，可48h后进流质饮食，72h后进无渣饮食1周；③绝对卧床休息3~7天，术中出血者需适当延长卧床天数；④避免用力过猛的动作，防止穿孔及出血；⑤注意观察粪便色泽，警惕活动性出血。

(2)需扩大根治术者：根据麻醉和手术方式观察病情，选择合适体位。其他护理内容参考结肠癌、直肠癌护理部分。

健康教育

(一)居家护理

1. 适当参加户外活动，如慢跑、太极拳等有氧运动，注意劳逸结合，避免劳累，生活规律，保持心情舒畅。

2. 有肠造口患者，应教会患者及家属造口袋的更换方法、造口并发症的预防和处理、日常生活注意事项和自我护理。

3. **饮食指导** 根据患者情况调节饮食，多吃新鲜蔬菜、水果、补血食物，多饮水，避免高脂肪及辛辣、刺激性食物。避免进食过多粗纤维食物及过稀、易引起腹胀的食物，保持大便通畅。

(二) 大肠类癌的预防

1. 内镜下切除患者,术后 3~6 个月复查肠镜。
2. 1 年后改为每半年至 1 年复查一次肠镜。
3. 扩大根治术患者,按结直肠癌术后相关要求复查。
4. 放化疗患者,定期检查血常规。

资源 20
直肠类癌 TEO 手术

(黄斌 韦颖)

38. 直肠癌

直肠癌(carcinoma of the rectum)是指齿状线以上至乙状结肠与直肠移行部之间的癌。直肠癌是常见的恶性肿瘤,近年来发病率呈上升趋势。我国直肠癌的发病率占大肠癌总发病率的 60%~70%,并以腹膜反折平面以下的中、低位直肠癌占大多数,青年人(<30 岁)直肠癌的发病率,明显较国外高,这是我国直肠癌的特点。由于直肠癌的位置较低,容易被直肠指检和乙状结肠镜检查发现,故应高度重视直肠指检。由于直肠癌位于盆腔,转移方向多,手术难度大,不易彻底根治,术后局部复发率高。下段直肠癌与肛门括约肌接近,不易保留肛门,且手术时容易损伤盆神经丛,使部分患者术后的性功能及排尿功能受到影响,生活质量下降。

诊断要点

1. **病史** 排便习惯改变是直肠癌最常见的主诉,如大便次数增多(每日数次或 10 多次)、排便不尽感、里急后重。伴有大便变形、变细。晚期出现排便困难,腹胀、腹痛等肠梗阻症状。

2. **临床表现** 便血，呈鲜红色或暗红色，多不与大便相混，有时有血块。排出物多为黏液脓血状。直肠癌一般不痛，如肿瘤侵及肛门括约肌则有疼痛，或出现肛门失禁。贫血及全身症状，如消瘦、乏力、低热等。无症状而发生体重减轻提示预后不良。男性直肠癌患者，当肿瘤侵犯前列腺、膀胱时，可出现尿频、尿急、尿痛及血尿，排尿困难或淋漓不尽。女性患者，肿瘤侵犯阴道后壁，可引起白带增多；如形成直肠阴道瘘，阴道内可出现血性粪质或气体。

3. **专科检查** 直肠指诊，凡是疑似直肠癌患者必须常规做肛门直肠指诊，了解肿瘤大小、质地、占肠壁周径的范围、基底活动度、距肛缘的距离、肿瘤向肠外浸润的情况、与周围脏器的关系。男性注意肿瘤与前列腺、膀胱的关系，女性注意与阴道、子宫和附件的关系，必要时双合诊。

4. **辅助检查** ①直乙镜或结肠镜：直肠指诊怀疑直肠有病变者，应行直乙镜检查或活检。结肠镜检查可以明确患者是否同时患有多个肠道肿瘤，这在临床上并不少见。②病理：活检病理诊断是金标准。病理活检明确占位性质是直肠癌诊断和治疗的重要依据。③经直肠腔内超声：推荐经直肠腔内超声或内镜超声为中低位直肠癌进行术前诊断和分期。④肿瘤标志物：必须检测 CEA、CA19-9，建议检测 CA242、CA72-4，有肝转移者检测 AFP，有卵巢转移者检测 CA125。⑤ CT：术前 CT 检查的作用在于明确病变侵犯肠壁的深度、向肠壁外蔓延的范围和远处转移的部位。最主要的优点是，它可以提示患者是否需要因肿瘤复发的可能性而接受进一步的检查。⑥ MRI：直肠癌术前分期时推荐 MRI 检查。

治疗方案

治疗原则是以手术切除为主的综合治疗。手术方式包括局部切除术、根治性手术、扩大切除术、姑息性手术等（资源 21）。

预案一:腹会阴联合直肠癌切除、永久性乙状结肠造口术(APR)适用于距离肛门5cm以内的直肠癌(但对肿瘤较大、浸润明显,或骨盆狭窄的肥胖患者以及肿瘤浸润范围大者距肛门7cm内亦可行此手术)。

预案二:经腹直肠前切除术 适用于直肠癌下缘距肛门5~7cm以上的肿瘤。

预案三:柱状经腹会阴直肠癌根治术 适用于术前接受了新辅助治疗,分期为T3、T4期低位直肠癌,尤其是肿瘤侵犯肛提肌的患者。

预案四:经括约肌间切除术 对于肿瘤浸润深度在内括约肌以内的患者,在保证TME的前提下部分或全部切除肛门内括约肌。通过牺牲一部分内括约肌使肿瘤远端肠管切缘达到1cm,从而避免切除肛门。

预案五:局部切除 标本完整切除,组织学特征良好,切缘阴性的T0和T1期直肠癌被认为是局部切除的最佳适应证。新辅助治疗可能使更多患者从局部切除手术中获益,尤其是对于新辅助治疗后达到cCR的患者。

预案六:直肠癌的姑息手术 患者一旦无根治手术的可能,只能行姑息性手术,包括减瘤手术、放疗以处理不可控制的出血,支架置入、回结肠造口以缓解梗阻以及支持治疗等。

预案七:直肠癌的微创治疗 目前在国内外,腹腔镜手术在大肠癌中已经广泛开展。结肠癌腹腔镜手术已经成为标准手术方式之一。但是目前直肠癌的腹腔镜手术是否能够作为标准手术方式之一仍然存在一定争议。中国机器人手术尚处于起步阶段,国内一些肿瘤治疗中心已经开始开展机器人直肠癌手术。

康复与护理

可参照结肠癌护理。

健康教育

可参照结肠癌健康教育。

资源 21
腹腔镜直肠癌根治术

（赵团结　李峨嵋　韦 颖）

39. 结 肠 癌

结肠癌是我国常见恶性肿瘤之一，其发病率呈上升趋势，尤其在经济发展较快的城市和地区。值得注意的是，在结肠癌中，右侧结肠癌的比例呈明显增长之势，这种发病趋势与西方经济发达国家中结直肠癌的发病情况趋向一致。因此，如何预防其发生、降低其发病率及早期发现并采取积极有效的治疗措施以降低其死亡率已成为广大医务工作者的共同任务和目标。从整个大肠而言，肿瘤的好发部位依次为直肠、乙状结肠、盲肠、升结肠、降结肠和横结肠。目前，直肠癌和乙状结肠癌总体占大肠癌的 60% 以上。男性和女性发病率相仿，中位发病年龄在 45~50 岁，但我国发病年龄普遍比西方国家平均提早 10 年左右，30 岁以下的青年人约占 11%~15%，40 岁以下则占 40% 左右。

诊断要点

1. **病史**　排便习惯改变是结直肠癌最常见的主诉，如大便次数增多，但常不引起患者注意。便血仅次于排便习惯改变。

2. **临床表现**　无原因的排便习惯改变，多伴有饮食生活不洁、精神物理刺激等病史。便血可为肉眼可见的血便或为便隐血阳性，颜色可为鲜红色、紫色、红褐色、黑色或看不出颜色改变。病变部位越靠近远端，血液的变化越少，看起来越鲜红。虽然便血是肠癌相对早期的症状之一，但却经常被忽视。黏液可以是单独排出或与大便混合，此症状多伴随便血出现。黏液血便应被看作是对大肠癌有高度提示意义的联合症状。腹痛是结直肠肿瘤引起的肠道部分梗阻或完全梗阻造成的，往往是绞痛，并伴有腹胀、恶心和呕吐。

3. **专科检查** 肿瘤生长到相当大时，腹部可触及肿块。肿块一般较硬，形状不规则，表面不平。

4. **辅助检查** ①便隐血检查：是唯一有前瞻性随机试验证据支持的、可明确降低结直肠癌死亡率 15%~33% 的结直肠癌筛查试验；②结肠镜：所有疑似结肠癌患者均推荐结肠镜检查；③病理活检：病理诊断是金标准；④钡灌肠：目前已基本被结肠镜取代；⑤ CT 或 MRI 检查：其作用在于明确病变侵犯肠壁的深度、向肠壁外蔓延的范围和远处转移的部位；⑥肿瘤标志物：必须检测 CEA、CA19-9，建议检测 CA242、CA72-4，有肝转移者检测 AFP，有卵巢转移者检测 CA125。

治疗方案

迄今为止，手术切除仍然是治疗结肠癌最主要而有效的办法。

预案一：结肠癌根治性手术 包括：①右半结肠切除术：适用于盲肠、升结肠、结肠肝曲的肿瘤；②横结肠切除术：适用于横结肠中部肿瘤；③左半结肠切除术：适用于结肠脾曲和降结肠肿瘤；④乙状结肠切除术：适用于乙状结肠癌。

预案二：结肠癌并发急性肠梗阻的手术，手术原则：①右侧结肠癌并发急性肠梗阻时，应尽量争取右半结肠切除一期吻合；②对右侧结肠癌局部确已无法切除时，可选做末端回肠与横结肠侧 - 侧吻合术 - 内转流术（捷径手术）；③左侧结肠癌引起的急性肠梗阻，在条件许可时尽量一期切除肿瘤；④对肿瘤已无法切除的左半结肠癌，可做捷径手术或横结肠造口术。

预案三：初始可切除转移性结肠癌手术治疗 对于同时仅有可切除的肝和/或肺转移者，可同期或分期行结肠切除术及转移灶切除术+术后辅助化疗。

康复与护理

（一）手术治疗护理方案

1. 手术前

（1）心理护理：结肠癌患者往往对治疗存在许多顾虑，对康复缺乏信心。护理人员应关心理解患者，通过沟通了解其真实感受，解除焦虑，指导患者及其家属通过各种途径了解疾病的发生、发展及治疗护理方面的新进展，树立与疾病斗争的勇气和信心。对需行肠造口患者，可通过图片、模型、实物等向患者及家属介绍造口的目的、部位、功能、术后可能出现的情况以及相应的处理方法；必要时，可介绍同样经历且恢复良好、心理健康的患者与其交流，使其了解只要护理得当，肠造口并不会对其日常生活、工作造成太大影响，从而增强患者手术治疗的信心，使其主动配合治疗。同时合理地运用社会支持，争取家人与亲友的积极配合，从多方面给予患者关怀与支持。

（2）营养支持：无梗阻症状的患者，术前给予高蛋白、高能量、高维生素、易消化、营养丰富的少渣饮食，如鱼肉、瘦肉、乳制品等。若患者出现明显脱水及肠梗阻，应及时纠正机体水、电解质及酸碱失衡，必要时，少量多次输血、输白蛋白等，以纠正贫血和低蛋白血症，提高其对手术的耐受性。

（3）肠道准备：①肠道清洁：术前3~4天起进半流食，1~2天起进流食，术前一天禁食；②行全结肠灌洗：若患者年老体弱无法耐受、存在心肾功能不全或灌洗不充分时，可考虑配合术前一天晚及术日晨清洁洗肠，洗至粪便呈清水样，肉眼无粪渣为止；③术前一天下午3时起口服清肠药，于1h内服完，排大便至清水状,晚 10 时后禁水直至手术(有肠梗阻者禁服清肠药,遵医嘱行肠道准备)。

(4) 造口定位:对拟行肠造口患者,术前应由医师 / 造口治疗师根据患者可能的造口类型进行定位,以降低术后造口并发症的发生率,便于患者自我护理。定位要求:①根据手术方式及患者生活习惯选择造口位置;②患者自己能看清造口位置;③坐下后造口不会陷入皮肤褶皱中,影响造口器具的使用;④造口所在位置应避开瘢痕、皮肤凹陷、皱褶、皮肤慢性病变处、系腰带处及骨突处。预选位置做好标记,用透明薄膜覆盖,嘱患者改变体位时观察预选位置是否满足上述要求,以便及时调整。

(5) 其他准备:①阴道冲洗:女性患者尤其是肿瘤侵犯阴道后壁者,术前 1 日及术日晨分别行阴道冲洗 1 次;②术前 1 日遵医嘱备皮、洗澡更衣;③术晨遵医嘱放置胃管及导尿管。

2. 手术后

(1) 病情观察:术后密切观察生命体征、神志、尿量、切口渗血、渗液和引流液情况,准确记录 24h 出入量,如有异常,应立即通知医师给予处理。

(2) 体位:全麻清醒前取去枕平卧位,头偏向一侧;麻醉清醒后病情平稳者可改半卧位,有利于呼吸、循环和腹腔引流,减少切口张力,减轻疼痛和不适。

(3) 术后活动:术后早期下床活动可促使肠蠕动早日恢复,减少腹胀,对防止并发症发生有重要作用,如肺不张、坠积性肺炎、肠粘连;患者清醒后即可活动四肢,术后 12h 可被动活动躯体,术后 1~2 天即可自主活动。

(4) 营养支持:术后需遵医嘱采取以下护理措施:①常规禁食,禁食期间给予 TPN 营养支持(遵循 TPN 使用规范);②待肠蠕动恢复正常后改流质饮食,宜少量多餐;③进食后如无恶心呕吐及腹部不适,可遵医嘱逐渐予以半流质或软食。

(5)引流管护理

1)胃管护理:(参照坏死性筋膜炎患者术后相关护理)。

2)留置导尿管:留置期间注意保持导尿管通畅,保持尿道口及会阴部清洁,降低导管相关尿路感染的发生率。观察尿液性质,若出现血尿、脓尿等,及时处理。拔管前先试行夹管,可每4~6h或有尿意时开放,以锻炼膀胱舒缩功能,防止排尿功能障碍。拔管后若有排尿困难,先引导患者放松精神,消除紧张,可给予热敷、诱导排尿、耳穴压豆、针灸、按摩等处理。

3)腹腔/盆腔/骶前引流管:保持管路通畅,避免受压、扭曲、打折等,可经常挤捏各引流管以防堵塞;观察并记录引流液的色、质、量,如短时间内引流出较多的鲜红色血性液体,则提示内出血,应立即报告医师及时处理;如引流管引出气体或引流出伴有粪臭味液体,则提示发生吻合口漏。待引流液量少、色转清,即可考虑拔除引流管。保持引流管口周围皮肤清洁、干燥,定时更换敷料。

(6)切口护理:①术后腹部切口用腹带包扎,减少切口张力,有利于切口愈合;②注意腹部情况,如有腹痛、腹胀、肠梗阻或腹膜刺激症状,及时通知医师处理;③腹部切口、会阴部切口术后24h应换药1次,并保持切口敷料清洁,如有污染和渗血,应及时更换;之后的换药需根据病情遵医嘱执行;④老年人切口愈合慢,拆线时间视病情适当延迟。

(7)并发症护理

1)吻合口漏:术后严密观察患者有无吻合口漏表现,如突起腹痛或腹痛加重、部分患者可有明显腹膜炎体征,甚至能触及腹部包块,若留置有吻合口引流管者,可观察到略浑浊引流液引出。一旦发生吻合口漏,应立即禁食、给予胃肠减压,行盆腔持续滴注、负压吸引及肠外营养支持,必要时做好急诊手术准备。

2)出血:观察患者生命体征、切口敷料、胃管及各引流液色、质、量、尿量等,给予抗酸治疗,预防应激性溃疡等,发现异常及时报告医师。

3）肠梗阻：观察患者肠鸣音、肛门排气排便恢复情况，若患者出现腹痛腹胀、肛门无排气排便，提示可能存在术后肠粘连肠梗阻，及时给予胃肠减压等处理，必要时做好手术准备。

4）切口感染：常发生在术后3~5天，表现为切口局部红肿热痛、切口愈合不良、有渗液、体温升高、白细胞升高，应加强切口换药，保持引流通畅，遵医嘱使用抗生素。

（二）非手术治疗护理方案

护理要点：

1. 化疗患者的护理

（1）心理护理：了解患者病情及心理状态，做好心理护理，及时掌握其思想动态，耐心解释化疗可能发生的反应，消除患者的紧张感和不必要的顾虑，使患者对治疗充满信心。鼓励患者家属给予患者更多的关心和照顾，增强患者自尊感和被爱感，提高其生活质量。

（2）营养支持：①对化疗患者应给予正确的饮食指导，提高饮食的营养价值，保证营养供给；②鼓励患者摄入高蛋白、低脂肪、易消化的清淡食物，多饮水，多吃水果；③少食多餐，注意调整食物的色香味；④忌辛辣、油腻等刺激性食物，忌烟酒；⑤保持口腔清洁，增进食欲；⑥遵医嘱应用止吐药，对严重呕吐、腹泻者，应静脉补液治疗，避免水电解质紊乱，必要时给予肠内、肠外营养支持。

（3）保护皮肤黏膜：指导患者保持皮肤清洁、干燥，不使用肥皂等刺激性清洁用品，治疗过程中重视患者对疼痛的主诉，鉴别疼痛的原因，若怀疑发生药物外渗应立即停止输液，针对外渗药液性质给予相应处理。

（4）并发症的观察与护理：

1）静脉炎、静脉栓塞：选择合适的给药途径和方法，最常见为静脉给药。根据药性选用适宜的溶媒稀释；合理安排给药顺序，掌握正确给药方法，减少对血管壁的刺激；有计划地由远端开始选择静脉并注意保护，妥善固定针头以防滑脱、药液外渗。对刺激性强、作用时间长的药物，若患者的外周血管条件差，可行深静脉置管。

2）脏器功能障碍：①了解化疗方案，熟悉化疗药物剂量、作用途径、给药方法及毒副作用，做到按时、准确用药；②化疗药物现用现配；③推注过程中注意控制速度，并严密观察患者反应；④化疗过程中密切观察病情变化、监测肝肾功能、了解患者不适、准确记录出入量；⑤鼓励多饮水、采用水化疗法、碱化尿液等，以减少或减轻化疗所致的毒副作用。

3）感染：严格执行无菌操作技术，是预防感染的关键。①中心静脉置管后，应注意保持局部皮肤清洁，定期消毒穿刺点周围皮肤并观察穿刺点有无红肿热痛症状；②注意观察体温情况，出现异常及时报告医师，遵医嘱行血培养，并给予敏感的抗生素治疗；③定期复查血常规，白细胞计数低于 $3.5 \times 10^9/L$ 者应遵医嘱停药或减量；④血小板计数低于 $80 \times 10^9/L$、白细胞计数低于 $1.0 \times 10^9/L$ 时，做好保护性隔离，预防交叉感染，必要时遵医嘱应用生血细胞药物；⑤加强病室空气消毒，减少探视，预防医源性感染；⑥对大剂量强化化疗者，实施严密的保护性隔离或置于层流室。

4）出血：监测患者血常规变化，对骨髓严重抑制者，注意有无皮肤瘀斑、齿龈出血、血尿、血便等全身出血倾向；协助做好生活护理，注意安全，避免受伤，尽量避免肌内注射及用硬毛牙刷刷牙。

2. 放疗患者的护理

（1）保护照射野皮肤：在放疗过程中，照射野皮肤会出现放疗反应，其程度与放射源种类、照射剂量、照射野的面积及部位等因素有关。如护理不当，可加重皮肤反应。

1）注意保护照射野皮肤，避免机械性刺激，建议穿柔软宽松、吸湿性强的纯棉内衣，颈部需要照射时，要求衣领柔软或低领开衫，以减少刺激便于穿脱。

2）照射野区域皮肤可用温水软毛巾温和清洗，禁用碱性肥皂搓洗；不可涂酒精、碘酒药膏以及对皮肤有刺激性的药物；局部禁贴胶布；禁用冰袋和暖具。

3）保持照射野皮肤的清洁干燥，特别是多汗部位皮肤，如腋窝、腹股沟、外阴等处。

4）外出时防止暴晒及风吹雨淋。

5）照射野皮肤不要搔抓，皮肤脱屑切忌用手撕剥。

（2）监测血常规：放疗可造成骨髓抑制，使白细胞和血小板锐减，以致出现严重感染。白细胞降低是放疗患者常出现的不良反应，会影响放疗的持续进行，患者在放疗期间应定时监测血常规变化，并观察有无发热等症状，及早对症治疗，以保证放疗顺利进行。

（3）心理护理：由于放疗反应的出现，往往会加重患者心理负担。要加强护患之间沟通，根据患者具体情况，有针对性地做好阶段性健康指导，使患者对放疗的每一阶段出现的副作用有所了解，不会惊慌恐惧，并掌握应对方法，使患者增强战胜疾病信心，顺利完成治疗。

（4）饮食指导：放疗患者饮食应品种丰富，搭配合理，以高蛋白、低脂饮食、清淡无刺激易消化食物为主。禁烟酒。忌过冷、过硬、过热食物，忌油腻、辛辣食品。根据放疗反应进行饮食调整。少食多餐，保证足够营养和水分摄入。鼓励患者多饮水，不少于 3 000ml/d，以增加尿量，促进体内毒素排出，保持大便通畅。

健康教育

（一）居家护理

1. 造口护理

（1）心理咨询：①心理疏导：通过加强与患者沟通，深入了解患者的心理反应，唤起患者对治疗的信心，鼓励其战胜疾病的勇气；②做好家属的思想工作：争取家属的配合，共同关爱患者；③争取社会的支持：鼓励患者参加社会活动，争取亲属、朋友及同事等方面的配合，提高患者对疾病的认知能力，避免或减轻术后出现的各种不良心理反应。

(2) 造口用品选择：让患者了解造口袋、皮肤保护剂的种类、作用及使用方法；并发症预防：指导患者学会预防造口周围皮炎、毛囊炎、造口脱垂、造口狭窄、便秘、腹泻等的方法：①告知患者造口可能出现的并发症，如造口水肿、狭窄、周围皮炎、膨出、回缩等，使之心理上有所准备；②讲清楚引起并发症的原因、表现；③指导患者掌握处理方法：注意饮食卫生、防止腹泻、避免过多粗纤维饮食及辛辣食物食入、避免大笑、做好造口处清洁卫生等。

(3) 造口自我护理能力：①正确护理造口：保持造口清洁卫生、干燥，便后立即清洁并涂擦盐酸莫匹罗星（百多邦）软膏（消炎）或氧化锌软膏（保护）；②正确使用肛门袋：为患者选择合适的肛门袋，指导使用方法及注意事项；③指导定期扩肛：通过示范、讲解，教会患者及家属扩肛。

(4) 日常生活指导：①衣着和沐浴的要求；②锻炼和运动的方法，行为和工作的注意事项等。

(5) 规律性排便：①训练排便习惯：指导患者及家属学会结肠灌洗法，自我定时规律反复刺激，养成定时排便习惯；②饮食指导：养成定时进餐习惯，饮食以高能量、高蛋白、高维生素、低渣、易消化、无刺激性食物为主，防止腹泻和便秘，促使大便成形，有利于规律性排便。

(6) 社会活动能力：①组织并鼓励患者参加造口联谊会：借此机会，推选自我健康护理成功、生存时间长的患者向病友们宣教，使同类患者相互交流、相互鼓励、相互安抚，共同提高抗病的信心和能力；②鼓励患者主动参加社会实践及娱乐活动。

(7) 营养状况：①宣教术后营养的重要性：打消患者因术后排便方式改变的负面作用而节制饮食的念头，重视营养状况在术后抗病中的重要作用;②指导饮食标准。

2. **放疗护理**

(1)注意观察:肿瘤所在部位或照射野内的正常组织受射线影响可发生反应,如胃肠道受损后出血、溃疡和形成放射性肠炎等,放疗期间加强对照射器官功能状态的观察,对症处理,有严重不良反应时报告医师,暂停放疗。

(2)积极配合:部分患者出现疲劳、虚弱、食欲下降、恶心、呕吐、睡眠障碍等全身症状,在对症处理同时,注意营养饮食,嘱家属配合烹制美味食品增加食欲;提供安静休养环境,睡眠障碍者可药物助眠;给予精神鼓励,使患者增强信心,主动配合治疗。

(二)结肠癌的预防

1. 普通人群的健康教育 从正常肠黏膜发展到大肠癌需要一个相当长的时期(一般10年以上),在此期间,需要经过正常黏膜—增生—腺瘤形成—腺瘤癌变—癌细胞浸润转移的阶段过程。针对目前已知的与大肠癌的发生、发展有关的因素,积极开展综合防治,开展预防大肠癌的健康教育,教育并有效地指导居民的行为,建立健康行为模式,消除或减少致癌物质对大肠黏膜的作用,抑制和阻断癌前病变的发生或促进癌前病变的逆转,逐步达到降低大肠癌发病率、提高治愈率及改善生活质量,是健康教育的重要工作内容。

(1)合理饮食

1)提倡食用低脂肪饮食及食用不饱和脂肪酸类食品:大量的流行病学研究结果表明,大肠癌的发生与饮食有密切关系,虽然饮食成分有许多混杂因素,但比较肯定的是高脂肪饮食、精细类饮食结构与大肠癌的高发有关,而高纤维素饮食、粗粮饮食者大肠癌发病率低。

2)食用多纤维食物:多纤维食物使大便从肠道中排空加快,因而肠内容物中的胆酸、胆固醇与细菌相互作用的时间减少,产生致癌物的量也可减少,致癌物与肠黏膜接触时间也缩短，且由于纤维素可使大便量增加，因而使致癌物的浓度降低。就大肠癌的预防而言，提倡合理安排每日饮食，多吃新鲜水果、蔬菜等含有丰富的维生素及粗纤维的食物，并适当增加主食中粗粮、杂粮的比例。

3）适当多食用葱蒜类食物：研究表明，葱蒜类食物可减少致癌物对胃肠黏膜的损伤，常食葱蒜类食物可降低消化道肿瘤的发生。

4）饮食中增加维生素及微量元素：研究表明，胡萝卜素、维生素 B_2、维生素 C、维生素 E、维生素 D、钙、硒有降低大肠癌发病的作用。要多进食黄色、绿色新鲜蔬菜和水果，如橘子、苹果、葡萄、油菜、菠菜、芥蓝、芹菜、笋等。

(2) 运动：运动可增加消化液的分泌，促进消化，并促进结肠蠕动，减少粪便在肠内贮留时间，促进排便，从而使脂肪分解物中的一些致癌物质与结肠黏膜接触机会减少，其结果便可使结肠癌发生的危险减少。

(3) 积极防治肠道疾病：积极防治肠道疾病，预防各种息肉、溃疡性结肠炎、慢性痢疾，积极手术切除大肠腺瘤等。积极治疗习惯性便秘，注意保持大便通畅。

2. 高危人群的健康教育　某些疾病与大肠癌关系密切，患这些疾病的人被称为大肠癌的高危人群。包括：

(1) 大肠息肉：息肉是从肠黏膜上长出来的一种赘生物，大小、形状、数目、部位各异。患者以 40 岁以上的中老年人较多。随着年龄的增加息肉也在增多，依靠结肠镜即可确诊此病。即便已经根治了腺瘤性息肉的患者，也要定期复查，以观察是否复发。

(2) 溃疡性结肠炎：溃疡性结肠炎患者发生癌变的概率比正常人高 5~10 倍，特别是未成年时就发病，而且病变一直在活动，病变范围广泛，病程在 5 年以上的患者，癌变危险性更大。

(3) 大肠癌患者的家庭成员：有大肠癌家族史者大肠癌的

发生率比无家族史者高3倍。遗传因素可能与相同的饮食习惯有关。

(4)其他:①以往接受过卵巢癌、乳腺癌手术,施行过输尿管乙状结肠吻合术的人也是大肠癌的高发人群;盆腔接受过放射治疗者,如子宫、卵巢癌患者常要接受放疗,其直肠癌的发生率比常人高;②胆囊切除术后的患者;③小肠吻合术后的患者。

以上人群应定期体检,并注意自身保健。

3. **做好居民的防癌筛查** 大肠癌的潜伏期长(10年左右),做好防癌筛查,可对大肠癌的早发现、早诊断提供时间和机会。

(1)筛查的主要对象

1)初筛:年龄≥40岁者,符合下列4项中的1项或以上:①粪便隐血试验阳性者;②一级亲属有结直肠癌病史;③本人肠息肉或肿瘤史;④有慢性腹泻、慢性便秘、黏液血便、慢性阑尾炎和精神刺激史等。

2)复筛:内镜阳性者接受诊治;内镜阴性者,如果上述1项阳性,则每2~3年复筛1次;如果上述2项或以上阳性者,每年复筛1次。

(2)方法:①通过对就诊患者进行大肠癌预防的健康知识宣传,以问卷调查和粪便隐血试验为初筛手段,对人群进行评估;②评估为高风险的人群进行肠镜检查。

通过肠镜检查,尤其是高危人群筛查,不仅可以早发现大肠癌患者,还能检查出大肠腺瘤患者,使患者得到及早治疗,提高患者的生存质量。

(赵团结 李峨嵋 韦 颖)

40. 肛管直肠恶性黑色素瘤

肛管直肠恶性黑色素瘤(anorectal malignant melanoma,

ARMM):发生于肛管直肠的恶性黑色素瘤,大约占全部黑色素瘤的0.2%~3%,多数来源于肛管。该病属于罕见病,预后极差,1857年由Moore首次报道。

诊断要点

1. **病史**　本病首发症状往往没有特异性,可有便血或肛门疼痛。

2. **临床表现**　部分患者可便后出血,色暗红或鲜红,出血量一般较少。肿物侵犯周围神经或继发感染时可引起肛门疼痛。其他症状如里急后重、瘙痒、大便习惯改变、腹泻等症状,本病常偶然被发现。

3. **专科检查**　视诊可见肛周肿块,肛门指检及直肠镜检查可发现肠腔内肿块。患者出现肿瘤转移时,还可以表现为乏力、体重减轻、贫血等全身症状。

4. **辅助检查**　肛门镜可以协助诊断肛管病变;电子结肠镜可以发现肛管直肠恶性黑色素瘤的位置、形态,并且可以取活组织检查;病理检查和免疫组织化学检查可以明确诊断;CT的胸腹部和骨盆扫描确定是否有淋巴结肿大或发生肝、肺、骨的转移,从而评估全身情况,制订治疗方案。

治疗方案

外科手术一直是本病主要的治疗方法和最有效的治疗手段。最常见的手术方式包括腹会阴联合切除或局部广泛切除。手术目的是尽量延长生存期和提高生存质量,减少死亡率。但是,最佳的治疗方案仍存争议,多数主张在手术治疗的基础上,辅以化疗、放疗及免疫治疗的综合治疗方案。

预案一:非手术治疗　①化疗:对于不能手术切除转移灶的患者应进行化疗,药物主要是达卡巴嗪、替莫唑胺、顺铂和福莫斯汀,其中达卡巴嗪是晚期恶性黑色素瘤内科治疗的一线用药。②放疗:恶性黑色素瘤对放疗不敏感,但在某些特殊情况下，放疗仍是一项重要的治疗措施。黑色素瘤的放疗分为辅助放疗和姑息放疗，前者主要是局部控制，后者主要用于脑、脊髓、骨等转移灶。③免疫治疗：与其他类型肿瘤相比，黑色素瘤对于免疫攻击有更大的敏感性。

预案二：手术治疗 目前，对于手术方式的选择还存在一定的争议。肿瘤的完整切除和获得阴性切缘应作为外科手术治疗的基本原则。推荐腹会阴联合切除术的作者认为，腹会阴联合切除术能控制肠系膜淋巴结的转移；做到更广泛地切除直肠、肛管，使边缘的肿瘤切除更彻底；获得更低的局部复发率。推荐局部广泛切除术的作者认为，与腹会阴联合切除术相比，二者对预后的影响差异无显著性意义；本病腹股沟淋巴结的转移发生率较高；不论施行何种手术，本病预后均差。因此，当能够做到充分的局部切除时用局部广泛切除术；当不能局部切除，或为避免腹股沟淋巴结的复发，则应在腹会阴联合切除术后分期行预防性腹股沟淋巴结清扫。

说明

1. 本病的诊断依据包括有肛管黑痣史；有便血、肛门疼痛或肛门肿物的临床表现；肛门指检或肛门镜发现肠腔内肿物；局部活检病理或免疫组织化学染色检查证实为黑色素瘤；排除其他部位恶性黑色素瘤转移的可能；排除其他类型的恶性肿瘤。

2. 本病恶性程度高、转移早，诊断时大多已是中晚期，因此，早期诊断对于改善本病的预后非常重要。

3. 对于本病的治疗，多数学者主张采用在手术治疗的基础上，辅以化疗、放疗及免疫治疗的综合治疗方案。

康复与护理

1. 手术前

(1)心理护理：肛管、直肠恶性黑色素瘤恶性度高，存活率仅为10%~15%。患病后患者思想负担重,情绪波动大。因此,做好心理护理至关重要。护士可以向患者介绍成功的病例,增加其战胜疾病的信心;通过讲解疾病的临床症状、治疗以及促进术后恢复的护理方法等,使其主动配合治疗和护理,顺利度过围术期。

(2)增加营养:补充高营养、高能量、高维生素、易消化的食物,如:鱼、瘦肉、鸡蛋、乳制品等。

(3)皮肤护理:因肛管直肠交界处靠近肛门,主要表现为大便带血,多为鲜血或黑色溢液,有恶臭。因此患者入院后要根据医嘱用10%碘附浸泡肿瘤周围的皮肤,1次/d,15min/次,再予以换药,保持皮肤清洁干燥,防止感染。

(4)术前准备:①遵医嘱完善术前各项检查,如肝肾功能、电解质、血尿常规、胸部CT、腹部CT和B超等。②备皮、备血、皮试、胃肠道准备,术前12h禁食,术前4~6h禁水。

2. 手术后

(1)病情观察:严密观察生命体征,必要时吸氧、心电监护。生命体征平稳后,予每2h翻身1次,以防止压疮的发生。

(2)一般护理:遵医嘱给予禁食、胃肠减压。禁食期间做好口腔护理,术后第1天开始定时刷牙或用含漱液漱口,防止口腔感染;保持胃肠减压持续负压,胃管通畅,并妥善固定,观察胃液的色、量和性质,并做好记录;卧床期间注意保暖,防止意外损伤,防止坠床;根据医嘱正确使用止痛药,合理使用抗生素,防止伤口感染。

(3)Miles术后伤口护理

1)注意观察伤口有无红肿、疼痛、发热等,一旦发现,及时报告医师。

2)会阴部伤口的护理:术后会阴部伤口会有纱布覆盖,应注意观察伤口情况。如果会阴部伤口感染或裂开,需要二期愈合,可以根据医嘱进行1∶5 000高锰酸钾溶液冲洗或坐浴,2次/d,以利于减轻或消除会阴及肛门的充血、水肿和疼痛,促进伤口愈合。

3）造瘘口的护理：观察造口肠黏膜颜色及瘘口周围皮肤情况。一般术后2~3天开放结肠造瘘口，先用生理盐水棉球洗净造瘘口周围皮肤，涂上氧化锌软膏，以防止排出的大便浸渍皮肤而出现皮炎。造口拆线后进行扩肛，1次/d，防止造口狭窄；教会患者和家属正确使用造口袋，便袋内容物超过1/3时，应予更换。

（4）各种管道护理

1）胃肠减压管：胃管应妥善固定、保持通畅、尽早拔除。（参照急性肠梗阻胃肠减压护理）

2）骶尾部引流管/盆腔引流管：保持骶尾部引流管/盆腔引流管通畅，术后注意引流液色、质、量，并及时记录。一旦发现盆腔引流出鲜红色血液≥100ml/h或24h≥300ml，同时出现心慌、气短、烦躁甚至有生命体征的改变等，提示有活动性出血，应立即通知医师处理。

3）注意妥善固定导管：定期检查，并嘱患者注意自我保护，防止引流管扭曲、受压。更换引流瓶时，要注意无菌操作，防止伤口感染。

（5）营养支持：恶性黑色素瘤因手术创面大，渗液渗血多，应保证足够的营养供给，提高机体抵抗力和组织再生能力。对于肠造口的患者，禁食期间需遵医嘱从静脉给予全部营养要素，补充蛋白质、脂肪、氨基酸、微量元素和电解质。待肠功能恢复后，指导患者均衡饮食，纤维较多的食物宜切碎、煮烂，忌生冷、刺激性食物，以免引起腹泻和梗阻。

健康教育

（一）居家护理

1. 患者出院后保持心情舒畅，适当运动，劳逸结合。

2. **定期复查** 出院每3~6个月复查1次。按时遵医嘱接受放疗、化疗治疗，期间检测血常规、肝肾功，一旦出现白细胞、血小板减少，遵医嘱暂停放疗、化疗。

3. 行 Miles 术后的患者，每日坐浴，直至伤口完全愈合。术后 3 个月内不要做下蹲等动作，以免影响伤口愈合。

（二）饮食指导

1. 保肛患者应多饮水、多食新鲜蔬菜和水果，禁食辛辣刺激食物。

2. 行肠造瘘的患者，饮食营养要均衡，食用纤维较多的食物时，宜切碎、煮烂，忌生冷、刺激性食物，以免引起腹泻和梗阻。

（三）直肠肛管恶性黑色素瘤的预防

1. **定期检查** 有腺瘤性息肉病、遗传性非息肉病性结肠癌、大肠癌或其他肿瘤病等家族史的患者，应定期进行身体检查。发现“警戒信号”后，及时就诊，做到早发现、早治疗，以提高肛管直肠恶性黑色素瘤患者的生存率。

2. 积极治疗直肠息肉、肛瘘、肛裂、溃疡性结肠炎及慢性肠道炎症等，以减少癌变的机会。

3. 饮食多样化，不要长期食用高脂肪、高蛋白饮食，经常吃含有维生素、纤维素的新鲜蔬菜和水果。

4. 注意保护皮肤，防止强阳光暴晒。因为日光暴晒对黑色素瘤的发生和演进具有促进作用。

（黄 斌 乔东红）

检查和治疗方法

1. 肛肠疾病的疼痛管理

一、肛门疼痛

1. 肛肠常见疾病的疼痛特点

(1)痔:痔疼痛主要与痔水肿和静脉的血栓形成相关。当血凝块形成后,患者就能感受它的存在。疼痛的程度与血凝块的大小、血凝块位置与肛门括约肌的关系相关。大的血凝块可引起疼痛,血凝块位于肛门括约肌内,也可以引起疼痛。当血栓形成导致回流受阻时,水肿液充满肛缘处皮下组织导致水肿,疼痛以胀痛为主要表现。

(2)肛裂:肛裂是常见的肛门疾病,是肛管或皮肤黏膜交界处延伸到齿状线的肛门边缘的伤口或裂隙,常伴有剧烈的疼痛。主要发生在便秘、大便干燥时,也可发生在腹泻时。疼痛主要发生在排便时和排便后。疼痛剧烈,如刀割样疼痛。疼痛时间从数分钟到数小时。

(3)肛周脓肿:肛周脓肿是肛门常见的感染性疾病。主要是发生在肛门周围的肿块,同时有红、肿、热、痛。疼痛以胀痛为主,以午后和夜间为著,伴随坐位及排便时加重,如果自行破溃后疼痛缓解。

2. 痉挛性肛门痛 痉挛性肛门痛被描述为“特别严重的直肠疼痛,周期性发作,常出现在睡眠时”。患者常出现严重的难以忍受的剧烈疼痛,常从睡梦中被疼醒,疼痛与排便无关。疼痛持续几分钟到几小时。

(1)原因:痉挛性肛门痛的病因尚未明确,目前认为痉挛性肛门痛是肛提肌的肌肉痉挛性疾病。多见于上厕所时间过久,排便困难或腹泻的患者。诱因包括长距离骑行导致的损伤、分娩、盆腔肛门手术、脊柱手术、精神障碍、炎性肠病、性生活等。遗传因素与此病相关。

(2)评估：体检多无阳性体征。部分患者直肠测压发现肛管静息压力明显高于正常。其他检查目前未能发现明显异常。

(3)治疗：初始治疗包括指导排便，缩短排便时间。可进行盆底肌的强化锻炼。生物反馈可对部分患者有效。对于难治性患者，可给予肌松药或直流电刺激治疗。对于上述方法治疗无效患者，可在疼痛科进行疼痛治疗。

3. **尾骨痛** 尾骨痛是肛提肌综合征或痉挛性肛门痛的一种表现。其疼痛准确定位于尾骨，可能是由于肛提肌的耻骨尾骨肌痉挛导致。当体位从坐位变为站位时加重。大部分患者同时存在抑郁状态。可进行局部麻醉或激素封闭，但治疗效果可能持续不长久。也有医师建议会阴强化训练或直流电刺激治疗，但目前效果不明确。

4. **慢性特发性肛门疼痛** 慢性特发性肛门疼痛常常被认为是一种心理疾病。晚期直肠脱垂的患者常合并慢性特发性肛门疼痛。目前慢性特发性肛门疼痛的治疗以生物反馈治疗为主，也可尝试使用肉毒杆菌毒素、骶神经刺激等方法。

二、阴部管综合征

阴部管综合征是一种不常见的临床综合征，是由于阴部管内的阴部神经受压力导致的神经性病变，多存在于盆底疾病的患者中。典型的疼痛发生于会阴体，从肛门到阴蒂(阴茎)部位。但患者症状经常不典型，使疼痛描述不清晰。疼痛感觉常为烧灼感、压迫感、异物感、不适感或麻木感，通常坐位时加重，站立时减轻。

阴部神经损伤可能导致感觉异常、感觉迟钝、触摸痛、痛觉过敏。患者不能坐位，长期站立也不可能，只能卧床。这样会导致肌肉萎缩，同时活动障碍容易出现心理问题，尤其抑郁状态。

阴部管综合征通常没有典型体征。盆腔或脊柱 MRI 检查有助于鉴别诊断。电生理检查能够发现会阴去神经支配、阴部神经潜伏期延长或球海绵体肌反射受损。

治疗措施主要是局部激素封闭治疗。阴部管综合征治疗通常需要外科、疼痛科、心理治疗专家共同协作完成。

（何金哲　张玉茹）

2. 电子直乙镜检查

直乙镜检查是诊断直肠疾病的重要手段，它具有简单易行、结果可靠、价格低廉等优点。其主要用于观察直肠，甚至能观察部分乙状结肠，所以凡是疑有直肠病变的患者，都应进行直乙镜检查。直乙镜可直接观察到直肠癌，是直肠癌早期筛查的首选检查。

适应证

1. 原因不明的黏液血便；
2. 大便常发现鲜血；
3. 左下腹部坠胀感、里急后重；
4. 肛门直肠疼痛；
5. 直肠指诊触及肿块需要鉴别；
6. 直肠炎需定期复查者。

禁忌证

1. 直肠远端狭窄；
2. 有腹膜刺激症状；
3. 各种急性感染性疾病；
4. 经期或妊娠期妇女；
5. 有出血倾向或凝血障碍。

检查前准备工作

直乙镜检查前准备工作简单：清洁洗肠 1 次，然后每隔 10min 上 1 次卫生间，反复 3 次后，没有排出水和便即可行直乙镜检查。

操作方法

1. **操作的基本姿势** 患者采取左侧卧位，检查医师站在其身后。

2. **操作技巧** 缓慢且充分的扩肛是直乙镜顺利检查的前提。内镜进入肠腔后，适当保持肠壁与内镜前端之间的距离极为重要。如果内镜前端触到了肠壁，画面则是全红的一片，将无法辨认肠管的走向，此时若勉强插入，患者会感到疼痛难忍，甚至有肠穿孔的危险。检查过程中，还要注意送气不要过量，只要能判断出肠管的走向即可。送气过多会引起肠管过度扩张，给患者带来痛苦。特别是肠管弯曲插入困难时，不断送气常常会导致深部肠管发生更为强烈的扭曲，致使操作更加困难。

检查后注意事项

1. 检查结束后观察患者有无腹痛、腹胀，若无异常即可离去。

2. 若有腹痛、腹胀、肝浊音界消失，应立即做立位腹部X线，如膈下有游离气体即为消化道穿孔，应立即外科手术。

3. 书写报告单，应详细描述阳性病变的部位、范围、大小、形状等，并向患者解释检查结果。

并发症

1. **穿孔** 最常见为乙状结肠穿孔，穿孔一旦确诊应立即外科手术。

2. **肠绞痛** 一般为检查刺激所致，无特殊意义，能自行缓解。

3. **心脑血管意外** 此检查对心脑血管影响极其轻微，原有严重冠心病或心律失常者应慎重施行。

（高旭东）

3. 结肠镜检查

结肠镜检查是诊断和治疗大肠疾病的安全、有效、可靠的方法之一，不但可明确钡剂灌肠X线或其他影像学检查未能明确的病变，而且能取活检做病理检查，并对某些大肠疾病进行治疗。结肠镜检查不仅可以直接观察到大肠癌及癌前病变，还能对癌前病变进行镜下治疗，因此其作为大肠癌筛查的首选检查。

适应证

1. 原因不明的下消化道出血；
2. 原因不明的腹泻、便秘、腹痛、腹胀、大便习惯改变、腹部包块、消瘦、贫血；
3. 钡剂灌肠或其他影像学检查发现肠腔有异常；
4. 炎性肠病需明确诊断，确定累及范围、程度及随访；
5. 不明原因的低位肠梗阻；
6. 大肠癌诊断明确，除外其他部位有无伴发病变；
7. 转移性腺癌寻找原发病灶；
8. 大肠癌、大肠息肉术后复查；
9. 大肠肿瘤高危人群的普查；
10. 结肠镜下治疗。

禁忌证

绝对禁忌证：

1. 大肠穿孔、急性腹膜炎；
2. 严重心、肺、脑疾病；
3. 严重高热、严重高血压或昏迷；
4. 妊娠期；
5. 精神异常无法配合。

相对禁忌证：

1. 广泛肠粘连；
2. 急性重度结肠炎；
3. 严重腹水；
4. 癌症腹腔内广泛转移；
5. 肠道准备不充分须行结肠镜下治疗。

检查前准备工作

1. 收集病史，介绍“患者须知”，争取患者配合，签署知情同意书。

2. 检查前3天少渣饮食，检查前1天流质饮食，检查当天上午禁食，检查前服泻药清肠。

操作方法

结肠镜检查操作分为单人操作法和双人操作法，因单人操作法临床应用广泛，便于实施镜下治疗，且患者痛苦小、安全性高，故本篇只介绍了单人操作法。

操作要点：

1. 患者基本上采取左侧卧位，原则上检查医师站在其身后。左手放在与胸平行的高度握住内镜的操作部，右手握住距肛门约20~30cm处的内镜镜身。

2. 在内镜插入过程中，保持内镜镜身呈相对直线状态，避免使肠管伸展，在缩短肠管的同时推进内镜，这是结肠镜得以顺利插入的基本要领。

3. 在结肠镜插入时，弯曲的消除是操作成功的重要因素，按照镜身取直缩短法的原则，将伸展的肠管缩短到最短程度，并保持镜身的直线状态。

4. 适当保持肠管壁与内镜前端之间的距离也非常重要。如果内镜的前端触到了肠管的内壁，画面则是全红的一片，将无法辨认内腔的位置。勉强插入，患者会感到疼痛难忍，甚至会有肠管穿孔的危险。

5. 操作过程中还应注意调节气量。送气过多，会使肠管过度扩张，导致肠管弯曲的部位形成锐角，致使肠管缩短操作困难，并且给患者带来痛苦。因此在肠管弯曲插入困难时，应该使用空气抽吸法和向后退镜法，或者助手用手按压腹部和变换患者体位的方法。

检查后注意事项

1. 检查结束后观察患者有无腹痛、腹胀等不适，若无不适，患者领取检查报告单后即可离去。

2. 患者若有腹痛、腹胀、肝浊音界消失等，应立即做立位腹部X线，如膈下有游离气体即疑为下消化道穿孔，应立即手术治疗。

3. 检查报告单应详细描述阳性病变的部位、大小、形状等，并向患者解释检查结果及下一步诊疗方案。

并发症

1. **穿孔** 发生率约为0.1%，最常见为乙状结肠穿孔，一旦确诊应立即手术。

2. **出血** 多见于镜下治疗后，绝大部分经镜下止血及保守治疗即可。

3. **浆膜撕裂** 也称不完全穿孔，一般不需特殊治疗，观察自行愈合。

4. **肠绞痛** 一般为检查刺激所致，观察能自行缓解。

说明

1. **大肠肿瘤高危人群** 主要为出现疑似大肠癌症状的人群。大肠癌常见症状包括：便血、排便习惯改变（腹泻或便秘）、腹痛、腹胀、腹部包块、腹水、肠梗阻、贫血、体重减轻。

本人虽无大肠癌的临床表现，但既往史具有下列之一者：

（1）粪便潜血试验（FOBT）阳性；

（2）一级亲属有大肠癌病史；

（3）本人有其他癌症或癌前病变病史；

（4）具有以下两项及两项以上者：慢性便秘、慢性腹泻、黏液血便、慢性阑尾炎、慢性胆囊炎或胆结石、重大不良生活事件史（如失业、离异、亲友亡故等）。

2. **无痛结肠镜检查** 为减轻患者痛苦，同时可以顺利完成检查，诞生了无痛结肠镜检查，目前此检查在国内外均已广泛开展。检查前由麻醉医师整体评估患者情况，告知麻醉的风险及注意事项，患者签署麻醉知情同意书。麻醉医师对患者实施全身麻醉，使患者在睡眠状态下完成结肠镜检查。检查过程中患者并不知晓也无不适感，检查结束后患者几分钟内即可清醒，观察完全清醒后即可离院。

（高旭东）

4. 无痛结肠镜检查

结肠镜检查是目前诊断和治疗大肠疾病的安全、有效、可靠的方法之一，为了减轻患者痛苦、消除患者恐惧感，同时可以顺利完成结肠镜检查，诞生了无痛结肠镜检查。目前此检查在国内外均已广泛开展。

适应证

参考结肠镜检查适应证。

禁忌证

麻醉绝对禁忌证：

1. 镇静/麻醉的患者；

2. 美国麻醉医师协会（ASA）分类Ⅳ级以上的患者；

3. 未得到适当控制的可能威胁生命的循环与呼吸系统

疾病，如未控制的严重高血压、严重心律失常、不稳定心绞痛以及急性呼吸道感染、哮喘发作期等；

4. 肝功能障碍（Child-Pugh C 级以上）、急性上消化道出血伴休克、严重贫血、胃肠道梗阻伴有胃内容物潴留；

5. 无陪同或监护人者；

6. 有镇静/麻醉药物过敏及其他严重麻醉风险者。

麻醉相对禁忌证：

1. 明确困难气道的患者如张口障碍、颈颏颌部活动受限、类风湿性脊柱炎、颞颌关节炎等；

2. 严重的神经系统疾病者（如脑卒中、偏瘫、惊厥、癫痫等）；

3. 有药物滥用史、年龄过大或过小、病态肥胖、排尿困难等患者。

检查前准备工作

检查前由麻醉医师整体评估患者情况，告知麻醉的风险及注意事项，患者签署麻醉知情同意书。

参考结肠镜检查前准备工作。

操作方法

麻醉医师对患者实施全身麻醉，使患者在睡眠状态下完成结肠镜检查。检查过程中患者并不知晓也无不适感，检查结束后患者几分钟内即可清醒。

参考结肠镜检查操作方法。

检查后注意事项

患者完全清醒后才可离院，检查后 2h 之内禁食禁水，检查后 24h 内禁止驾车。

参考结肠镜检查检查后注意事项。

并发症

麻醉意外：误吸、窒息、吸入性肺炎、麻醉药物过敏等。

其他参考结肠镜检查并发症。

（高旭东）

5. 磁控胶囊内镜

磁控胶囊内镜是利用体外机械臂旋转移动的自适应匹配实现对胶囊的精准磁控，从而实现胃部及小肠的全面精准检查。目前磁控胶囊内镜已广泛应用于国内外数百家医疗机构，临床应用数十万例次，是传统胃镜、小肠镜的有益补充，也是胃部疾病初筛和检查的重要工具（资源 22）。

适应证

1. 需行胃镜检查，但不愿接受或不能耐受胃镜（包括无痛胃镜）检查者；
2. 健康管理（体检）人群的胃部检查；
3. 胃癌筛查；
4. 部分胃部病变的复查或监测随访，如胃底静脉曲张、萎缩性胃炎、胃溃疡、胃息肉规范治疗后等；
5. 胃部分切除及内镜下微创治疗术后的复查随访；
6. 检查小肠，适应证参考小肠胶囊内镜临床应用指南。

禁忌证

绝对禁忌证：

无手术条件或拒绝接受任何腹部手术者（一旦胶囊滞留将无法通过手术取出）。

相对禁忌证：

1. 已知或怀疑胃肠道梗阻、狭窄及瘘管；

2. 体内已安装、携带有电源类植入和铁磁性植入物品及装置的患者，如心脏起搏器、植入体内的药物灌注装置、植入体内的其他电子装置、神经刺激器、助听器、人工耳蜗等；

3. 吞咽障碍者；

4. 妊娠期女性。

检查前准备工作

1. 收集病史，介绍“患者须知”，争取患者配合，签署知情同意书。

2. 检查前一日忌辛辣刺激和不易消化食物，晚 8 点后禁食，不能喝任何带颜色的液体，如茶水、可乐、牛奶等。

3. 小肠检查者，请按照服药说明，按时喝药进行肠道准备。

4. 检查前 40min 服用适量祛泡剂(西甲硅油或二甲硅油)，必要时可使用链霉蛋白酶用于溶解黏液，然后分次饮水至腹部有饱胀感(500~1 000ml)以使胃腔充盈。

操作方法

1. 检查过程需受检者配合不同体位的改变，以达到最佳观察效果。建议受检者左侧卧位，分次少量清水吞服胶囊，以便有效观察食管全段和齿状线。实施胃部检查时应当保证胃腔充盈，胃黏膜皱襞充分展平，如胃腔充盈较差，应嘱受检者继续口服适量清水直至胃腔充盈。

2. 操作人员按照胃底、贲门、胃体、胃角、胃窦、幽门的顺序依次进行胃部检查。

3. 发现可疑病灶时，应当对其重点观察，结合远景、近景、正面以及侧面多角度进行观察，观察可疑病灶与周围重点解剖部位的位置关系以利于病灶定位，对可疑病灶的观察应该保证充足的时间以提供足够的信息。

检查后注意事项

1. 检查完成后，如安排小肠检查，在胃部检查结束后4~6h后可以进食少量固体食物。

2. 检查完成后，注意每次排便情况，注意并确认胶囊是否排出。

3. 检查完成后，在确认胶囊排出之前禁止做磁共振检查，尽量远离强磁场地方。

4. 如在7天内没有观察到胶囊的排出，可以联系医师，使用胶囊定位器检测胶囊或X线腹部平片确认排出情况。

并发症

1. **胶囊滞留**　指胶囊在消化道内停留时间超过2周，可通过胶囊定位器或腹部X线片确认及定位，必要时可通过内镜或手术取出。

2. **胶囊误吸入气管**　罕见，可在受检者极其紧张状态下吞服胶囊时发生，需紧急处理，可通过气管镜取出。

资源 22
磁控胶囊内镜检查

（高旭东）

6. 直肠腔内超声

直肠腔内超声检查因其易于掌握、操作相对简单、图像分辨率高等优势，成为直肠常规诊疗中重要的、不可缺少的一部分(资源23~资源26)。这项技术可以应用于肛管直肠炎症性、占位性和结构损伤性病变的诊断，也可以用于盆底功能的评价与肛周软组织病变的鉴别诊断。超声检查在术前可以描述病变的形态特征，识别病灶与括约肌或直肠壁的解剖关系，制订适宜的手术方案；术中用于准确定位病变位置，引导手术的路径；术后可以评价预后，及早发现未清除的病灶和可能出现的并发症。

适应证

1. **肛周炎症性疾病** 肛周脓肿、肛瘘、直肠阴道瘘、藏毛窦、会阴部坏死性筋膜炎、肛周化脓性大汗腺炎。

2. **肛管直肠占位性病变** 肛管癌、直肠癌、直肠息肉、直肠间质瘤、直肠类癌、骶前囊肿、肛周皮脂腺囊肿。

3. **肛门括约肌形态与功能评价** 肛门括约肌发育不良、肛门括约肌损伤、肛门括约肌退行性变。

4. **盆底功能评价** 盆底肌痉挛综合征、直肠阴道前突、盆腔脏器脱垂。

5. **肛周其他病变** 肛周与直肠子宫内膜异位、直肠血管性病变、盆腔静脉曲张症。

6. **术后并发症** PPH 术后并发症、吻合口瘘。

7. 经直肠超声引导下穿刺活检。

超声检查方式

肛管直肠超声检查方式包括经肛管直肠腔内超声和经会阴部超声，有时也会应用经阴道超声检查配合诊断。

超声探头种类选择

1. **旋转式腔内探头** 换能器位于探头顶部，连续发射声波并做 360° 旋转，探头频率一般在 6~16MHz，可以获取肛管直肠不同层次完整的 360° 横断面图像，用于评价病变与肛管直肠的解剖关系，观察括约肌结构的完整性。

2. **经直肠双平面腔内探头** 主要有线阵双平面探头和凸

阵双平面探头。线阵双平面探头的线阵换能器位于探头的侧方，成像肛管直肠的矢状切面。凸阵换能器位于探头顶端一侧，可以成像120°~200°的肛管直肠轴向切面。探头可以清晰显示肛管直肠壁的层次结构，能够发现黏膜下或括约肌间隙内的微小病变，可以更加清晰地判识肿瘤侵犯肠壁的程度。

3. **端扫式凸阵腔内探头** 换能器位于探头顶端，呈扇形切面，扫查角度120°~200°，可以显示肛管直肠的冠状切面、矢状切面及任意斜切面。5~9MHz的探头频率可以增加扫查的深度，便于中远场组织的观察。也可以用于经会阴部的检查，经会阴部的扫查可以扩大肛周疾病的诊断范围，避免病灶的遗漏。

4. **三维直肠腔内探头** 探头频率在6~16MHz，可以自动三维成像，生成一段边长约6cm的三维立体影像。检查者可以对三维影像进行旋转、多角度切割或多平面的观察。图像后处理技术的应用又可以极大丰富组织解剖结构信息的获取，缩短检查时间，在复杂病变的诊断中意义更为显著。

检查前准备工作

1. 检查前需要询问病情、病史与治疗或手术史，同时说明检查方式，以平缓患者紧张情绪。

2. **检查者需要观察肛门周围的情况** 如肛周皮肤是否存在破溃、增厚以及色泽的改变；肛管周围是否有手术瘢痕或手术造成的肛周组织缺损；肛周是否有外口、结节、分泌物等。

3. 必要时需要进行指诊定位病变，寻找疼痛点，感知病变的软硬程度、轮廓形态和活动度。对于存在肛管紧张的患者，检查前的指诊可以有效地松解肛管，便于探头的置入。肛管狭窄的患者，指诊可以确定探头是否能通过。

4. 清洁灌肠对于观察直肠水平的病变十分必要，可以避免肠内容物与气体的遮挡与干扰。

5. 使用耦合剂充盈肠管，可以将褶皱堆积的肠壁延展开，方便确定病灶的位置，观察病灶的层次，显示肠管适当充盈下病灶的自然形态。

超声检查

1. 患者左侧卧位，也可根据病灶的部位采用截石位、蹲位等。

2. 检查时将带有探头保护套涂有耦合剂的探头缓缓置入肛管直肠腔内，探头的推进要顺着肛管直肠的走向，动作轻柔。疼痛剧烈的患者，检查时可以按从周边至中心的顺序检查病灶，避免大力按压，降低患者检查的不适体验。

3. 通过调节探头的深度和角度寻找病变，完成诊断。

资源 23
超声检查括约肌间瘘

资源 24
超声检查括约肌上瘘

资源 25
超声检查直肠息肉

资源 26
超声检查直肠腺癌

（熊 芳 张 秀）

7. 盆底超声

女性盆底功能障碍性疾病(FPFD)是由于骨盆韧带、肌肉、结缔组织和神经等盆底支持结构的损伤、退行性变等因素导致结构松弛,继而出现盆底脏器移位而产生的一系列临床症状,包括盆腔脏器脱垂、排尿异常、排便异常、性功能障碍、慢性盆腔痛等。盆底超声以其无创、可重复性、无辐射、实时性等优点被应用于盆底功能障碍性疾病的诊断和治疗评估(资源27、资源28)。

FPFD的致病因素

1. 遗传、发育、内分泌;
2. 阴道分娩、盆腔手术史、感染;
3. 老龄化、激素改变;
4. 结缔组织病、抑郁症等。

超声检查方式

盆底超声检查方式包括经会阴、经阴道及经直肠超声。

探头种类选择

1. **腹部探头** 频率低,穿透力强,可以对前盆腔、中盆腔进行观察,适用于中~重度脱垂的观察。

2. **腔内探头** 频率高,分辨率高,可以对前盆腔、中盆腔、后盆腔进行观察,适用于轻~中度脱垂的观察。

3. **三维超声探头** 可以对盆底三维影像进行旋转、多角度切割或多平面的观察,可进行测量肛提肌裂孔面积,观察肛提肌结构。

检查前准备工作

1. 检查前需要询问病情、病史与治疗或手术史,同时说明检查方式；

2. **检查者需要观察肛门周围的情况** 是否有手术瘢痕或手术造成的肛周组织缺损；

3. 排空大便；

4. 适当充盈膀胱。

超声检查

1. **检查体位** 采用膀胱截石位；

2. 将带有探头保护套、涂有耦合剂的探头置于会阴部、阴道内及直肠内，依次对前盆腔、中盆腔及后盆腔的组织脏器结构进行检查测量；

3. 在静息状态与 Vasalva 动作时分别完成检查；

4. 根据测量结果并结合临床表现进行诊断。

超声测量与观察

1. **膀胱壁厚度** 正常值小于 5mm；

2. **膀胱残余尿量** 用于评估膀胱出口梗阻，排尿后膀胱残余尿量小于 50ml；

3. **膀胱与耻骨之间的距离（BSD）** 膀胱与耻骨联合下缘的距离，超过 20mm 定义为活动度增大；

4. **尿道旋转角** 近端尿道在 Vasalva 动作时的旋转角度，正常约 30°；

5. **膀胱后角** 膀胱后壁与近端尿道之间的夹角，正常约 90°~100°；

6. 静息相与 Vasalva 动作时宫颈下移情况；

7. 肛直角测量；

8. 直肠前壁膨出高度的测量；

9. 肛门括约肌结构的观察；

10. 肛提肌裂孔面积测量；

11. 肛提肌尿道间隙测量。

资源 27
超声检查耻骨直肠肌痉挛

资源 28
超声检查直肠阴道前突

（熊 芳）

8. 三维高分辨率直肠测压

高分辨率直肠肛管 3D 测压通过 250 个传感器可检测到肛管括约肌各方向的压力值，形成三维空间轮廓图，结合时空地形图，完整地记录直肠肛管动力数据，可提供动力学的生理图和分析曲线，了解并量化评估肛门直肠维持自制和排便功能，对诊断功能性排便障碍、大便失禁、先天性巨结肠和肛肠手术的定位及患者术前、术后括约肌评估有一定的指导意义。

适应证

1. 功能性排便障碍的分型诊断（不协调性排便或直肠推动力不足）。

2. 便失禁和 / 或尿失禁。

3. 功能性肛门直肠疼痛。

4. 妇科的盆底相关疾病。

5. 便秘相关手术的术前评估。

6. 肛周疾病术前术后的括约肌功能评估。

禁忌证

1. 直肠狭窄。
2. 患有各种急性肠道感染性疾病。
3. 月经期妇女。
4. 近期肛门直肠手术或内镜手术。
5. 疼痛严重不能耐受检查的肛肠疾病。

术前准备

(一) 患者准备

1. 请询问病史,包括症状、过敏史、盆底创伤史和治疗史(肛门手术)。

2. 签署知情同意书。

3. 告知患者检查的目的与注意事项、持续时间。

4. 患者排空尿液及粪便;检查前 2h 予灌肠。

5. 患者侧卧,屈髋屈膝,保持舒适。

6. 术前行直肠指诊,判断是否存在解剖结构异常,是否存在残余大便。

7. 术前检查是否存在肛门皮肤反射。

8. 嘱患者做收缩、努挣动作,明确患者是否可正确配合检查。

(二) 器械准备

1. 物品准备 测压导管、电极保护膜、水溶性润滑剂、纱布、50ml 注射器、三腔管、无菌手套、污物盆、垫巾。

2. 压力校准

(1) 将电极和数据采集器连接,打开数据采集软件。打开采集软件,选择导管。

(2) 双手戴一次性的无菌手套,在台面上铺无菌巾。打开一次性套膜包装袋(包括一次性套膜一条,消毒纸巾 2 袋,滑石粉 1 袋,一次性排气管 1 条)。

(3)将消毒纸巾裹在电极上，左手握住电极，右手轻轻捏住纸巾从上至下捋两遍，起到消毒作用。

(4)从滑石粉袋中取出粘有滑石粉海绵，从上至下捋两遍，使电极表面沾有滑石粉，以方便套膜。

(5)将套膜展开，左手轻捏套膜开口处，右手握住电极，将套膜对准电极上的黑色圆点拧紧，直至完整套好锁住。

(6)将台车左边缘校准舱上盖逆时针拧松，把电极从上盖中间的圆孔慢慢地插入到校准舱中，然后顺时针拧紧上盖，切勿拧得过紧。

(7)点击校准"按钮"，会弹出对话框，先点击"通道归零"按钮，然后点击"开始"按钮开始进行压力校准，当"终止"按钮变为"完成"时，点击"关闭"按钮，完成压力校准。此过程一般需进行两次。

3. **温度补偿**

(1)打开数据采集软件，点击"校准"，弹出界面，按所示步骤进行压力校准。然后点击"工具"按钮，弹出对话框，再点击"体内校准"进行温度校准。

(2)用设备自配的专用塑料盆盛适量的水，用专用电子温度计进行测量，使水温保持在36~38℃。

(3)将电极浸入已定好的水中，依据软件操作提示完成温度补偿。

操作方法及程序

1. **插管**　患者取侧卧位，屈髋屈膝，保持舒适，平静呼吸。导管涂润滑剂，操作者示指引导下从患者肛门插入电极，使传感器水平与肛门水平保持一致。调整电极位置，使压力带处于括约肌压力轮廓中央位置，患者休息1~2min以适应电极导管。

2. 适应后应按下"start"，开始测压，在设定时间后(20~30s)测压窗口自动关闭，按"finish"进入下一测试。

3. 按下“start”，嘱患者用力将肛门夹紧，在设定时间后(20~30s)测压窗口自动关闭；再按下“start”进行收缩动作多次测量，一般为3~5次；按“finish”进入下一测试。

4. 按“start”，嘱患者用力排便动作，在设定时间后(20~30s)测压窗口自动关闭；再按下“start”进行排便动作多次测量，一般为3~5次；按“finish”进入下一测试。

5. 按下“set”设置充气数值，按“start”开始向球囊内快速充气10ml，迅速放气，在设定时间后(20~30s)测压窗口自动关闭。再重复上述步骤，依次向球囊内充气20ml、30ml、40ml、50ml。按“finish”进入下一个测试。

6. 按下“set”设置充气数值，按“start”开始向球囊内缓慢充气，气量充到需要的数值，根据患者对充气的反应分别按下“sensation”“urge”和“discomfort”，在设定时间后(20~30s)测压窗口自动关闭。

7. 按“end”结束数据录制，保存录制数据，开始下一位患者。

检查注意事项

1. 注意患者的配合程度，不能与医师配合的患者避免做该项检查。

2. 患者体位姿势不正确可能导致数据准确性下降。

3. 一次性排气管未拧紧，可能造成压力校准不能通过。

4. 插管过快可使导管在肛管内折叠，造成检查失败。

5. 插管的推进动作要轻柔，绝对不能使用暴力插入，增加患者检查的不适体验，检查结束后观察患者有无疼痛等不适，若无异常即可离去。

并发症

暴力操作可造成出血、穿孔，手法熟练者极少出现并发症。

（卞秀华）

9. 肌 电 图

肌电图(electromyography,EMG)是研究肌肉静息和随意收缩及周围神经受刺激时的各种电特性的科学。通常包括两个概念,即广义EMG和狭义EMG。广义EMG包括神经传导速度(NCV)、重复神经电刺激、F波、H反射、瞬目反射、交感皮肤反应、单纤维肌电图等;狭义EMG是指针极肌电图或常规肌电图,其研究对象为运动单位。

适应证

1. **前角细胞病变** 肌萎缩侧索硬化(amyotrophic lateral sclerosis,ALS)。

2. **神经根病变**

(1)颈神经根病变;

(2)腰骶神经根病变。

3. **臂丛病变**

4. **周围神经病**

(1)急性炎性脱髓鞘性多发神经根神经病;

(2)急性轴索性运动神经病;

(3)遗传性运动感觉性周围神经病(腓骨肌萎缩症);

(4)糖尿病周围神经病;

(5)单神经病-嵌压综合征:腕管综合征、肘管综合征、腓总神经麻痹。

5. **神经肌肉接头病变**

(1)突触后膜病变:重症肌无力;

(2)突触前膜病变:Lambert-Eaton综合征。

6. **肌肉疾病**

(1)Duchenne型肌营养不良;

(2)多发性肌炎;

(3)强直性肌营养不良症(萎缩性肌强直)。

临床意义

1. **发现临床下病灶或易被忽略的病变** 例如运动神经元病的早期诊断,肥胖儿童深部肌肉萎缩和轻瘫等。

2. **诊断和鉴别诊断** 根据运动单位的大小等改变可以明确神经源性损害和肌源性损害;而神经肌肉接头病变EMG通常正常。

3. **补充临床的定位** EMG和神经传导速度(NCV)相结合,可以对病变的定位提供帮助。感觉神经传导速度的波幅降低通常提示后根节远端的病变。感觉和运动神经传导速度均正常,而EMG神经源性损害提示前角或前根病变,如果节段性分布为根性病变,如果广泛性损害提示前角病变。

4. **辅助判断病情及预后评价** 神经源性损害如果有大量的自发电位提示进行性失神经;肌源性损害,特别是炎性肌病时,如果可见大量自发电位提示活动性病变,为治疗的选择提供依据。

5. **疗效判断的客观指标** 治疗前后的对比测定更有意义。

禁忌证

出血倾向,血友病,血小板计数小于20×10^9个/L,凝血时间不正常;乙型肝炎,人类免疫缺陷病毒(HIV)阳性和Creutzfeldt-Jakob病等,但后者可以使用一次性针电极。

检查步骤

1. 首先进行详细的神经系统检查,明确检测目的,选择检测项目及需要测定的神经肌肉。先进行神经传导检测,然后再进行针极EMG测定。

2. 耐心向患者解释需要进行检测的内容,告知即将进行的检查可能带来的不适和疼痛，取得患者的信任和配合。

3. 对每块肌肉测定前，使患者处于合适体位，根据不同检测部位和内容的需要，保证患者能够充分放松或便于用力。对患者进行放松、小力收缩、大力收缩的训练，同时判断进针部位。

检查过程

1. 消毒局部皮肤，将针电极快速刺入皮下肌肉。首先在肌肉放松状态，观察自发电位，观察屏幕上的波形，监听声音，此时要做到多个部位均探测到。嘱患者小力收缩肌肉，测定单个运动单位电位的参数。嘱患者尽最大力量收缩肌肉，测定和记录募集电位。此时患者配合极为重要，否则结果可信度和意义下降。

2. 检查完毕后，从肌肉中快速拔出针电极，用无菌棉签压迫进针部位。然后选择下一块需要测定的肌肉，直到结束测定。

3. 出具检查报告，结论的原则是尽可能为临床提供帮助。

4. 应避免对刚做过肌电图的肌肉进行肌肉的活检和肌酶谱的测定。

注意事项

1. 不要在同一部位反复采样，避免多次采集同一个运动单位电位。一般在同一个进针点可以记录到几个不同运动单位电位，可以轻微移动针电极，监听声音，保证所记录到的电位声音清脆。采样时，要选择近针电极的肌纤维电位进行分析，其声音清脆、尖锐，上升时间 <500μs。

2. 在自发电位检测时，注意患者的肢体保温，温度低时，自发电位的出现率下降。检查时应注意边看波形，边听声音。

3. 大力收缩时，由于疼痛明显，许多患者会不自主地采取保护性姿势，似乎全身用力，但所测定肌肉并未真正用力，此时所得募集相结果可靠性下降。需要教会患者配合用力。

（卞秀华）

10. X线排粪造影

我院最早于20世纪80年代即开展了X线排粪造影(X-ray resonance defecography，XRD）的检查，为临床医师手术治疗出口梗阻型排便障碍疾病提供影像学依据。经过多年大量的病历总结和研究发现，仿真排粪造影克服了传统液钡排粪造影时受检者的腹泻感，显著提高了出口梗阻型排便障碍疾病的检出率和符合率，可广泛推广（资源29)。数字化X线机、CT、MRI均可应用于此项检查且各有千秋，但我们认为受检者采用坐姿更符合人类排便时的生理过程，检查结果更真实可靠。其目的通过再现受检者生理状态下的排粪过程，发现排便功能障碍受检者排便时的直肠、肛管形态学及其他病理性改变，为临床医师手术治疗出口梗阻型排便障碍疾病提供影像学依据。

适应证

便秘。

禁忌证

肠梗阻。

检查前准备工作

1. **检查前准备** 检查前用清水灌肠2次，每次1 000ml以清除积粪。清除积粪对显示肠黏膜有利。

2. **造影剂**

液体造影剂：硫酸钡（Ⅰ）型混悬剂100g，加入600ml温水于灌肠桶中充分搅拌，水温控制在(36 ± 2)℃，基本与直肠温度相同，水温过高或过低都将刺激肛管产生排便反应，不利于造影剂的灌注。

固体仿粪造影剂：硫酸钡（Ⅰ）型混悬剂200g，加入300g玉米淀粉或麦麸粉(经高压消毒后碾碎筛滤，可显著减少过敏反应)等混合均匀，加入200ml约90℃热水，不断搅动以免成块，直至形成光滑稠厚的糊状造影剂，将其灌入300ml宽头不锈钢灌肠器内，冷却变硬，近似于固态。通过粗肛管注入直肠内进行造影。

固体仿粪造影剂有可塑性，其黏稠度与正常粪便相似，有利于观察排粪生理过程，但不能很好地涂布黏膜，不利于黏膜病变的诊断。液体造影剂的引入，可以使直肠至结肠回盲部全部显影，不但可以清晰地显示黏膜，充分弥补了固体仿粪造影剂的不足，并且可以从宏观上观察结肠，有利于横结肠下降、乙状结肠冗长等影响排便的因素的检出，从而使排粪造影的诊断更加全面完整。

3. 检查用设备

(1)坐桶：排粪造影用坐桶很重要，是获得优质影像的关键因素之一。

1)坐桶的密度：国内外研究者先后曾用过普通木架、便盆、木箱、木盒，有的加用充水囊圈、金属架、塑料、有机玻璃架等，因照片对比强烈，特别是臀部后下方无与臀部密度相似的均匀X线阻挡材料而亮斑太多、标志不清，画不出耻尾线，大多以坐骨结节为标志点，故均不理想。可选用DS-Ⅰ型坐桶。它是用玻璃钢加钙和铁皮制成的上口适应臀形的异形便桶，其后部中线壁内垂直矢状嵌装有暗比例尺。这既解决了桶壁密度与臀部软组织密度相近问题，又使坐感舒适、摄片标志清楚、摄片质量优良。

2)坐桶的高度：国外是固定的，有的高达1m以上，有的则很低，不能适应不同身高者的检查，影响人体标志的显示。

选用可升降的坐桶，能适应身高140~190cm者检查用。笔者发现，坐桶高度不适宜也影响患者的排便舒适度从而影响排粪造影的检查结果。

3）投照方向：DS-Ⅰ型装置能依需要转至任何角度投照，患者臀部无需离开坐桶，能提供更多影像信息，拓宽检查应用范围。

4）排出物的收集及卫生问题：采用一次性塑料袋套好坐桶上口，排出物易收集，不易外溅，能消除患者紧张情绪，既使患者有安全感，又卫生。

⑵ 机器设备：对排粪造影用机器的要求：X线管焦点0.6~1.2mm，电压90~115kV，胶片25cm×30cm。在透视下选择性点片，有条件的用数字X线机，能录像更佳。

⑶ 说明：由于钡悬液灌肠后很快达到乙状结肠、降结肠甚至横结肠，直肠内存留较少，致使受检者无便意，进行检查时多需患者反复用力做排便动作，易使受检者疲劳，影响检查结果，并延长了检查时间，患者受X线照射量增多。由于患者排便时有腹泻感，不能反映平常排便的真实情况，而且力排速度过快摄片时机不易掌握，时像不准确。另外，肛管松弛的患者难以完成检查。为此，我们采用仿真造影剂法模拟实际粪便性状和排便感觉，其优点是真实再现排便生理过程，提高影像学诊断准确性；其缺点首先是靶器官辐射剂量大，对未婚未育受检者应严格把握适应证，其次个别过敏体质受检者可能对造影剂过敏，需备好抢救物品及抢救药品。

操作方法

将配好的硫酸钡悬液盛入灌肠筒内，上接导管和消毒肛管，肛管端涂润滑油，放出少量钡剂，观察流出通畅情况。然后将灌筒挂在输液架上，高度距台面1m，对比剂的温度控制在36.9~37.9℃，基本与直肠温度相同。患者取屈膝左侧卧位，将肛管慢慢插入直肠,深度约 10cm,在灌注的同时用搅拌棒不断搅动硫酸钡悬液以防硫酸钡沉淀,灌注完毕拔管。通过粗肛管,将宽头不锈钢灌肠器内仿真造影剂注入直肠内进行造影。

患者坐在排粪桶上,调整高度使左右股骨重合,显示耻骨联合,即在躯干与下肢(大腿)成钝角的情况下,分别摄取静坐(rest)、提肛(lifting,lift;肛门禁闭上提)、力排(defecation,Del;用力排粪,肛门开大)时的直肠侧位相。力排包括开始用力时(初排)充盈相和最大用力充盈相以及初排黏膜相最大用力黏膜相。注意照片要包括耻骨联合、骶尾骨和肛门。另外,还需加摄立位腹平片以显示受检者全结肠形态、走行、迂曲返折情况以及直肠与小肠、乙状结肠的关系。查前一定要解释清楚,以取得患者的充分理解配合;检查中要仔细,以摄取优质照片。否则,会得到假阴性结果。另外,还需尊重患者的排便习惯姿势。

1. **静坐**　显示受检者有便意时直肠、肛管影像。

2. **提肛**　显示受检者耻骨直肠肌收缩功能情况,此时肛直角变小(肛直角为肛管轴线与直肠轴线夹角)应小于 90°。

3. **力排前期**　显示受检者肛管、直肠壶腹部开放情况,此时肛管开放(肛门内、外括约肌松弛),直肠壶腹部膨隆(耻骨直肠肌松弛),肛直角变大(应大于 90°)。

4. **力排后期**　显示受检者直肠内容物大量排出过程中及排空后直肠黏膜情况。

5. **力排黏膜像**　由于直肠内容物已排空,可良好显示患者做力排动作时直肠黏膜松弛情况。

6. **静坐黏膜像**　显示受检者在直肠内容物排空后直肠、肛管情况。

7. **立位腹部平片**　显示受检者全结肠形态、走行、迂曲返折情况。

某些排便障碍人群由于横结肠悬韧带发育不良导致横结

肠下降(甚者可达盆腔),肝(脾)曲结肠处可形成气栓,阻碍结肠内粪便的正常下行排出。

测量

1. **测量用具** 测量用具为特制含角度仪、具有相同放大(缩小)比例的测量尺(一般根据球片距自制)。该测量尺是根据坐桶后部中线壁内垂直矢状方向嵌放的暗比例尺在靶片距为100cm时所摄照片的放大(大点片)、缩小(100mm缩影片)率而制成的25cm×10cm的薄透明胶片。其放大、缩小率应与盆腔中线器官在照片上的放大、缩小率一致。用该尺的角度仪量肛直角,用放大、缩小尺分别测量大点片和缩影片上所示的各长度距离,如肛上距、乙(小)耻距、肛管长度、骶直间距、直肠前突的深度长度、直肠内套叠的深度、厚度和套叠肛门距以及其他需测量的指标。该尺是经纬线互相垂直的坐标式的,测量时只需定点,无需划线和换算即可得出实际数值,既快、又准、用途广,使排粪造影诊断达到计量化标准,使临床治疗和疗效观察判定有计量依据,把排粪造影诊断提高到功能、形态学和计量相结合的水平。

2. **测量项目**

(1)肛直角(anorectal angle,ARA):国外ARA是肛管轴线与直肠轴线或近似直肠轴线(按Mahieu提出的平行于直肠壶腹部远端后缘、末端在耻骨直肠肌压迹处的平行线为直肠轴线)的夹角。前者为前角,后者为后角。后角易划且准,一般用后角。肛直角反映盆底肌群主要是耻骨直肠肌的活动情况,静坐和提肛时,因耻骨直肠肌处于收缩状态,故ARA小;提肛时最小;力排时该肌放松而ARA增大。肛直角对诊断盆底肌痉挛综合征(SPFS)、耻骨直肠肌肥厚症(PRMH)和肛周瘢痕等有价值,对肛直肠成形(直肠癌根治术加臀大肌或股薄肌成形或括约肌间成形)术后的功能判定有价值。对其他则价值不大。

(2)耻尾线肛上距:耻尾线(pubococcygeal line,PCL)为耻骨联合下缘至尾骨尖的连线,它基本相当于盆底的解剖位置。肛管上部即肛管直肠结合部,正常平静时刚巧位于耻尾线下缘1cm左右。肛上距为肛管上部至耻尾线的垂直距离。该点在耻尾线以上是负值,以下为正值。

(3)乙耻距和小耻距;乙耻距和小耻距即耻尾线乙状结肠距和耻尾线小肠距,分别为充钡的乙状结肠或小肠最下曲的下缘与耻尾线的垂直距离。同肛上距一样也是上为负下为正。

(4)肛管长度(the distance of the anal canal,ACL):肛管长度为肛管上部中点至肛门的距离。

(5)骶直间距(the distance between the sacrum and the rectum,DSR):它为充钡的直肠后缘至骶骨前缘的距离,分别测量骶2、3、4、骶尾韧带和尾骨尖五个位置。

(6)骶骨及骶尾骨曲率:分别作第一骶椎至第五骶椎间和第一骶椎至尾骨尖间的连线,然后分别在骶骨曲度距各线最高处作一垂线,其各自的长度即为其曲率。

(7)对各种异常分别作相应的测量。

3. **正常标准** 对照组120例,男71例,女49例。年龄:18~71(平均39.3)岁。其中28例(23.3%)有异常。将其中92例无异常者的有关数据进行统计学处理,求得各正常参考值如下:

(1)肛直角(ARA):静坐:101.9°±16.4°(62°~55°);力排:120.2°±16.7°(70°~173°)。力排与静坐差:18.3°±16.5°(-19°~66°)。全组中男女间和各年龄组均无差异。但正常人肛直角力排较静坐增大,提肛时最小。

(2)耻尾线肛上距:男:静坐:(11.7±9.1)mm,力排:(23±13.6)mm。女:静坐:(15.0±10.02)mm,力排:(32.8±13.3)mm。正常人肛上距力排比静坐明显增大,女性明显大于男性,而且年龄愈大,经产妇产次愈多肛上距愈大。结合国外的一些报道和本组的统计,中国人肛上距的正常参考值为≤ 30mm;经产妇放宽至≤ 35mm。超过即为会阴下降(perineum descending, PD)。

(3) 乙耻距和小耻距:正常力排时应为负值。否则,即为内脏下垂(splanchnoptosis, SP)。

(4) 肛管长度:力排正常人男 > 女,笔者观察 92 例患者显示肛管长度为(37.03 ± 6) mm。男(37.67 ± 5.47) mm;女(34.33 ± 4.19) mm。

(5) 骶直间距:本组 80%<10mm,14.29% 为 11~20mm,5.71%>20mm。因此,正常为 <10mm。>20mm 应考虑为异常,但应全面结合受检者的体型、生活习惯、生产史以确定其临床意义。如为均匀增宽,则可能无甚重要性。

(6) 骶骨及骶尾曲率:骶骨曲率为 18mm 左右,骶尾曲率为 34mm 左右。

总之,排粪造影正常所见,排出顺畅,往往 10s 左右大部排出。所摄照片观力排与静坐比较:肛直角增大,应 >90°;肛上距增大,但不应 >30mm(经产妇不 >35mm);肛管开大;直肠大部或近于全排空,显示粗细均匀 1~2mm 的黏膜皱襞;耻骨直肠肌压迹消失;乙(小)耻距增大,但仍为负值。

临床应用

1. 诊断功能性出口梗阻 排粪造影能对直肠肛门部的功能性和器质性病变,特别是对功能性出口梗阻所致的长期顽固性便秘患者做出明确的诊断。由于功能性出口梗阻往往是多种异常并存,如直肠前突伴黏膜病变。实践证明治疗时必须兼顾,否则,疗效不佳。因此,做出全面、完整的诊断并分清主次特别重要。现将几种常见功能性出口梗阻的排粪造影表现分述如下:

(1) 直肠前壁黏膜脱垂:直肠前壁黏膜脱垂(anterior mucosal prolapse, AMP)是增粗而松弛的直肠黏膜脱垂于肛管上部前方，造影时该部呈凹陷状，而直肠肛管结合部的后缘光滑连续。

(2) 直肠内套叠：直肠内套叠（internal rectal instussusception，IRI），又称直肠隐性脱垂（concealed procidentia）。它有两种情况，即直肠内黏膜套叠和直肠内全层套叠。前者为增粗而松弛的直肠黏膜脱垂，在直肠内形成厚约 3mm 的环状套叠。如环状套叠环的厚度 >5mm 者则应考虑为全层套叠。依 IRI 的发生部位，可分直肠近段、远段套叠和直肠套入肛管 3 种情况。有的 IRI 与 AMP 并存，或由 AMP 发展成 IRI。

直肠内套叠的分度：Shorvon 等将直肠黏膜脱垂和套叠分 7 级：直肠近段黏膜皱襞厚度 ≤ 3mm，仅涉及一侧壁者为Ⅰ级；涉及环壁（一圈）者为Ⅱ级；>3mm 者涉及一侧壁者为Ⅲ级；涉及环壁者为Ⅳ级；环状皱襞套入肛管内口为Ⅴ级；皱襞大部套入肛管者为Ⅵ级；脱垂至肛门外者为Ⅶ级。

(3) 直肠外脱垂：直肠外脱垂（external rectal prolapse，ERP）也称直肠脱垂、完全性直肠脱垂，即脱垂于肛门外，形成大小不等、长度和形态不一的肛门外脱垂块状物。

(4) 直肠膨出：直肠膨出（rectocele，RC）或称直肠前突，为直肠壶腹部远端呈囊袋状突向前方（阴道）>6mm 者。患者多见于女性，尤其是经产妇，患者有排便不净感。但也可见于个别直肠前壁结构有异常（前列腺切除术后等）的男性。检查中 RC 的长度先后可变，深度不变。

1) 直肠前突的测量：RC 的测量包括深度和长度。用角度仪 90° 处对准前突突出的顶点，再后退至突出的起始部（相当于肛管直肠交界处前上方）顺着角度仪的弧线划一虚弧线，用以模拟正常直肠远端的前缘，该弧线即为 RC 的长度，即 RC 所涉及的直肠壁的纵向距离；然后由突出的顶点向长度弧线的最突出点作一连线，该连线即为 RC 的深度。

2) 直肠前突的分度：依据膨出程度可分为轻度（小于 2cm）、中度（小于 4cm）、重度（大于 4cm）。

这样以深度为准的分度法，经临床实践是可行的。一般轻度前突者症状轻、手术效果差；单纯的中、重度前突患者，经手术修补后效果良好，且前突愈重术后效果愈好。

(5) 耻骨直肠肌失弛缓征：又称盆底肌痉挛综合征(spastic pelvic floor syndrome，SPFS)，为用力排粪时盆底肌肉收缩而不松弛的功能性疾病。力排时肛直角不增大，仍保持在 90°左右或更小，且多出现耻骨直肠肌痉挛压迹(PRMI)，即可诊断 SPFS。PRMI 的深度和长度的测量方法：画一直肠壶腹远段后缘向前上凹入起点至肛管上部压迹缘处的连线，该线即为其长度；PRMI 顶部至该线的垂直距离即为深度。本症常合并其他异常。如合并 RC 时，则 100% 出现"鹅征"(goose sign)，即将力排片竖摆显示：前突为鹅头，肛管为鹅嘴，痉挛变细的直肠远段似鹅颈，直肠近段和乙状结肠为鹅身尾，宛如一正在游泳中的鹅。鹅征对 SPFS+RC 有确诊价值。

盆底肌痉挛综合征的分度：笔者依肛直角的变化程度及 PRMI 的有无等，将 SPFS 分为四度，对评价其罹患程度有一定参考价值。Ⅰ度：肛直角静坐正常、力排 <90°；Ⅱ度：肛直角静坐、力排均 <90°；Ⅲ度：肛直角大部 <90°，力排 <90° 伴 PRMI 及 PD；Ⅳ度：静坐、力排肛直角均 <90°，并伴 PRMI 及 PD。

(6) 内脏下垂：盆腔脏器如小肠、乙状结肠和子宫等的下缘下垂在耻骨线以下者即为内脏下垂(splanchnoptosis，SP)。见于力排时。这时乙耻距、小耻距均为正值。

(7) 盆底疝：盆底疝(pelvic floor hernia，PFH)的名称很多，如道格拉斯陷窝疝、阴道疝、肠疝、乙状结肠疝、直肠生殖陷凹内疝、直肠前陷凹滑动性内疝等。有学者认为，由于该疝发生于盆底，不管所见疝的内容物如何，均可称为盆底疝。疝的内容多为乙状结肠和小肠，可有附件及大网膜。疝囊的深浅不一，有的可达会阴皮下，引起排粪障碍和会阴下坠感。临床上诊断困难。排粪造影可显示疝的内容(乙状结肠、小肠)、疝囊的深达部位,是目前最简便可靠、最好的诊断方法。

目前排粪造影多依疝的内容而分为小肠疝(enterocele,EC)和乙状结肠疝(sigmoidocele,SC)。力排时小肠和/或乙状结肠疝入直肠子宫窝内或直肠膀胱窝内,即成为EC和/或SC。有的乙状结肠和/或小肠疝至会阴下皮下,形成会阴疝(perineal hernia,PH)。

对盆底疝的分度:Jorge以疝囊内乙状结肠襻的最低点为准,把SC分为三度:Ⅰ度位于耻尾线以上;Ⅱ度位于耻尾线与坐尾线之间;Ⅲ度位于坐尾线以下。

(8)骶直分离:骶直分离(sacruin rectal separate,SRS)力排时第三骶椎水平处骶直间距>20mm,且直肠近端向前下移位,并折屈成角,部分小肠位于骶直间,直肠亦可有左右折屈而影响排便。上述表现主要是多数患者直肠有系膜及盆底结构松弛所致。

(9)会阴下降:会阴下降(perineum descending,PD)为力排时肛上距≥31mm,经产妇≥36mm者。

2. 诊断直肠附近器质性病变

(1)直肠癌:盆腔肿瘤,如畸胎瘤、子宫肌瘤、直肠其他肿瘤、子宫内膜异位症等,对直肠有影响者均可引起便秘而行排粪造影检查,均可见相应表现。需要高度警惕的是:不典型或不明显的直肠癌与上述功能性出口梗阻的一些表现并存时,不要遗漏直肠癌。

(2)手术后瘢痕:肛门部手术、会阴部外伤、产伤、骶尾骨骨折等均可致肛管和直肠部瘢痕形成而引起便秘。普通钡灌肠和排粪造影静坐时往往见不到任何异常,通过力排正、侧位观则可见瘢痕所致的肛管直肠部狭窄、偏歪和排出困难。如力排片狭窄、偏歪、假憩室形成等瘢痕所致的影像,不管有无其他异常,应注意有无骶尾骨陈旧骨折、半脱位等。

(3)对某些肛周脓肿、肛瘘患者，排粪造影可以显示脓肿、瘘管的部位、数目、深度、大小、形态和走向。

(4)粪石嵌塞也可致排便障碍，排粪造影可见到相应的表现。

笔者在临床实践中发现，排粪造影的临床可重复性差，检查结果易受多种因素干扰，例如日常的排便姿势是坐姿还是蹲姿、心理因素、坐桶的高度、对比剂的温度等，部分患者对检查室的环境甚至医师的性别都比较敏感。排粪造影需要患者具有较高的配合度，检查前应和患者解释沟通检查流程，并主动采取一些必要的措施消除患者的紧张情绪，对顺利、准确完成检查十分必要。

资源 29
X 线排粪造影检查

（黄 铭）

11. 磁共振排粪造影

磁共振排粪造影(magnetic resonance defecography, MRD)于1991年应用于临床，是用于评价盆底疾病的最新的影像学技术，它较以往的造影、超声等技术有许多优势。磁共振排粪造影可以从冠状位、矢状位、横轴位较全面地反映盆底的功能和症状，有助于对便秘形成机制的分析(资源30~资源32)。

临床应用

1. 诊断功能性出口梗阻。

2. **诊断直肠附近器质性病变** 直肠癌、肛门部手术及外伤等。

3. **其他** 肛瘘、直肠癌保功能手术评价等。

优点

1. 无电离辐射。

2. 无创伤性、安全并且操作简单。

3. 图像有良好的软组织分辨力，多方位成像。

4. 分别观察动态、力排像并且与静息状态下的图像进行对比。

缺点

1. 检查均采用仰卧体位，不是生理体位。

2. 检查费用高，检查过程耗时长。

3. 检查、读片相对复杂。

适应证

功能性出口梗阻型便秘。

禁忌证

1. 装有心脏起搏器者。

2. 使用铁磁性材料的各种抢救用具而不能除去者。

3. 术后体内留有金属植入物且厂家说明书未指明为 MRI 检查安全者。

4. 早期妊娠（3 个月内）的妇女。

检查前准备

1. 检查前 2h 清洁灌肠。

2. 检查前 1h 排空小便。

3. 已婚女性阴道内注入耦合剂 10ml。

4. 超声耦合剂 150~300ml。

5. 臀下置一次性防水单以收集“粪便”。

检查方法

1. 我院采用 Siemens 1.5T 超导型磁共振扫描仪。

2. 32 通道相控阵表面线圈。

3. 扫描序列分为盆底静态高分辨快速自旋回波 T2 加权成像(TSE-T2WI)和真性快速稳态进动序列(trufi 序列)。

4. 高分辨率 TSE-T2WI 序列包括肛管的矢状位、冠状位和横轴位。trufi 序列包括正中矢状位多时相(multiphase)扫描。

5. 静态高分辨图像 TSE-T2WI 扫描参数:TR 5101-5 272ms,TE 102ms,FOV20cm,NEX 6,ETL 24,矩阵 256×256,层厚 3mm,层间距 0mm。

6. trufi 序列扫描参数:TR 1 038ms,TE 2.1ms,FOV27cm,信号激光次数 1,矩阵 256×256,反转角度 60°,层厚 4mm。

7. 总检查时间 35~40min。

检查过程

1. 足先进仰卧位,屈膝屈髋约 135°;

2. 先进行静态肛管高分辨率的矢状位、冠状位和横轴位扫描;

3. 采用一次性灌注管经肛管向直肠内灌入超声耦合剂 150~300ml;

4. 再利用 trufi 序列进行动态造影检查;

5. 根据测量结果并结合临床表现进行诊断。

测量与观察

1. 肛管轴线、直肠轴线、近似直肠轴线;

2. 耻尾线肛上距;

3. 乙耻距和小耻距;

4. 骶直间距（DSR）；
5. 肛直角；
6. 宫颈至 PCL 线距；
7. 膀胱基部至 PCL 线距；
8. 直肠前突深度。

磁共振排粪造影与 X 线排粪造影的优势比较

1. **X 线排粪造影优势**　直肠黏膜脱垂、直肠内套叠、会阴下降、直肠前突。

2. **磁共振排粪造影优势**　盆腔器官脱垂及前盆腔和中盆腔病变（膀胱脱垂、子宫脱垂、骶管囊肿、肌肉断裂或变薄、子宫肌瘤、宫颈囊肿、米勒管囊肿等）。

3. **两者无差别**　耻骨直肠肌痉挛、小肠疝、乙状结肠疝（资源 30~ 资源 32）。

资源 30
MRI 动态排粪造影

资源 31
直肠脱垂 MRI 动态排粪造影

资源 32
排粪造影两种方法比较

（李家艳）

12. 直肠传输试验

我院自20世纪90年代开始进行消化道动力时间(digestive tract transmission time)的影像学研究。在口服硫酸钡糊状物的基础上与科研单位共同开发了三种不同形态的柔性示踪剂(soft mark),既大幅减少了此项检查的系统误差,又避免了硫酸钡糊可能带来的消化道梗阻,真正开拓了现代意义上的结肠传输试验检查。

适应证

为结肠蠕动缓慢型便秘提供诊断依据。

禁忌证

肠梗阻。

检查前准备工作

检查前3天禁服泻药及对肠功能有影响的药物和刺激性食物。

操作方法

1. 每间隔24h口服一颗装载20粒不同形态标记物的胶囊,对应每种胶囊口服72h后拍摄仰卧位腹平片。

2. **标记物(marker)** 为不透X线的柔性硅胶颗粒。

诊断方法

根据结肠慢传输诊断标准,口服标记物72h时,随粪便排出率如大于80%,则结肠传输正常。如小于80%,则结肠慢传输。

依据标记物滞留部位,确定具体哪段结肠传输缓慢(升结肠、横结肠、降结肠、乙状结肠、直肠)。

说明

1. 口服造影胶囊前尽量排便一次;

2. 吞服胶囊,防止 MARK 散落或个别 MARK 滞留于口腔内而影响诊断结果;

3. 停止一切便秘治疗以剔除药物影响;(提前 3 天停服泻药,服胶囊后禁止服泻药、洗肠等);

4. 饮食保持原来习惯,自然排便,禁止任何形式助排。

(黄 铭)

13. 光动力肛周皮肤肿瘤、肛周疣治疗

光动力疗法(PDT),又称氨基酮戊酸光动力疗法、艾拉光动力疗法(ALA-PDT),是一种器械结合的治疗方法,通过联合应用 5- 氨基酮戊酸及相应光源,通过光动力学反应(光、光敏剂和氧的相互作用)选择性破坏病变组织,进而达到治疗目的。

作用机制

目前 PDT 使用最广泛的外用光敏剂前药是盐酸氨基酮戊酸(ALA),商品名艾拉。ALA 是一种天然亲水性小分子化合物,外源性 ALA 可被肿瘤细胞及增生旺盛的细胞选择性吸收,进入卟啉 - 血红素通路,产生内源性光敏性物质原卟啉Ⅸ(Pp Ⅸ)。特定波长的光源照射使组织吸收的光敏剂受到激发,光敏剂被激发后把能量传递给周围的氧,产生激发态反应性单态氧、氧自由基等氧活性物质,引起靶组织细胞坏死或凋亡,而不影响周围正常组织,从而达到治疗目的。因此,光敏剂、光源、氧是光动力疗法的三大要素。

ALA配制

ALA剂型是散剂，分子量很小，很容易经皮吸收。因此，临床给药时可根据所需配制相应的剂型，常用的配制成分有偏酸性的注射用水、基质霜、热敏凝胶。配制后的ALA稳定性较差，故临床应用时需新鲜配制，保存时间不宜超过4h。

浓度

合适的ALA浓度，可使ALA在病灶部位的渗透、转化加快，从而更好地发挥作用，提高治疗效果。ALA在治疗CA、皮肤肿瘤、癌前病变、肠道息肉常用浓度一般为20%，即1支ALA用0.5ml的溶剂来配。在临床使用中为了避免药液的流失，可酌情提高治疗浓度，保证实际用药剂量达到38mg/cm²。

敷药范围

1支ALA（118mg）可用于直径2cm范围3.14cm²的圆形病变，也就是说，ALA的标准使用剂量为38mg/cm²，临床用药时一般使用ALA用量标尺来测量。CA的亚临床感染和潜伏感染病灶不能通过肉眼观察及醋酸白试验确定，这是CA复发的主要因素，因此，光动力疗法治疗CA时应当将敷药范围扩展到疣体边缘四周至少1cm处，敷药3h。

临床应用

ALA-PDT的临床应用非常广泛，可治疗CA、皮肤肿瘤、损容性疾病如痤疮、鲜红斑痣等。

1. CA

（1）腔道内CA：主要包括宫颈、阴道、肛管、尿道。我国现已推荐光动力疗法作为腔道内CA的一线治疗方法。CA是由低危HPV（主要是6、11型）引起的性传播疾病。ALA-PDT治疗腔道内CA具有独特的优势：对病灶周围组织损伤小，避免了其他传统物理疗法可能导致的腔道穿孔、瘢痕、狭窄等副作用;ALA 可靶向作用于临床感染病灶、亚临床感染和潜伏感染病灶,能够相对彻底地清除人乳头瘤病毒(HPV),提高治愈率;并且能弥补传统方法不易达到腔道深部病灶、治疗后容易复发的不足。

肛管内 CA 的复发率较高,因为肛管区域血供丰富,黏膜呈折叠或扭曲状,不能充分暴露疣体周围皮肤,导致亚临床感染灶和潜伏感染灶清除不彻底。与传统治疗方法相比,ALA 能选择性和特异性作用于亚临床感染灶和潜伏感染灶,对于 HPV 病毒的清除率更高,复发率更低。

肛管 CA 治疗方案:采用直肠镜结合醋酸白试验明确诊断,确定病灶部位及范围;激光或电刀等物理治疗方法快速消除肉眼可见疣体;将 20% 新鲜配制的 ALA 溶液或凝胶敷于病灶表面及周边 1cm 范围内;肛管口避光封包 3h;敷药结束后腔道内采用红光照射,时间 10~20min,波长 635nm,能量密度 80mW/cm²,重点照射疣体部位;治疗结束后 1 周复诊,连续 5 次光动力治疗,同时嘱患者自行外用 20% 的鬼臼毒素酊,2 次 /d。若复诊时病灶未完全消退或长出新的疣体,则可重复治疗。

(2)外生殖器及肛周 CA:ALA-PDT 治疗外生殖器及肛周 CA 创伤小,由于敷药面积和照光面积较大,可较全面地清除疣体周围的亚临床感染病灶和潜伏感染灶,故复发率低。治疗肛周 CA 时,首先采用物理疗法快速清除肉眼可见疣体,然后将 20% 的 ALA 溶液或乳膏外敷于皮损表面及疣体边缘四周至少 1cm 处,避光封包 3h,敷药结束后予红光照射,常用照光参数为照光功率:80mW/cm²,照光时间:20min。

2. **皮肤肿瘤** 光动力疗法在皮肤肿瘤方面的应用也越来越成熟,包括 BCC、SCC、鲍温病、日光性角化病、乳房外 Paget 病、角化棘皮瘤等,光动力治疗此类疾病有其特殊的优势,具体表现在疗效好、对健康组织无创伤、无副作用、安全性高、易于执行等，对保持面部的美容效果优于手术治疗。

3. **损容性疾病** 常见的损容性疾病如中重度痤疮、玫瑰痤疮、头部脓肿性穿掘性毛囊周围炎等，光动力治疗效果佳。光动力疗法因其组织选择性好、副作用少、美容效果好等优势，成为临床治疗痤疮、玫瑰痤疮、头部穿掘性毛囊周围炎的一个新选择。针对不同的疾病，光动力疗法中的光敏剂浓度、封包时间、剂量、光源的选择亦不相同，宜具体病情具体分析。

4. **鲜红斑痣** 鲜红斑痣是一种先天性真皮乳头层的毛细血管扩张畸形，不能自行消退，严重影响患者的心理健康和生活质量，外用药物治疗、冷冻疗法、皮肤移植术、脉冲染料激光等均不能彻底去除病灶恢复正常肤色，并且可能留下瘢痕，整体疗效不佳。海姆泊芬光动力疗法治疗鲜红斑痣疗效佳、不损伤正常皮肤组织、不留瘢痕，是目前治疗鲜红斑痣的最新方法。

常见不良反应及应对措施

(1)疼痛是 ALA-PDT 治疗过程中最常见的不良反应。严重的疼痛可影响患者的依从性，从而无法达到理想的疗效。与疼痛有关的因素包括光敏剂类型、皮损部位、皮损大小、光照剂量、波长等，疼痛程度亦因人而异。针对治疗中的疼痛，可给予局部冷喷、风扇降温、降低光照强度、间断照光、神经阻滞麻醉等。治疗部位冷却降温是缓解 PDT 治疗中疼痛、提高患者耐受度最简单、最经济的方法，临床治疗方案中被优先推荐使用。两步照射法也可显著减轻治疗中疼痛，并不影响疗效，即：第一步首先用低照射剂量(能量密度 $\leqslant$ 60mW/cm^2)，第二步继续常规照射剂量。没有证据表明表面麻醉药物能够缓解 PDT 治疗过程中的疼痛。治疗中嘱患者放松。

(2) PDT 治疗后患部皮肤可能会出现红肿、渗出、水疱、脱屑、烧灼感，使用鬼臼毒素酊后也会出现渗出、糜烂、水疱。及时告知患者这些可能会出现的不良反应均属于治疗后的正常反应，以消除其焦虑感。为缓解这些可能会出现的症状，治疗后可予冰袋冰敷。

(3)针对面部疾病，若光动力疗法结束后再次受到光照，则可能会出现光敏反应，加重光动力的不良反应，因此治疗后防晒是关键。治疗后所有曝光部位均应涂抹防晒霜以及做物理防晒措施，如打伞、戴帽、口罩、墨镜等。治疗后48h内减少或避免室外活动，在室内也应避免长时间直视电视、电脑显示屏或暴露于照明设备等。避免化妆，局部应用保湿剂，降低光动力治疗后局部出现的治疗反应。

（陆红梅）

14. 氦氖激光、半导体激光肛周湿疹治疗

激光理疗原理

理疗型激光的原理为使用可见光为发射光源的激光器，激光辐射到局部皮肤，产生消炎镇痛和扩张血管的作用。皮肤科使用激光器来起到治疗皮肤和黏膜部位炎症和局部杀菌的作用。目前临床主要应用氦氖激光与半导体激光作为理疗型激光设备。

氦氖激光是音译而来，由75%氦和25%氖为介质。临床最常用的波长为632.8nm。在在激光发射光谱中，可以见到红色、橙色、黄色和绿色可见光部分，而红色部分为最著名且使用最广泛。

氦氖激光的作用

刺激各种酶活性，增强血液中吞噬细胞的作用，增加红细胞和血红蛋白数量，刺激B细胞促进抗体形成；加速上皮组织和血管的新生；促进创面愈合和修复神经损伤。光束可以部分射入人体皮肤组织，刺激神经末梢，使局部组织血管扩张、

血流加快,促进病理产物吸收和排泄,而对局部皮肤组织起到消炎、消肿、镇痛、止痒的作用。氦氖激光在临床中用以治疗皮炎湿疹、溃疡等皮肤疾病。

作用参数

能量发射波长为633nm,输出能量为30mW,输出采取脉冲及连续发射模式,时间为10min。患者采取膝胸卧位或者左侧卧位即可。照射模式可以选择部位照射以及穴位照射。临床应用:

(1)皮肤溃疡:使用激光辐射溃疡部位后,给予抗炎消肿药物,同时照射前,使用消毒剂,擦除局部前次的用药,减少使用外用制剂对于激光的反射。溃疡面较大时,选择皮损照射方式,抬高激光窗口,同时可以照射时间放宽至大于10min。

(2)带状疱疹:采用激光窗口照射脊髓后根、神经节或相应的感觉神经,采用连续发射,治疗频次以10次为疗程,同时给予口服泼尼松减轻神经水肿。

(3)皮炎湿疹:使用体表辐射局部皮损,以减轻皮肤的炎症反应及瘙痒。辐射剂量及时间参考溃疡。也可采取穴位照射方法,采用连续发射模式,穴位选择三阴交、阴陵泉、足三里、血海等穴位。

不良反应及应对措施

采用光纤纤维为传导光源时,外侧采用成形塑料软管包绕。使用液状石蜡润滑,但禁止使用有色软膏作为润滑介质。使用肠道内照射时,嘱洗肠后辐射,减少大便对于激光的干扰。使用肠道内辐射后,给予冷敷泡洗手段,减轻肠镜对肛门刺激。

(马 明)

Lower Gastrointestinal Disease Diagnosis and Treatment Manual

常用护理技术

1. 大量不保留灌肠护理技术

适应证

大量不保留灌肠对顽固型便秘,可用于软化粪便、清洁肠道、稀释和清除肠内毒素;对癌性发热不能控制者可降低体温;也用于某些特殊检查、手术前的准备。

禁忌证

妊娠、急腹症、消化道出血患者不宜灌肠。

评估

1. 患者的病情,有无禁忌证及心脏病、高血压、便秘,耐受程度、自理程度、是否需陪伴。

2. 心理状况,合作程度。

3. 病室的温度、灌肠环境。

告知

1. 向患者讲解灌肠的目的,取得合作。

2. 告诉患者灌肠后不要立即排便,应根据个人情况,使灌肠液稍保留几分钟,清肠效果更好。

3. 嘱患者排尿。

用物准备

治疗盘、一次性灌肠袋或灌肠桶、一次性肛管、水温计、止血钳、液状石蜡、弯盘、手纸、一次性中单或尿垫。

灌肠液:常用生理盐水或0.1%~0.2%医用软皂水,成人灌液量每次500~1 000ml;小儿每次200~500ml;液体温度39~41℃,降温用28~32℃,中暑用4℃等渗盐水。

操作方法

1. 洗手,戴口罩,核对医嘱。

2. 按医嘱备灌肠液,调节水温,备齐用物携至患者床旁。

3. 关闭门窗,遮挡患者。

4. 协助患者左侧卧位,双膝屈曲,露出臀部,移臀至床沿。如肛门括约肌失控者,可取仰卧位,臀下放便盆。

5. 一次性中单(尿垫)铺于臀下,弯盘置于臀边,灌肠桶或一次性灌肠袋挂于输液架上(与肛门距离 40~60cm)。

6. 润滑肛管前端,排气,用止血钳夹住橡胶管。

7. 左手垫卫生纸分开臀裂露出肛门,嘱患者张口呼吸,右手将肛管轻轻插入 10~15cm。如感插入过程有抵抗感,可将肛管稍退出,再行前进。

8. 固定肛管,右手松开止血钳,观察液面下降速度和患者的反应。

9. 灌注完毕,用卫生纸裹住肛管并取出,分离肛管并放入弯盘内。

10. 嘱患者保留 5~10min 后再排便。

11. 整理床单位,开窗通风,妥善安置患者。

12. 观察大便情况,必要时留取标本送检。

13. 处理用物。

14. 洗手后正确记录(图 1-1)。

注意事项

1. 插肛管动作要轻柔,特别是对有肛肠疾病的患者,以免引起疼痛和损伤。

2. 对心脏病、高血压、颅脑疾病、老年、小儿患者灌肠要慎重,压力要低、速度要慢、灌入量不可过大,并密切观察患者的反应,以免发生意外。

3. 肝昏迷患者禁用肥皂水灌肠;伤寒患者液面不得高于肛门 30cm,液量不得超过 500ml,并用等渗盐水。

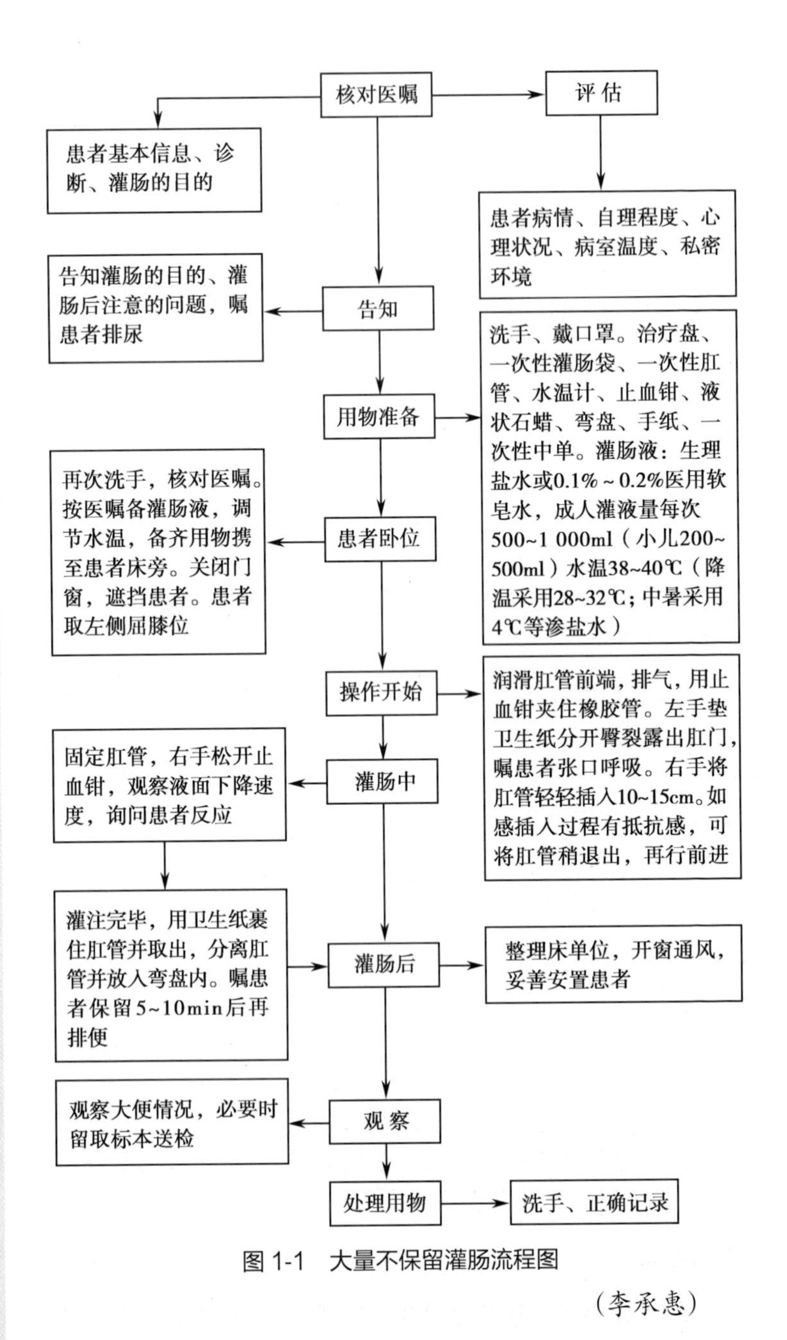

图 1-1　大量不保留灌肠流程图

（李承惠）

2. 生物反馈治疗便秘的技术

适应证

出口梗阻型便秘、大小便失禁、直肠肛门疼痛、功能性排便障碍、肛门失禁、盆底感觉异常、盆腔器官脱垂。

禁忌证

1. 生理上插入探头困难者。
2. 膀胱、阴道、直肠及肛门有炎症。
3. 月经期、妊娠期及备孕患者。
4. 结肠、直肠肿瘤、泌尿系肿瘤及妇科肿瘤。
5. 安装心脏起搏器者，脑出血恢复期，溃疡性结肠炎或近期有脓血便者。
6. 电子肠镜下乙状结肠、直肠行电灼或电切息肉术者，钛夹止血术后1~2周。
7. 肛门手术后恢复期或行PPH术后钛钉未脱落者。

评估

患者的心理状态、有无心脏病、高血压、手术史、外伤史、服药史、灌肠史；直肠测压、排便造影检查、结肠传输试验检查情况；患者的耐受程度、合作程度。

告知

1. 向患者讲解生物反馈治疗的目的，取得合作。
2. 告知注意事项、询问有无禁忌证。
3. 注意观察治疗后有无不适症状；便秘体征的变化。
4. 健康宣教（饮食、运动、生活习惯等）。

用物准备

治疗仪、探头、电极片、润滑剂、护理垫、棉签、纸巾、一次性手套。

操作方法

1. 洗手，戴口罩，核对医嘱。

2. 室温18~25℃，光线偏暗，尽量减少谈话和人员走动，免受外界干扰，注意隐私保护。

3. 患者治疗时采取侧卧位或半坐位，插入肛门探头，腹部体表贴上电极片，接通电源调节刺激强度，肌电刺激15~20min。

4. **指导患者进行凯格尔训练** 患者的注意力集中在肛门和直肠。身体和腹部肌肉放松、盆底肌（肛门）向心性收缩，保持5~10s，然后肛门用力慢慢向下（离心性放松），每次收缩和放松前后各休息10s，循环练习15min。

5. 治疗结束断开连接线，取出肛门探头，进行清洗消毒。

6. 处理用物，洗手记录。

7. 做好宣教工作（图2-1）。

注意事项

1. **注意饮食卫生** 进行生物反馈治疗后应严格按照疾病饮食护理，杜绝不良饮食习惯，养成按时进餐、按需进餐、适当饮水、合理搭配的好习惯，对于疾病影响较大或有不利影响的食品，应减少食用或不食用。

2. 因为生物反馈治疗的周期治疗时间较长，患者容易产生厌烦情绪，应反复交代患者积极配合治疗，减少中途退缩，以免对治疗结果造成负面影响。

3. 注意无论有无便意，到时间都应坚持排便，持续时间视个人情况而定，避免久蹲、久坐及强努而导致肛门肌疲劳。平时如有便意应及时如厕，不能因工作、学习等原因强忍不便。排便时集中注意力，避免看报纸、看手机、吸烟，尽量排尽大便。

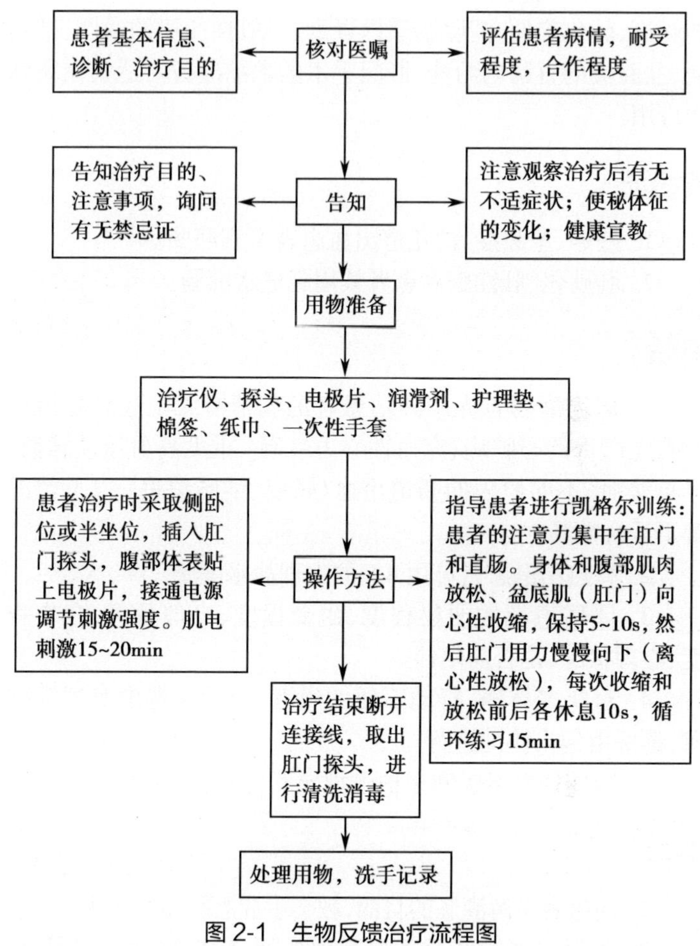

图 2-1　生物反馈治疗流程图

（李　玲）

3．手握灌肠器在家庭中应用技术

适应证

手握灌肠器灌肠，是一种简便、快捷的方法。可用于清洁肠道、软化粪便、清除肠道内毒素、一般性便秘的通便、结肠炎、盆腔炎的直肠内给药、肛门手术的术前准备。适宜在家庭中应用。

禁忌证

1. 妊娠、急腹症、消化道出血患者不宜灌肠。
2. 肝硬化、肝性脑病患者禁用肥皂水灌肠。

评估

1. 居家灌肠首先应评估患者的病情有无上述禁忌情况及有无严重的心脏病(充血性心力衰竭)、重度高血压动脉瘤、严重贫血、不明原因的肠道出血(肠癌、结肠溃疡),以上情况都不适合灌肠。

2. 高热不退患者可用4℃的生理盐水灌肠。

3. 评估患者的便秘程度、耐受程度、自理程度,合作程度、心理状况、是否需陪伴。

4. 对年老体弱、行动不便的患者,应用手握灌肠器灌肠时,最好由他人协助进行。

5. 特殊情况遵医嘱在护士指导下进行。

告知

1. 向患者讲解灌肠的目的,教会手握灌肠器的应用方法。

2. 告诉患者灌肠后不要立即排便,应根据个人情况,使灌肠液稍保留几分钟,清肠效果更好。

3. 灌肠前需排尿。

用物准备

手握灌肠器、盛水的容器、水温计、润滑油(可用食用油替代)、棉签、卫生纸,卫生间马桶边放一个高矮相当的小板凳。

灌肠液:常用白开水(1 000ml 水中可加 9g 食用盐)或

0.9%生理盐水;成人灌肠液每次500~1 000ml,小儿每次200~500ml;液体温度39~41℃。

操作方法

1. **自己操作** 洗手,如方便可戴一次性手套。

2. 准备灌肠液,调节水温,先用清水冲洗灌肠器,后润滑手握灌肠器冲洗头部分,备齐用物,携至卫生间,将用物放置马桶旁小凳上。

3. 患者露出臀部坐马桶上,将手握灌肠器吸水头放入水盆中,排气,抬起一侧臀部,将灌肠器冲洗头轻轻插入肛门约10cm。

4. 手握气囊反复捏挤,灌肠液即可进入肠道,是因为吸水头有一个单向阀,不会在挤压时造成水的倒流;灌入水量因人而异。

5. 灌注完毕,用卫生纸裹住肛管并取出。

6. 患者站起,可轻柔腹部,并保留5min后再排便。

7. 观察大便情况,必要时留取标本送检。

8. 处理用物,用清水冲洗灌肠器后悬吊晾干。

9. 洗手,记录灌肠日期、时间、灌肠量,以备就诊参考(图3-1)。

注意事项

1. 插肛管动作要轻柔,特别是有肛肠疾病的患者,以免引起疼痛和损伤。

2. 对心脏病、高血压、颅脑疾病活动期患者,需遵医嘱才可灌肠排便。

3. 行动不便的老年、小儿患者灌肠需慎重,并需他人帮助,一次灌入量不可过大,并密切观察患者的反应,以免发生意外。

4. 便秘较严重的患者可在社区护士指导下,在肛管头上接一次性灌肠管,以便于插管较深,通便效果更好。

5. 手握灌肠器需专人专用,可反复使用,注意用后清洗干净并需要晾干收藏，防止霉变。

6. 盛水的容器也需固定专人使用，保持清洁干燥，用前再次清洗。

7. 灌肠液最好使用当天的白开水或生理盐水，不得使用自来水。

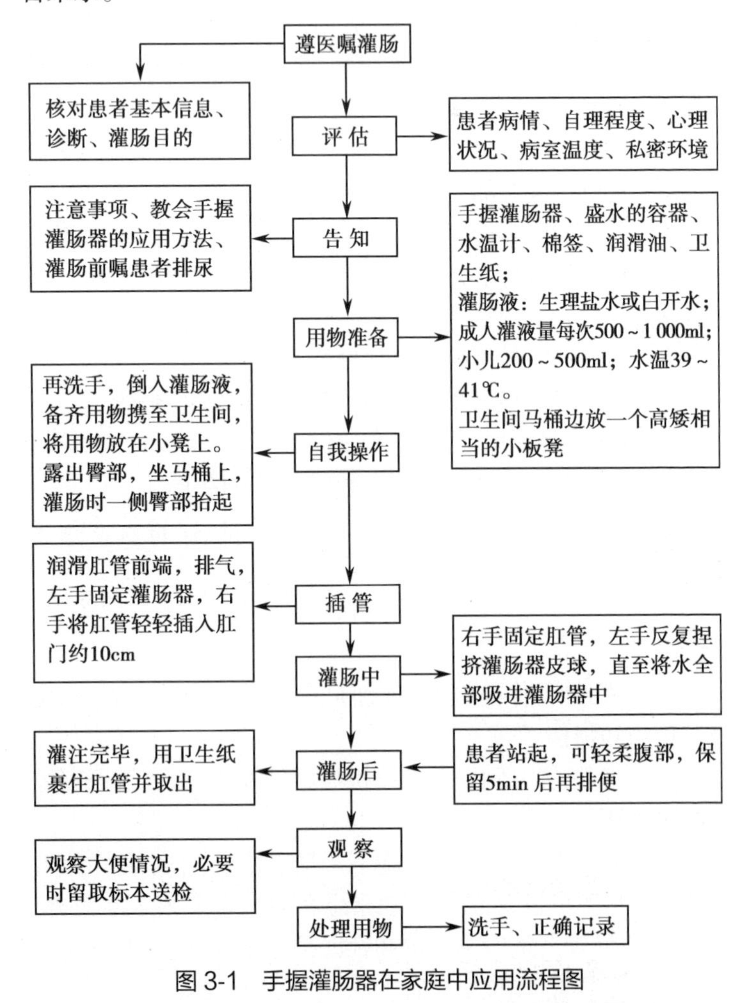

图 3-1 手握灌肠器在家庭中应用流程图

（李承惠　谭静范）

4. 结肠灌洗(水疗)技术

适应证

可用于①消化内科:肠道清洁、慢性结肠炎、溃疡性结肠炎、便秘、腹泻、肠梗阻、急性细菌性痢疾、结肠功能紊乱、急性胰腺炎;②普通外科:腹部手术前的肠道准备、肠癌晚期的保守治疗、痔、结肠炎、直肠前突、坏死性筋膜炎等肛肠疾病的治疗;③中西医结合:结肠炎、盆腔炎的直肠内给药、配合药物做保留灌肠、前列腺炎、前列腺增生、慢性盆腔炎等相关疾病的治疗。

禁忌证

经期、妊娠、消化道出血、肛门造瘘术后20天以内、不明原因便秘、不具备语言沟通能力、生活不能自理、肛门口松弛(85岁以上老人)、不能合理体位(骨折)、完全肠梗阻。

评估

1. 询问患者慢性病史,有无高血压、心脏病、糖尿病病史,有无心脑血管疾病(支架、搭桥)等。
2. 有无慢性服药史。
3. 有无近期手术史,肛门手术术后20天才能做治疗。
4. 有无便秘,便秘患者询问病史。

告知

1. 向患者讲解结肠灌洗(水疗)的目的,过程中会稍有不适感。
2. 嘱患者如厕后找大夫告知排便状况,做下一步治疗工作。
3. 嘱患者3天内少食过硬食物、辛辣食物,禁酒。

用物准备

结肠灌洗（水疗）机、硅胶引流管、复方丁卡因软膏、纱布一块、一次性尿垫、手套、卫生纸。

操作方法

1. 嘱患者左侧卧位，摆好体位。

2. 取出结肠灌洗（水疗）管头，检查有无漏气，有无破损，套管活动度自如。

3. 打开仪器开关，检查各连接口是否漏水，下水管是否通畅。

4. 管头涂满复方丁卡因软膏。

5. 嘱患者右手轻扒暴露肛门，嘱患者轻微不适，缓缓将水疗管插入肛门至漏水全部进入肛门直肠部位约 6cm，嘱患者松开手，不要紧张，并再次按开关键注入净化水。

6. 轻推内管至 40cm，推入过程中观察患者是否不适，推管过程要边推边问患者有无不适，如遇到阻力过大、置管困难、出血，马上停止推入。

7. 注水 20min，随时询问患者有无不适，观察出水的量、色，是否出水顺畅，下水管有无阻塞，患者有无腹部不适。

8. 拔管时要防止损伤肛门口内壁，拔管时嘱患者扒肛门口，轻轻松动后，方可拔出结肠灌洗（水疗）管，观察有无出血，如有出血，需继续注意观察，并随诊（图 4-1）。

注意事项

1. 做结肠灌洗（水疗）前应由医师进行指诊，以排除肿物堵塞。

2. 做结肠灌洗（水疗）过程中，护理人员需密切注意观察患者面色、主诉、排出物的颜色等情况；患者如出现心慌、出汗、出血、腹痛等不适要及时汇报，及时停止，以确保患者安全。

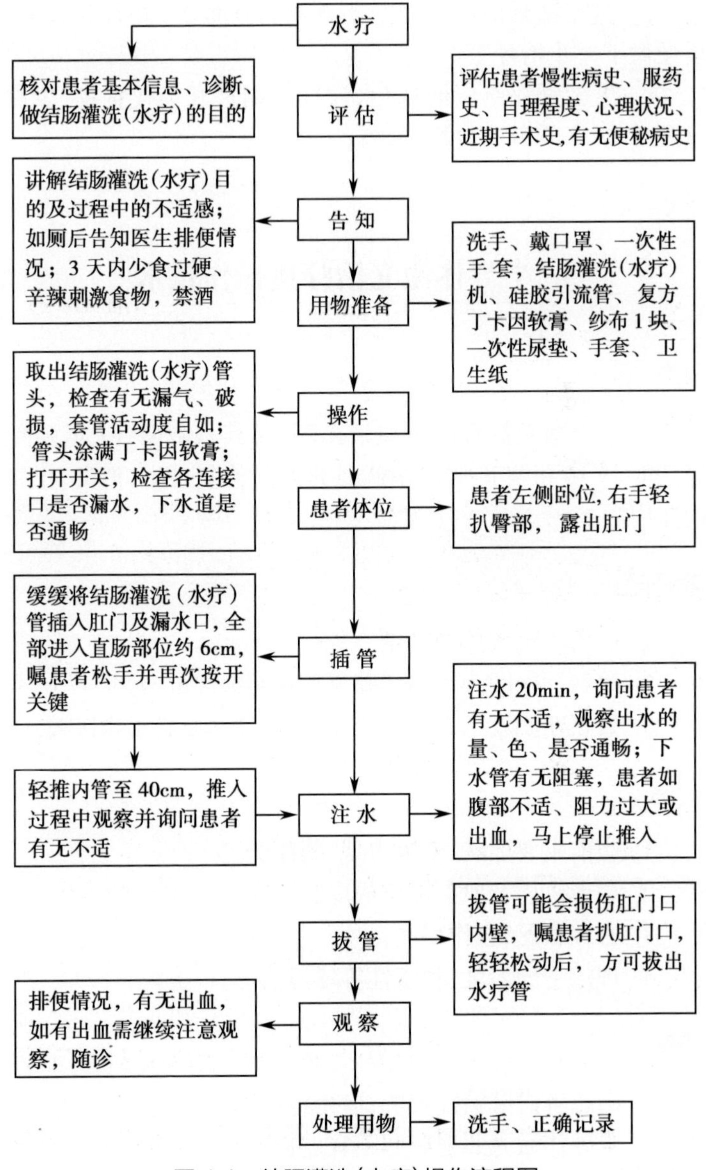

图4-1　结肠灌洗(水疗)操作流程图

3. 做完结肠灌洗(水疗)需观察排便情况,并告知大夫,以便做下一步治疗工作。

4. 患者做完结肠灌洗(水疗)3天内进好消化食物,少食过硬食物、辛辣刺激食物,禁酒。

(高 岩)

5. 半导体激光治疗机操作技术

适应证

半导体激光具有改善血液循环(尤其是微循环)、增强免疫功能、平衡和调节神经系统,促进组织修复再生,消炎、止痛的作用。

禁忌证

1. 严重心脏病患者禁用。
2. 眼睛、恶性肿瘤、甲状腺为禁忌照射部位。
3. 妊娠期妇女不做本项治疗,如特殊需要必须遵医嘱。

评估

1. 当前主要症状、临床表现、既往史。
2. 患者体质及照射部位的皮肤情况。
3. 心理状况,合作程度。
4. 理疗室的温度、私密性等环境情况。

告知

1. 向患者讲解治疗目的,取得合作。
2. 半导体激光照射时间不宜过长。
3. 不得直视光源。

用物准备

半导体激光照射治疗机1台、一次性孔单。

操作方法

1. 护士服装整齐，洗手、戴口罩，核对医嘱。
2. 检查治疗仪器处于良好备用状态。
3. 评估患者病情及伤口的一般情况，做好心理护理。
4. 扶患者至理疗室，铺一次性孔单，暴露照射部位，协助患者安置体位。
5. 将主机钥匙旋至“开”位置。遵医嘱设置照射时间及输出功率。（治疗机默认设置时间为5min，输出功率为1 200mW。可调节功率键“▲”“▼”设置输出功率。）
6. 先按“待机”键，发出声音信号，治疗机进入待机状态。后按“启动”键发出声音信号，开始进入照射状态。
7. 设定时间结束，激光停止输出，发出继续声音信号。
8. 关机，将钥匙旋至“关”位置即可。
9. 协助患者衣着，扶患者至病房，安置舒适卧位。
10. 处理用物，洗手，做好记录并签名（图5-1）。

注意事项

1. 操作前向患者做好解释，取得合作。
2. 在治疗过程中，如需停止治疗，按停止键，激光停止治疗。
3. 在治疗过程中，如遇突发事件，应按紧急开关，激光停止输出。
4. 在治疗过程中，禁止激光直射眼睛。
5. 治疗过程中及操作后观察患者有无不适反应，以便及时处理。
6. 治疗后检查激光照射治疗机是否切断电源，以保证防火安全。

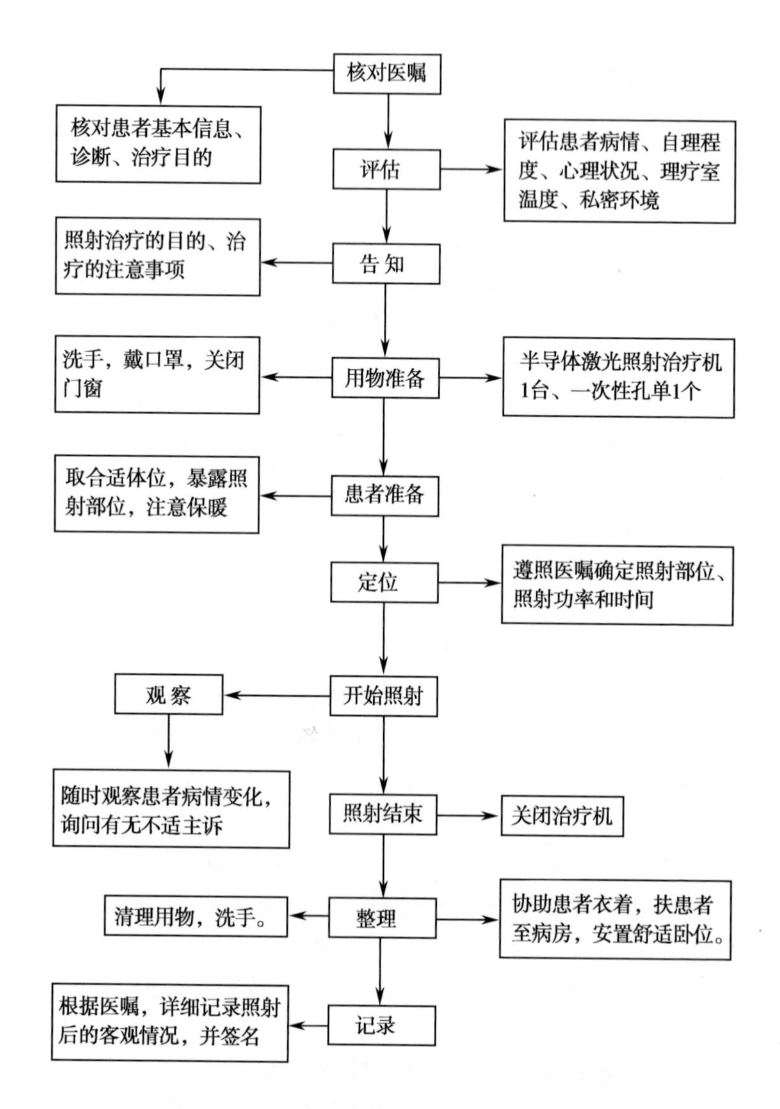

图 5-1　半导体激光治疗机操作技术流程图

（韦　颖）

6. 内镜下高频电治疗大肠息肉护理配合操作技术

术前准备

1. **仪器准备** 按照软式内镜消毒规范：①结肠镜及其他附件：需用消毒液浸泡消毒10min冲洗、消毒干纱布擦净备用；②高频电发生器：使用前需对高频电发生器进行调试；③圈套器：检查性能、有无损坏，手柄滑动和圈套开闭是否顺畅，钢丝扭曲变形，关闭不畅应更换；④热活检钳：检查开合是否灵活，高频电接口是否平密，手柄收放是否顺畅等；⑤注射针：拉栓无漏水，针尖是否尖锐等；⑥其他：氩气刀、金属夹的准备等。

2. **患者准备** 做好解释工作，嘱患者左侧卧位，露出臀部。

配合医师操作

插镜至回盲部后缓慢退镜，发现息肉后接好各连线，由活检孔插入一次性注射针，连接无菌注射器，黏膜下注射灭菌生理盐水，注射水垫成功后更换一次性圈套器，轻轻收紧，切忌用力过猛，尤其是细蒂勒紧过快过猛，会在未做电凝前就机械性割断息肉；也不能未选好位置就关闭圈套，一旦圈套收紧，很难松开，且机械切割处渗血，干扰视野。

电切术中的护理配合

1. **息肉摘除以内镜下圈套器电切术最常用** 选择合适的模式，并在患者大腿或臀部肌肉厚实处粘贴电极板。收拢圈套器时，切勿收缩过紧、过猛，以防未通电即形成机械切割息肉而出血；但亦需注意圈套不能收得过松，圈套未收紧时不能通电，否则会伤及邻近组织。在缓慢收紧息肉的过程中，如息肉渐渐变紫色，手中感觉套到了东西，说明松紧适度，可以通电切割。术中主要注意圈套器套住息肉后，避免息肉与周围正常组织接触，否则通电时被伤及。护士在术中应逐渐加大收拢力度，使息肉中央的小动脉凝固达到止血目的。电切术中应特别注意防止漏电伤及正常黏膜组织，重者可造成肠穿孔。

2. **热活检钳钳除法** 直径<5mm的无蒂息肉使用热活检钳钳除法，根据医师指示张开热活检钳，钳住息肉。医师提拉镜端使息肉基底形成假蒂，选凝固电流，通电后假蒂发白，待息肉完全脱离基底部后，取出热活检钳和标本，将钳瓣内的组织送病理检查。

3. **氩气刀(APC)治疗** 对于大量多发小息肉，使用氩气刀电灼治疗非常方便。正确连接高频电发生器和电极板，选择适宜模式，按下充气按钮，使管腔内充满氩气，递给医师，逐一电灼。在使用过程中，保持氩气刀管道通畅，避免出现折痕。

4. **黏膜下生理盐水注射的护理配合** 广基息肉电切治疗不当易引起出血穿孔，较好的方法是先进行黏膜下注射，即对需要切除的息肉在其黏膜下注射少量生理盐水，使原来平坦病变隆起呈半球形，然后做圈套电切。操作方法如下：

(1)用无菌注射器抽10ml生理盐水，将注射针交于医师插入活检孔，注意针头必须收回塑料套管内，待注射针套管出现在视野内后，将注射器接上。

(2)看到有生理盐水流出，说明注射针导管通畅并充满生理盐水，当医师将注射器的套管对准欲注射的部位后，根据医师的指示将针头送出，针头穿出进入黏膜下，再根据医师的指示注射少量生理盐水，使病变隆起即可。

(3)注射完生理盐水后，按照上面的步骤再进行圈套电切。术中密切观察病情变化：尤其注意血压、心率、腹痛、腹胀等情况，及时与患者沟通，以便配合。

5. 金属夹钳夹及配合 金属夹在内镜治疗中越来越占有重要的地位，已从原来单纯的止血作用发展为多种用途，如预防性止血、缝合、标记等。

6. 组织标本回收的配合 摘除的息肉或黏膜下肿瘤一定要回收，做病理检查，以明确其病理性质，为下一步的治疗或随访提供依据。如有多个息肉，可按照顺序旋转分隔瓶，息肉依次进入不同的分隔间，以便于分别送病理检查。稍大的息肉可随肠镜一起退出，缺点是在息肉带出过程中不能进行观察。较大的息肉一般使用抓钳取出较为简单，抓住息肉后随肠镜一起退出，也可以用网篮或直接使用圈套器套住后取出。对远端结肠和直肠息肉，可嘱患者通过排便取出。单个息肉可在电切后直接取出，但多个息肉取出较为困难。因为一次只能取出1枚息肉，如都要取出，则必须反复插入、退出，一般来说，只把较大的息肉或怀疑癌变的息肉随肠镜带出。

（盛丽荣）

主要参考文献

[1] WIESENDANGER-WITTMER EM, SIJTSEMA NM, MUIJS CT, et al. Systematic review of the role of a belly board device in radiotherapy delivery in patients with pelvic malignancies [J]. Radiother Oncol, 2012, 102 (3): 325-334.

[2] 喻媛媛 . 急性出血坏死性肠炎临床资料分析 [J]. 中国中西医结合消化杂志 , 2013, 21 (2): 89-91.

[3] 张喆 , 林连捷 , 陈少夫 , 等 . 成人急性出血性坏死性肠炎的临床回顾性分析 [J]. 国际消化病杂志 , 2016, 36 (3): 174-177.

[4] CHEONG JY, KESHAVA A. Management of colorectal trauma: a review [J]. ANZ J Surg, 2017, 87: 547-553.

[5] F CHARLES BRUNICARDI. 施瓦兹外科学 [M]. 9 版 . 陈孝平 , 崔乃强 , 邱贵兴 , 等译 . 北京 : 人民卫生出版社 , 2018.

[6] IESALNIEKS I, OMMER A, PETERSEN S, et al. German national guideline on the management of pilonidal disease [J]. Langenbecks Arch Surg, 2016, 401 (5): 599-609.

[7] NAZARKO L. Faecal incontinence investigation, treatment and management [J]. Br J Community Nurs, 2018, 23 (12): 582-588.

[8] RUIZ NS, KAISER AM. Fecal incontinence-Challenges and solutions [J]. World J Gastroenterol, 2017, 23 (1): 11-24.

[9] SOOD A, MAHAJAN R, SINGH A, et al. Role of Faecal Microbiota Transplantation for Maintenance of Remission in Patients With Ulcerative Colitis: A Pilot Study. [J]. J Crohns Colitis, 2019, 13 (10): 1311-1317.

[10] 陈丽 , 杨会举 . 循证情志护理对耻骨直肠肌综合征术后神经牵涉

痛的干预 [J]. 中国实用神经疾病杂志 , 2017, 20 (13): 27-28.
[11] 杜丽华 . 护理贴膜结合护理干预对肛周瘙痒疾病的影响研究 [J]. 中西医结合心血管病杂志 , 2017, 18 (6): 72.
[12] 韩宝 , 张燕生 . 中国肛肠病诊疗学 [M]. 北京 : 人民军医出版社 . 2011.
[13] 郝润春 , 陈俊 , 方鹏 , 等 . 耻骨直肠肌综合征手术前后直肠动力学 56 例分析 [J]. 武警后勤学院学报 (医学版), 2012, 21 (10): 802-803.
[14] 侯晓华 . 消化道高分辨率测压图谱 [M]. 北京 : 科学出版社 , 2014: 103-135.
[15] 黎莉 . 混合痔围术期患者护理中优质化服务的应用效果研究 [J]. 基层医学论坛 , 2018, 22 (36): 5206-5207.
[16] 李承惠 , 谭静范 . 肛肠疾病防治知识问答 [M]. 北京 : 人民卫生出版社 , 2013.
[17] 李承惠 , 谭静范 . 肛肠疾病社区护理与自我管理 [M]. 北京 : 人民军医出版社 , 2009.
[18] 李承惠 , 张秀 , 乔东红 . 大肠异物及合并肠损伤患者的护理 [J]. 中国全科医学 , 2010, 13 (Z1): 76-77.
[19] 李春雨 . 肛肠病学 [M]. 北京 : 高等教育出版社 , 2013.
[20] 李乐之 , 路潜 . 外科护理学 [M]. 6 版 . 北京 : 人民卫生出版社 , 2018.
[21] 李晓英 , 钟慧梅 , 郑秀春 . 综合护理干预联合情志护理对神经性皮炎患者治疗依从性不良情绪及生活质量的观察与研究 [J]. 中国医学创新 , 2018, 19 (7): 83.
[22] 林鸿 , 李娟 , 李雁 . 心理干预对肛门直肠神经官能症患者焦虑及抑郁情绪的影响 [J]. 齐鲁护理杂志 , 2013, 19 (22): 130-131.
[23] 刘心华 . 大肠黑便病 20 例 [J]. 实用临床护理学电子杂志 , 2017, 2 (14): 192.
[24] 马红梅 , 刘永艳 . 先天性巨结肠根治术患儿的围手术期护理 [J]. 中西医结合护理 (中英文), 2018, 4 (02): 9-11.
[25] 马泽军 . 抗生素相关性腹泻 50 例临床体会 [J]. 临床医药文献杂志 , 2018, 5 (81): 106.

［26］聂敏，李春雨．肛肠外科护理学[M]. 北京：人民卫生出版社，2018.
［27］乔东红，段宏岩．改良菱形转移皮瓣成形术治疗骶尾部藏毛窦的围术期护理经验报告[J]. 结直肠肛门外科，2017, 23 (5): 660-662.
［28］谭静范．肛肠医师临床工作手册[M]. 北京：人民卫生出版社，2017.
［29］谭新华，何清湖．中医外科学[M]. 北京：人民卫生出版社，2011.
［30］檀微．PPH术治疗混合痔围手术期临床的护理体会[J]. 中国医药指南，2018, 16 (33): 283-284.
［31］王映飞，林剑军．新生儿先天性巨结肠X线诊断及鉴别诊断分析[J]. 中国医学创新，2013, 10 (32): 85-86.
［32］吴孟超，吴在德．黄家驷外科学[M]. 7版．北京：人民卫生出版社，2008.
［33］吴肇汉，秦新裕，丁强，等．实用外科学[M]. 4版．北京：人民卫生出版社，2017.
［34］颜丹红．健康宣教与出院后持续随访对预防小儿先天性肛门直肠畸形术后并发症的效果观察[J]. 中国肛肠病杂志，2012, 32 (7): 70-72.
［35］于阿莉，刘响，安莹莹．肠道菌群失调与慢性便秘的研究进展[J]. 国际消化病杂志，2017, 37 (2): 83-86.
［36］于婉婉．小儿先天性巨结肠围手术期的护理办法研究[J]. 实用临床护理学电子杂志，2017, 2 (35): 95, 104.
［37］袁庆延，丁曙晴．中医药防治放射性肠炎研究进展[J]. 世界中医药，2016, 11 (11): 2490-2494, 2499.
［38］张连阳．结直肠损伤[J]. 创伤外科杂志，2012, 14: 287-289.
［39］张秀，李承惠．话说肛肠病－你应该知道的肛肠病防治知识[M]. 北京：人民卫生出版社，2012.
［40］张浙．腹腔镜辅助结肠次全切除术治疗结肠慢传输型便秘的综合护理[J]. 中国医药指南，2018, 416 (11) 261-262.
［41］张宗久．消化内镜诊疗技术[M]. 北京：人民卫生出版社，2017.
［42］赵花荣．急性阑尾炎围手术期护理[J]. 中国实用医药，2015,

10 (8): 211-213.

[43] 郑毅，林荣杰，李国栋 . 综合护理干预在直肠黏膜内脱垂 PPH 术后肛门坠胀管理中的应用 [J]. 护理研究，2016, 30 (7): 2480-2482.

[44] 中国医师协会内镜医师分会消化内镜专业委员会 . 中国磁控胶囊胃镜临床应用专家共识 (2017) [J]. 中华消化内镜杂志，2017, 34 (10): 685-690.

[45] 周亚勇 . 生物反馈治疗盆底失弛缓致便秘的护理体会 [J]. 浙江医学，2016, 38 (12): 1035-1037.